Zu diesem Buch

In welchem Zusammenhang stehen Körper und Seele? Der Bioenergetiker geht davon aus, daß alle körperlichen und seelischen Vorgänge nur verschiedene Ausdrucksformen eines einzigen, einheitlichen Lebensprozesses sind.

Psychische Krankheiten finden ihren Ausdruck nicht nur in bestimmten Verhaltensweisen, sondern auch in Körperhaltung, Stimme, Mimik und Atmungsweise. Sinn und Ziel der Therapie des Wilhelm Reich-Schülers Alexander Lowen ist es deshalb, Fehlsteuerungen nicht nur zu analysieren, sondern ihre körperlichen Anzeichen zu behandeln, um so auf den inneren Heilungsprozeß von außen einzuwirken. Sobald sich der Mensch seines Körpers wirklich bewußt wird, mit ihm «arbeitet», ihn «erlebt», gewinnt er ein völlig neues Verhältnis zu sich selbst und wird auch Angstzustände und Stress-Situationen überwinden.

«Die Bio-Energetik bewirkt durch harmonische Kommunikation von Bewegung und Empfindung, Denken und Handeln jene Lebensbalance, deren Verlust heute so viele Menschen beklagen.» Diese Definition von Lowen macht Mut, die eigene Einstellung zu Körper und Psyche zu überprüfen und praktisch zu verändern.

Dr. Alexander Lowen, geboren 1910 in New York, arbeitete seit 1934 als Rechtsanwalt. 1940 lernte er Wilhelm Reich kennen und studierte zwölf Jahre bei ihm. Seit 1952 ist er als praktizierender Psychiater tätig und gründete 1956 das «Institute for Bioenergetic Analysis» in New York. Dr. Lowen ist verheiratet und hat einen Sohn. Zu den wichtigsten Veröffentlichungen zählen außerdem: «Love and Orgasm» (1965), «Betrayal of the Body» (1967), «Pleasure» (1970) und «Depression and the Body» (1972).

Alexander Lowen

Bio-Energetik

Therapie der Seele durch Arbeit mit dem Körper

Aus dem Amerikanischen von Jürgen Bavendam

rororo

Rowohlt

Für meine Eltern,
deren Liebe es mir möglich machte,
gegen meine Persönlichkeitskonflikte anzugehen
und sie auszutragen.

1.–15. Tausend Februar 1979
16.–30. Tausend März 1979
31.–40. Tausend März 1980
41.–53. Tausend Oktober 1980

Umschlagentwurf Werner Rebhuhn
Veröffentlicht im Rowohlt Taschenbuch Verlag GmbH,
Reinbek bei Hamburg, Februar 1979

Gesamtherstellung Clausen & Bosse, Leck
Printed in Germany
680-ISBN 3 499 17233 x

Inhalt

1 Der Weg zur Bioenergetik

Die Bioenergetik basiert auf der Arbeit des großen, aus Österreich stammenden Psychoanalytikers Wilhelm Reich. Er war von 1940 bis 1952 mein Lehrer und von 1942 bis 1945 auch mein Analytiker. Ich lernte ihn 1940 an der New School for Social Research in New York kennen, wo er ein Seminar über Charakteranalyse hielt. Im Vorlesungsverzeichnis stand, es werde sich um die funktionelle Übereinstimmung zwischen dem Charakter eines Menschen und seiner Körperhaltung und Muskelpanzerung drehen, und diese Ankündigung hatte mich gereizt. Unter Muskelpanzerung versteht man das Gesamtbild der chronischen Muskelspannungen im Körper. Diese Spannungen werden als Panzer bezeichnet, weil sie dazu dienen, den Menschen vor schmerzlichen und bedrohlichen emotionalen Erlebnissen zu schützen. Sie schirmen ihn nicht nur vor gefährlichen Impulsen der eigenen Persönlichkeit, sondern auch vor Angriffen von außen ab.

Schon bevor ich Reich begegnete, hatte ich einige Jahre lang die Beziehung zwischen Körper und Geist studiert. Zu diesen Untersuchungen wurde ich durch eigene Erfahrungen bei körperlichen Betätigungen wie Sport und Gymnastik angeregt. In den dreißiger Jahren war ich Sportleiter in mehreren Ferienlagern gewesen und hatte festgestellt, daß regelmäßige körperliche Übungen nicht nur meinen Gesundheitszustand verbesserten, sondern auch positive Wirkungen auf meine geistige Verfassung hatten. Im Laufe meiner damaligen Arbeit beschäftigte ich mich mit der Rhythmiklehre des Schweizer Musikpädagogen Emile Jaques-Dalcroze und mit Edmund Jacobsons Konzept der »progressiven Entspannung«. Diese Studien bestätigten meine Annahme, daß man geistige Haltung durch Körpertraining beeinflussen kann. Der Forschungsansatz der beiden Gelehrten befriedigte mich allerdings nicht hundertprozentig.

Wilhelm Reich dagegen fesselte mich bereits mit seinen ersten Worten. Er begann das Seminar mit einer Diskussion des Hysterieproblems. Der Psychoanalyse, erklärte er, sei es gelungen, den historischen Faktor des »hysterischen Konversionssymptoms«, also der Verlegung psychischer Spannungen in körperliche Symptome, zu erhellen. Es handle sich um ein sexuelles Trauma, das die betreffende Person in ihrer frühen Kindheit durchgemacht und in späteren Jahren völlig verdrängt und vergessen habe. Die Verdrängung und die anschließende Verlegung der verdrängten Vorstellungen und Empfindungen in das eine oder andere Symptom bildeten den dynamischen Faktor der Krankheit. Obgleich Verdrängung und Konversion bzw. Verlegung damals bereits zu den anerkannten Grundbegriffen der psychoanalytischen Lehre gehörten, war der Prozeß, der eine verdrängte Vorstellung in ein körperliches Symptom umwandelt, nach wie vor ungeklärt.

Was der psychoanalytischen Theorie noch fehle, meinte Reich, sei das Verständnis des Zeitfaktors. »Warum«, fragte er, »entwickelte sich das Symptom ausgerechnet zu dem und dem Zeitpunkt und nicht früher oder später?« Um diese Frage beantworten zu können, mußte man wissen, was der Patient in den dazwischenliegenden Jahren erlebt hatte. Wie kam er in dieser Periode mit seinen sexuellen Empfindungen zurecht? Reich glaubte, die *Verdrängung* des ursprünglichen Traumas werde durch die *Unterdrückung* der sexuellen Regungen ermöglicht. Diese Unterdrückung bilde die Wurzel des hysterischen Symptoms, das als Folge eines späteren sexuellen Erlebnisses manifest geworden sei. Reich sah in der Unterdrückung der sexuellen Empfindungen und der damit einhergehenden charakterlichen Einstellung die eigentliche Neurose; das Symptom war nur ihre sichtbare Äußerung. Die Berücksichtigung dieses Elements – Verhalten und Einstellung des Patienten gegenüber der Sexualität – führte dazu, daß man beim Neuroseproblem nun auch mit einem »ökonomischen« Faktor arbeiten mußte. Die Bezeichnung »ökonomisch« bezieht sich auf die Kräfte, die einen Menschen zur Entwicklung neurotischer Symptome prädisponieren.

Reichs Scharfblick beeindruckte mich sehr. Ich hatte viele Werke von Freud gelesen und war mit dem psychoanalytischen Denken ziemlich vertraut, aber diesen »ökonomischen« Faktor hatte man meines Wissens noch nie einbezogen. Ich spürte, daß Reich mir neue Denkkategorien für menschliche Probleme zeigte, und war sofort fasziniert. Die ganze Bedeutung des neuen Ansatzes dämmerte mir indessen erst allmählich, als er seine Idee im Laufe des Seminars weiterentwickelte. Ich begriff, daß dieser Faktor ein wichtiger Schlüssel zum Verständnis der Persönlichkeit war, denn er gab Aufschluß darüber, wie ein Mensch mit seiner sexuellen Energie und mit seiner Energie im allgemeinen umgeht. Wieviel Energie hat ein Mensch, und wieviel entlädt er bei sexuellen Betätigungen? Der Energiehaushalt wie der Sexualhaushalt eines Menschen wird durch das Verhältnis zwischen Energieladung und -entladung oder zwischen sexueller Erregung und sexueller Entspannung bestimmt. Das hysterische Konversionssymptom entsteht nur, wenn dieser Haushalt, also diese »Ökonomie«, aus dem Gleichgewicht kommt. Muskelpanzerung oder chronische Muskelspannungen sollen für eine ausgeglichene »Energiebilanz« sorgen, indem sie die Energie binden, die man, aus welchen Gründen auch immer, nicht entladen kann.

Mein Interesse an Reich wuchs, als er seine Gedanken und Beobachtungen ausführlicher erläuterte. Der Unterschied zwischen einem gesunden und einem neurotischen Sexualhaushalt war keine Frage der mehr oder weniger ausgeglichenen Bilanz. (Damals sprach Reich nicht von Energiehaushalt, sondern von Sexualhaushalt; die beiden Bezeichnungen hatten für ihn jedoch die gleiche Bedeutung.) Ein neurotischer Mensch wahrt das Gleichgewicht, indem er seine Energie durch Muskelspannungen bindet und seine sexuelle Erregung abwürgt. Ein gesunder Mensch würgt seine sexuellen Empfindungen nicht ab und blockiert seine Energie nicht durch Muskelpanzerung. Deshalb kann er seine gesamte Energie für sexuelle Betätigung oder irgendeine andere kreative Selbstverwirklichung einsetzen. Sein Energiehaushalt funktioniert gut. Bei den meisten Menschen funktioniert der Energiehaushalt jedoch schlecht, und das ist einer der Gründe für die Neigung zu Depressionen, die man überall in unserem Kulturkreis beobachten kann.

Obwohl Reich seine Ideen klar und logisch darlegte, blieb ich während der ersten Zeit ein bißchen skeptisch. Inzwischen habe ich erkannt, daß diese Haltung bezeichnend für mich ist. Ihr verdanke ich nicht zuletzt meine Fähigkeit, die zur Diskussion stehenden Fragen selbst zu durchdenken. Meine Skepsis wurde dadurch geweckt, daß Reich die Rolle der Sexualität beim Entstehen emotionaler Probleme für meine Begriffe überbewertete. *Sexualität ist nicht die ganze Antwort*, dachte ich. Dann verschwand meine Skepsis plötzlich, ohne daß ich mir dessen bewußt war. Das Seminar überzeugte mich davon, daß Reich auf dem richtigen Weg war.

Der Grund dieses Meinungsumschwungs wurde mir erst zwei Jahre später klar, nach einigen therapeutischen Sitzungen mit Reich. Mir fiel ein, daß ich eines der Bücher, die er häufiger genannt hatte, nicht zu Ende gelesen hatte; es handelte sich um

Freuds *Drei Abhandlungen zur Sexualtheorie*. Mitten im zweiten Aufsatz – *Die infantile Sexualität* – hatte ich aufgehört. Jetzt begriff ich, daß die Lektüre dieses Textes meine unbewußte Angst vor der eigenen infantilen Sexualität, ich meine der Sexualität meiner Kindheit, wachgerufen hatte, und diese Erkenntnis beseitigte meine Zweifel an der eminenten Bedeutung der Sexualität.

Das Seminar über Charakteranalyse endete im Januar 1941. Auch bis ich dann mit der Analyse bei Reich begann, war ich ständig mit ihm in Verbindung. Ich nahm an einer Reihe von Meetings in seinem Haus in Forest Hill teil, wo wir die soziale Bedeutung seiner sexual-ökonomischen Begriffe diskutierten. Außerdem entwickelten wir ein Projekt, bei dem wir im Rahmen eines öffentlichen Hilfsprogramms für psychisch Gestörte mit diesen Begriffen arbeiten wollten. In Europa hatte Reich auf jenem Gebiet bahnbrechend gewirkt.

Meine persönliche Therapie bei Reich fing im Frühling 1942 an. Im Jahr davor hatte ich sein Labor ziemlich häufig besucht. Eines Tages sagte er: »Lowen, wenn Sie sich wirklich für meine Arbeit interessieren, gibt es nur einen Weg, um richtig hineinzukommen – die Therapie.« Ich war überrascht, denn diesen Schritt hatte ich noch nie erwogen. Halb im Scherz antwortete ich ihm: »Ich interessiere mich sehr dafür, aber ich möchte vor allem berühmt werden.« Reich nahm die Bemerkung ernst, denn er erwiderte: »Ich werde Sie berühmt machen.« Und seine Worte erwiesen sich als prophetisch. Sie waren der Anstoß, den ich brauchte, um meinen inneren Widerstand zu überwinden und meine Lebensaufgabe in Angriff zu nehmen.

Meine erste Sitzung mit Reich war ein Erlebnis, das ich nie vergessen werde. Ich ging in der naiven Annahme hin, bei mir wäre alles in Ordnung. Es würde sich lediglich um eine Analyse zu Ausbildungszwecken handeln. Ich legte mich mit einer Badehose bekleidet auf das Bett. Reich benutzte keine Couch, da seine Therapie körperorientiert war. Er befahl mir, die Knie anzuziehen, mich zu entspannen und mit offenem Mund und entkrampften Kinnbacken durchzuatmen. Ich befolgte die Anweisungen und wartete ab, was passieren würde. Nach einer ganzen Weile sagte Reich: »Lowen, Sie atmen ja gar nicht.« Ich behauptete: »Selbstverständlich atme ich, sonst wäre ich doch schon tot.« Darauf er: »Ihre Brust bewegt sich aber nicht. Fühlen Sie dagegen meine Brust!« Ich legte eine Hand auf seinen Brustkorb und stellte fest, daß er sich bei jedem Atemzug merklich hob und senkte. Meiner tat es eindeutig nicht.

Ich legte mich wieder zurück und atmete erneut tief ein und aus; diesmal bewegte sich mein Brustkorb auf und ab. Nach einiger Zeit befahl Reich: »Lowen, lassen Sie den Kopf nach hinten fallen, und machen Sie die Augen weit auf!« Ich tat es, und ... mußte plötzlich laut aufschreien.

Es war ein wunderschöner Frühlingstag, und die Fenster des Zimmers gingen zur Straße. Um keine Scherereien mit seinen Nachbarn zu bekommen, forderte Reich mich auf, den Kopf wieder zu heben – und sogleich erstarb der Schrei. Ich fuhr fort, tief durchzuatmen. Seltsamerweise hatte mich der Schrei nicht beunruhigt. Ich hatte keine emotionale Beziehung zu ihm. Ich fühlte keine Furcht. Nachdem ich abermals eine Weile geatmet hatte, bat mich Reich, den Vorgang zu wiederholen. Ich ließ den Kopf nach hinten fallen und machte die Augen weit auf. Der Schrei »kam« abermals. Ich möchte nicht sagen, daß *ich* schrie, denn ich hatte nicht den Eindruck, daß ich es tat. Der Schrei »passierte« mir einfach. Ich hatte auch diesmal eigentlich gar nichts mit ihm zu tun. Als die Sitzung beendet war und ich Reich verließ, hatte ich das Gefühl, daß mit mir doch nicht alles so in Ordnung war, wie ich gedacht hatte. Es gab »Dinge« – Bilder, Emotionen – in meiner Persönlichkeit, die meinem Bewußtsein verborgen waren, und damals begriff ich, daß sie herauskommen mußten.

Zu jener Zeit bezeichnete Reich seine Behandlung als »charakteranalytische Vegetotherapie«. Sein großer Beitrag zur psychoanalytischen Theorie war die Charakteranalyse gewesen, und ihr verdankte er sein enormes Ansehen unter Psychoanalytikern. Mit Vegetotherapie bezeichnete er die Mobilisierung von Empfindungen durch Atmen und andere Körperfunktionen, die die vegetativen Zentren – die Ganglien des autonomen Nervensystems – aktivierten und »vegetative Energien« freisetzten.

Die Vegetotherapie stellte einen Durchbruch von der rein verbalen Analyse zur unmittelbaren Arbeit mit dem Körper dar. Ihre Fundamente hatte Reich ungefähr neun Jahre vorher gelegt. Seither bestand deshalb der erste Schritt der Behandlung für ihn darin, den Patienten leicht und tief durchatmen zu lassen. Anschließend mobilisierte er den emotionalen Ausdruck, der sich im Gesicht oder Verhalten des Patienten am deutlichsten abzeichnete. In meinem Fall war es Furcht. Wir haben gesehen, was für eine durchschlagende Wirkung seine Methode bei mir hatte.

Die nächsten Sitzungen verliefen nach demselben allgemeinen Schema. Ich lag auf dem Bett und atmete so frei, wie ich konnte, wobei ich versuchte, möglichst tief auszuatmen. Ich sollte meinem Körper nachgeben und keinen spontan auftauchenden Impuls oder Ausdruck unterdrücken oder steuern. Es geschahen Dinge, die frühe Erinnerungen und Erlebnisse in mir wachriefen. Zunächst führte das tiefere Atmen, an das ich nicht gewöhnt war, zu starkem Kribbeln oder Jucken in den Händen – Empfindungen, die sich zweimal zu regelrechten karpopedalen Spasmen, also schweren Krämpfen, steigerten. Diese Reaktion trat nicht mehr auf, nachdem mein Körper sich auf die vermehrte Energie eingestellt hatte, die das tiefere Atmen produzierte. Wenn ich meine Knie langsam aneinanderlegte und wieder voneinander entfernte, zitterten meine Beine, und meine Lippen zuckten, sobald ich, einem Impuls nachgebend, die Beine ausstreckte.

Es folgten Gefühlsausbrüche und damit assoziierte Erinnerungen. Einmal, als ich auf dem Bett lag und durchatmete, begann ich plötzlich am ganzen Körper zu beben. Das Beben wurde stärker, bis ich mich aufsetzte. Dann erhob ich mich wie ein Automat, betrachtete das Bett und fing plötzlich an, es mit den Fäusten zu bearbeiten. Während ich das tat, erschien das Gesicht meines Vaters auf dem Bettlaken, und da wußte ich, daß ich *ihn* schlug, weil er mir als kleiner Junge einmal eine Tracht Prügel verabreicht hatte. Einige Jahre später fragte ich meinen Vater nach diesem Vorfall. Er sagte, es seien die einzigen Prügel gewesen, die ich je von ihm bekommen hätte, und erklärte mir, ich sei damals zu spät nach Haus gekommen, und meine Mutter sei außer sich vor Sorge gewesen. Er habe mich verprügelt, damit ich es nicht wieder täte. Interessant war, daß dieses Erlebnis – wie der Schrei – völlig spontan und instinktiv kam. Irgend etwas veranlaßte mich, zu schreien und das Bett zu schlagen – kein bewußter Gedanke, sondern eine Kraft, die mich in Besitz genommen hatte und mich beherrschte.

Bei einer anderen Gelegenheit bekam ich eine Erektion, während ich auf dem Bett lag und durchatmete. Ich hatte den Drang, meinen Penis zu berühren, unterdrückte ihn jedoch. Dann erinnerte ich mich wieder an ein Ereignis aus meiner Kindheit. Ich war fünf Jahre alt und urinierte auf den Fußboden unserer Wohnung. Meine Eltern waren ausgegangen. Ich wußte plötzlich, daß ich es tat, um mich an meinem Vater zu rächen, der mich einen Tag vorher ausgeschimpft hatte, weil ich meinen Penis angefaßt hatte.

Erst nach neunmonatiger Therapie fand ich heraus, was den Schrei bei der ersten Sitzung ausgelöst hatte. Seitdem hatte ich nicht mehr geschrien. Ich hatte jedoch immer mehr den Eindruck, es müsse ein bestimmtes Bild geben, vor dem ich mich fürchtete. Wenn ich auf dem Bett lag und zur Zimmerdecke sah, spürte ich, daß es eines Tages erscheinen würde ... Und dann erschien es tatsächlich: das Gesicht meiner Mutter, die zornig auf mich herunterblickte. Ich wußte sofort, daß ich mich vor diesem Gesicht gefürchtet hatte. Ich hatte das entsprechende Erlebnis noch einmal, erlebte es wie in der Gegenwart. Ich war ein Baby von etwa neun Monaten und lag vor unserem Haus im Kinderwagen. Ich hatte laut nach meiner Mutter geschrien. Sie hatte offensichtlich im Haus zu tun gehabt, und mein hartnäckiges Geschrei hatte sie enerviert. Sie kam heraus und war wütend auf mich. Und nun lag ich dort, ein zweiunddreißigjähriger Mann, auf Reichs Bett, betrachtete ihr Bild und sagte mit Worten, die ich als Baby nicht gekannt haben konnte: »Warum bist du so böse auf mich? Ich schreie doch nur, weil ich dich bei mir haben möchte.«

Damals benutzte Reich auch noch eine andere therapeutische Methode. Er forderte seine Patienten zu Beginn jeder Sitzung auf, ihm alle negativen Gedanken zu sagen, die sie im Zusammenhang mit seiner Person hatten. Er glaubte, daß die Patienten nicht nur eine positive, sondern auch eine negative Übertragung (Transferenz) zu ihm hatten, und verließ sich erst dann auf die positive Übertragung, wenn sie ihm vorher alle negativen Gedanken und Vorstellungen mitgeteilt hatten. Mir fiel das außerordentlich schwer. Als ich Reich und die Therapie akzeptiert hatte, glaubte ich alle negativen Gedanken aus meinem Geist verbannt zu haben. Ich war der Ansicht, ich hätte keinerlei Einwände mehr. Reich war sehr großzügig zu mir gewesen, und ich zweifelte nicht an seiner Offenheit, seiner Integrität oder an der Stichhaltigkeit seiner Theorie. Also war ich entschlossen, die Therapie zu einem Erfolg zu machen, und öffnete mich Reich erst in dem Augenblick ganz, als sie fehlzuschlagen drohte.

Auf das Angsterlebnis, bei dem ich das Gesicht meiner Mutter gesehen hatte, folgten lange Monate, in denen ich keine Fortschritte machte. Damals suchte ich Reich dreimal wöchentlich auf, war aber blockiert, weil ich ihm nicht sagen konnte, was ich ihm gegenüber empfand. Ich wünschte mir insgeheim, daß er sich nicht nur als Therapeut, sondern auch wie ein Vater für mich interessierte, wußte jedoch, daß dieses Verlangen unangemessen war, und mochte es deshalb nicht zum Ausdruck bringen. Ich kämpfte innerlich mit dem Problem und geriet in eine Sackgasse. Reich schien meinen Konflikt nicht zu bemerken. Ich gab mir alle Mühe, tiefer und intensiver durchzuatmen, aber es wollte einfach nicht mehr funktionieren.

Ich war, nach einem Jahr Therapie, in eine Sackgasse geraten. Da wir keinen Ausweg sahen, schlug Reich vor, die Behandlung abzubrechen. »Lowen«, sagte er, »Sie sind einfach nicht imstande, Ihren Empfindungen nachzugeben. Wollen Sie nicht lieber aufhören?« Seine Worte waren ein Verdammungsurteil. Aufhören hätte das Ende meiner Träume bedeutet. Ich brach zusammen und heulte. Es war seit meiner Kindheit das erstemal, daß ich schluchzte. Ich konnte meine Gefühle nicht länger verbergen. Ich sagte Reich, was ich mir von ihm wünschte, und er hörte aufmerksam zu.

Ich weiß heute noch nicht, ob Reich die Therapie tatsächlich beenden wollte oder ob sein Vorschlag nur ein Manöver war, um meine innere Sperre zu durchbrechen, aber ich hatte damals jedenfalls den Eindruck, daß er es wirklich ernst meinte. Und das Ergebnis war, daß die Therapie wieder anschlug.

Reich wollte mit seiner Behandlung die Kapazität des Patienten wecken, den spontanen und instinktiven Körpererregungen, die zum Atmungsprozeß gehörten, freien Lauf zu lassen. Er legte also in erster Linie Wert darauf, daß man voll und tief durchatmete. Wenn das der Fall war, verursachten die Atmungswellen eine wellenförmige Bewegung des Körpers, die Reich als *Orgasmusreflex* bezeichnete.

Nach dem Weinkrampf und der Äußerung meiner Empfindungen Reich gegenüber wurde mein Atmen leichter und freier, meine sexuelle Reaktionsfähigkeit tiefer und vollkommener. Mein Leben änderte sich bald in verschiedener Hinsicht. Ich heiratete das Mädchen, das ich liebte. Die eheliche Bindung war für mich ein bedeutsamer Schritt. Außerdem bereitete ich mich darauf vor, als Therapeut nach den Reichschen Methoden zu arbeiten. Im gleichen Jahr nahm ich an einem klinischen Seminar über Charakteranalyse teil, das von Dr. Theodore P. Wolfe, Reichs engstem Mitarbeiter in den Vereinigten Staaten und dem Übersetzer seiner ersten Veröffentlichungen in englischer Sprache, geleitet wurde. Meine Therapie machte regelmäßige, aber langsame Fortschritte. Obgleich es bei den Sitzungen nicht mehr zum Durchbruch wesentlicher Empfindungen oder Erinnerungen kam, spürte ich, daß ich mich allmählich der Fähigkeit näherte, meine sexuellen Empfindungen auszuleben. Ich fühlte auch, daß ich Reich näher kam.

Reich machte einen langen Sommerurlaub. Bei einer der letzten

Sitzungen schlug er vor, die Therapie für ein Jahr zu unterbrechen. Die Idee, eine längere Pause einzulegen, schien mir gut, und ich nahm den Vorschlag an. Bei meiner Entscheidung spielten auch persönliche Gründe mit. Da ich mich damals nirgendwo für die klinischen Semester immatrikulieren konnte, hatte ich ab Herbst 1944 an der New York University einen Anatomiekurs belegt.

Im Herbst 1945 nahm ich die Therapie bei Reich wieder auf – eine Sitzung pro Woche. In dem behandlungsfreien Jahr hatte ich mich nicht mehr vorrangig darum bemüht, Reich zu gefallen und sexuell gesund zu werden, und deshalb mehr Gelegenheit gehabt, meine bisherige Arbeit mit Reich innerlich zu bewältigen. In jener Zeit behandelte ich auch meinen ersten Patienten nach den Reichschen Methoden, was meinem Selbstvertrauen gewaltigen Auftrieb gab. Ich konnte endlich das machen, was ich seit langer Zeit vorgehabt hatte, und wurde mir bewußt, daß ich sehr zuversichtlich in die Zukunft blickte. Die Hingabe an meinen Körper – zugleich also die Hingabe an Reich – fiel mir dadurch leicht. Schon nach wenigen Monaten wurde uns beiden klar, daß die Therapie nach seinen Kriterien erfolgreich abgeschlossen werden konnte. Jahre später begriff ich allerdings, daß viele meiner entscheidenden persönlichen Probleme ungelöst geblieben waren. Meine Furcht, Unbilliges zu verlangen, also um Dinge zu bitten, die mir eigentlich nicht zustanden, war nicht diskutiert worden. Meine Angst zu versagen und mein Erfolgsbedürfnis waren nicht durchgearbeitet worden. Wir hatten nicht das Phänomen untersucht, daß ich nur dann weinen konnte, wenn man mich mit den stärksten Geschützen dazu zwang. Diese Probleme löste ich erst viele Jahre später mit der Bioenergetik.

Ich praktizierte zwei Jahre, ehe ich 1947 mit meiner Frau in die Schweiz ging, um mich an der Universität Genf einzuschreiben, wo ich 1951 in Medizin promovierte. In der Schweiz behandelte ich ebenfalls einige Patienten, die von Reich gehört hatten und sich etwas von der neuen therapeutischen Methode versprachen. Wie viele andere junge Therapeuten begann ich in der naiven Annahme, ich verstünde etwas von den emotionalen Problemen meiner Mitmenschen; meine Sicherheit beruhte indessen mehr auf Begeisterung als Erfahrung. Im Rückblick auf jene Jahre sehe ich klar die Grenzen meines damaligen Wissens und Könnens. Trotzdem glaube ich, daß ich einigen Leuten geholfen habe. Meine Begeisterung war eine positive Kraft, und die Betonung des Durchatmens und »Hingebens« war eine gute Richtung.

Vor meiner Abreise in die Schweiz wurde die Reichsche Therapie durch eine wichtige Neuerung ergänzt – durch den direkten Kontakt mit dem Körper des Patienten, um die Muskelverspannungen zu lockern, die ihn daran hinderten, sich seinen Empfindungen hinzugeben. Bei den Sitzungen mit mir hatte Reich gelegentlich mit den Händen auf einige gespannte Muskeln meines Körpers gedrückt, um das Entkrampfen zu erleichtern. Gewöhnlich drückte Reich – nicht nur bei mir, sondern auch bei anderen Patienten – auf die Unterkieferpartie. Diese Partie ist bei den meisten Menschen besonders gespannt: Man beißt die Zähne entschlossen, beinahe grimmig, zusammen, schiebt das Kinn trotzig vor oder zieht es extrem weit zurück. Die Unterkieferpartie ist in allen diesen Fällen nicht voll beweglich, und ihre starre Position zeigt eine strukturierte – im Körper eingebaute oder »festgefahrene« – Einstellung an. Unter Druck werden die Kiefer müde und lockern sich. Infolgedessen atmet man freier und tiefer, und in Rumpf und Beinen kommt es häufig zu unkontrollierten Zuckungen. Andere Bereiche von Muskelspannungen waren der Nacken, die untere Rückenpartie und die Beugemuskeln an den Schenkeln. Der Therapeut drückte allerdings nur die Stellen, an denen er chronische Verkrampfungen ertasten konnte.

Die Arbeit mit den Händen stellte eine grundlegende Abweichung von der traditionellen analytischen Praxis dar. Bei der Freudschen Analyse waren alle körperlichen Kontakte zwischen Analytikern und Patienten streng verpönt. Der Analytiker saß so hinter dem Patienten, daß dieser ihn nicht sehen konnte, hatte also gewissermaßen die Funktion einer Leinwand, auf die der Patient seine Gedanken projizierte. Er war allerdings nicht völlig passiv, da er die Äußerungen des Behandelten mit kurzen, aufmunternden Bemerkungen (»So . . .«, »Und dann . . .«) begleitete und kurz interpretierte, was erhebliche Auswirkungen auf das Denken des Patienten hatte. Reich ließ den Analytiker unmittelbarer in den Behandlungsprozeß eingreifen. Er saß so, daß der Patient ihn sehen konnte, und schloß körperlichen Kontakt, wenn es ihm notwendig oder ratsam schien. Reich war ein hochgewachsener Mann mit sanften, braunen Augen und starken, warmen Händen, an die ich mich noch lebhaft erinnere.

Heute kann man kaum noch ermessen, wie revolutionär diese Therapie damals wirkte; die neue Behandlungsmethode stieß in weiten Kreisen auf Mißtrauen und Ablehnung. Wegen ihrer Betonung der Sexualität und der körperlichen Kontakte zwischen dem

Therapeuten und dem Patienten wurden die Reichschen Analytiker beschuldigt, sie arbeiteten mit sexueller Stimulierung. Zum Glück hat sich, was die Sexualität und Berührungen betrifft, das Klima in den letzten dreißig Jahren erheblich geändert. Berührungen werden heute als *Primärform* des Kontakts anerkannt,* und man zweifelt nicht mehr an ihrem Wert für den therapeutischen Einsatz. Wenn ein Therapeut seinen Patienten berührt, nimmt er damit natürlich eine große Verantwortung auf sich – er muß immer die therapeutische Beziehung respektieren und ein sexuelles Engagement des Patienten verhindern.

Der körperliche Kontakt erleichterte den Durchbruch von Empfindungen und damit verbundenen Erinnerungen. Er diente außerdem dazu, den therapeutischen Prozeß zu beschleunigen, was hauptsächlich in den Fällen wünschenswert war, in denen die Therapie auf eine Sitzung in der Woche beschränkt wurde. Reich hatte mit der Zeit großes Geschick darin entwickelt, den Körper zu »lesen« und bestehende Muskelverspannungen durch Druck zu lösen. Damit wollte er den Fluß von Empfindungen durch den Körper fördern, den er »Strömung« nannte. 1947 konnte Reich den Orgasmusreflex bei einigen Patienten schon nach sechsmonatiger Behandlung herbeiführen.

Ich möchte noch einmal betonen, daß der sogenannte Orgasmusreflex kein Orgasmus ist. Die Genitalien sind nicht daran beteiligt; es kommt nicht zu sexueller Erregung, und deshalb kann sich auch keine sexuelle Spannung entladen. Andererseits wirkt sich der Orgasmusreflex auf die ganze Persönlichkeit positiv aus. Auch wenn er nur in der günstigen Behandlungsatmosphäre auftritt, empfindet der Patient ihn als anregend und befreiend. Gleichzeitig fühlt er sich mit seinem Körper – und durch seinen Körper mit seiner Umwelt – verbunden, ja, in seinen Körper integriert. Er hat ein Gefühl des inneren Friedens und totalen Wohlbefindens. Er *erfährt,* daß das Leben des Körpers in dessen unwillkürlichen Regungen besteht. Ich kenne diese Reaktion aus persönlicher Erfahrung, und viele Patienten haben sie mir im Laufe der Jahre ähnlich geschildert.

Leider verflüchtigt sich jenes erhebende Gefühl unter dem Streß des täglichen Lebens in unserer Zivilisation schon nach mehr oder weniger kurzer Zeit. Das Tempo, der Streß und die Lebensphiloso-

* Francis Ashley Montagu: *Körperkontakt. Die Bedeutung der Haut für die Entwicklung des Menschen,* Stuttgart 1974.

phie unserer Epoche sind dem Leben feindlich gesonnen. Oft geht der Reflex verloren, weil der Patient nicht gelernt hat, die täglichen Belastungen zu ertragen, ohne wieder seine alten neurotischen Verhaltensmuster anzunehmen. Das passierte zwei Patienten, die damals von Reich behandelt wurden. Einige Monate nach der anscheinend erfolgreichen Beendigung ihrer Therapie baten sie mich um eine ergänzende Behandlung, weil sie nicht imstande waren, den bei Reich erzielten Erfolg durchzuhalten. Damals begriff ich, daß es kein Schnellverfahren für emotionale Gesundheit gibt und daß der Mensch nur dann optimal funktionieren kann, wenn er alle seine Probleme konsequent durcharbeitet. Ich war allerdings immer noch überzeugt, die Sexualität sei der Schlüssel zur Lösung der neurotischen Probleme des Menschen.

Es ist leicht, Reich wegen seiner Betonung der zentralen Rolle der Sexualität zu kritisieren, aber ich möchte es nicht tun. Die Sexualität war und ist der entscheidende Aspekt aller emotionalen Probleme, doch sei darüber nicht vergessen, daß die Störungen des Sexuallebens nur im Rahmen der gesamten Persönlichkeit einerseits und der sozialen Umwelt andererseits zu verstehen sind. Ich mußte im Laufe der Jahre wohl oder übel erkennen, daß es keinen Einzelschlüssel gibt, der uns das Geheimnis der *conditio humana* erschließt. Ich erkannte es nicht gern, weil ich mir eine derartige Patentlösung immer gewünscht hatte. Heute denke ich in Polaritäten mit all ihren unvermeidlichen Konflikten und provisorischen Lösungen. Eine Persönlichkeitsbetrachtung, die in der Sexualität den einzigen Weg zur Persönlichkeit sieht, ist zu einseitig. Es hieße aber eine der wichtigsten Kräfte in der Natur ignorieren, wenn man die Rolle der sexuellen Triebe bei der Formung der Persönlichkeit des einzelnen unberücksichtigt ließe.

In einer seiner früheren Theorien, die er schon vor dem Begriff des Todesinstinkts entwickelte, postuliert Freud einen Gegensatz zwischen den Ich-Instinkten und dem Sexualinstinkt. Der Ich-Instinkt bemüht sich um die Erhaltung des Individuums; der Sexualinstinkt strebt nach der Erhaltung der Spezies. Das impliziert einen Konflikt zwischen dem einzelnen und der Gesellschaft, den es, wie wir wissen, in unserer Kultur tatsächlich gibt. Außerdem folgt aus dieser Polarität der Konflikt zwischen dem Streben nach Macht (einem Ich-Trieb) und dem Streben nach Lust (dem Sexualtrieb). Die übermäßige Machtbetonung in unserem Kulturkreis hetzt das Ich gegen den Körper und seine Sexualität auf und schafft damit einen Antagonismus zwischen Trieben, die sich eigentlich gegenseitig stützen und ergänzen sollten. Dennoch darf man sich nicht dem anderen Extrem zuwenden, indem man sich allein auf die Sexualität konzentriert. Das wurde mir klar, nachdem ich mich – wie Reich – vor allem darum bemüht hatte, meinen Patienten sexuelle Erfüllung zu verschaffen. Dieser Versuch mißlang. Denn das Ich ist eine mächtige Kraft im westlichen Menschen, die man nicht beiseite schieben oder leugnen kann. Das therapeutische Ziel besteht somit darin, das Ich in den Körper und dessen Streben nach Lust und sexueller Erfüllung zu integrieren.

Diese Wahrheit begriff ich erst nach vielen Jahren harter Arbeit – und nicht ohne ein gehöriges Pensum an Irrtümern und Fehlern. Niemand ist von der Regel ausgenommen, daß der Mensch aus seinen Fehlern lernt. Wenn ich allerdings nicht auf das Ziel der sexuellen Befriedigung und orgastischen Potenz hingearbeitet hätte, wäre es mir bestimmt nicht gelungen, die energetischen Triebkräfte der Persönlichkeit zu verstehen. Und ohne das Kriterium des Orgasmusreflexes kann man die unwillkürlichen Regungen und Reaktionen des menschlichen Organismus nicht begreifen.

Es gibt noch viele geheimnisvolle Elemente des menschlichen Verhaltens und Funktionierens, die unser Verstand nicht fassen kann. Ein Jahr, bevor ich New York verließ, behandelte ich einen jungen Mann, der mit einer ganzen Reihe schwerwiegender Probleme belastet war. Jedesmal, wenn er sich einem Mädchen näherte, litt er unter schlimmen Angstzuständen. Er fühlte sich minderwertig, unzulänglich und hatte masochistische Neigungen. Manchmal hatte er die Halluzination, in der Zimmerecke stehe der Teufel und belauere ihn. Im Laufe der Therapie machte er einige Fortschritte, was die Symptome betraf, aber die Ursachen wurden keineswegs beseitigt. Er hatte zwar eine feste Beziehung zu einem Mädchen aufgebaut, empfand aber wenig Lust beim sexuellen Höhepunkt.

Fünf Jahre später, nach meiner Rückkehr in die USA, sah ich ihn wieder. Er erzählte mir eine merkwürdige Geschichte. Nachdem ich abgereist war, hatte er keinen anderen Therapeuten gefunden und deshalb beschlossen, die Behandlung selbst fortzusetzen. Dabei mußte er auch Atemübungen machen, mit denen wir bei der Therapie gearbeitet hatten. Er ging jeden Tag nach der Arbeit nach Haus, legte sich auf sein Bett und atmete tief und leicht durch, wie er es bei mir gelernt hatte. Dann geschah eines Tages das Wunder. All seine Angst verschwand. Er fühlte sich selbstsicher und den anderen gewachsen. Am wichtigsten war jedoch, daß er beim Geschlechtsverkehr ein bisher ungeahntes Maß an orgastischer Potenz entfaltete. Seine Orgasmen waren intensiv und voll befriedigend. Er war offenbar ein neuer Mensch geworden.

Traurig erklärte er mir nun: »Es dauerte leider nur einen Monat.« Die Hochform endete so plötzlich, wie sie gekommen war, und er saß wieder in der alten Misere. Er suchte einen anderen Reichschen Therapeuten auf, mit dem er anschließend mehrere Jahre arbeitete, doch er machte nur kleine Fortschritte. Als ich meine neue Praxis eröffnete, kam er zu mir zurück. Ich arbeitete drei Jahre mit ihm und half ihm, viele seiner Handikaps zu überwinden. Aber das Wunder ereignete sich nie wieder. Er erreichte nie mehr den Höhepunkt – ich spreche nicht nur vom sexuellen Höhepunkt –, den er in dem kurzen Zeitraum nach meiner Abreise erreicht hatte.

Wie können wir den unerwarteten Durchbruch der Gesundheit, der anscheinend von selbst kam, und ihren späteren Verlust erklären? Das Erlebnis meines Patienten erinnerte mich an James Hiltons Roman *Lost Horizon**, der damals sehr viel gelesen wurde. Der Held der Handlung, der britische Konsul Conway, wird zusammen mit einigen anderen Passagieren, darunter seinem Mitarbeiter Mallison, in einem Flugzeug entführt und in ein entlegenes Lamakloster in einem Himalayatal gebracht. Das Kloster heißt Shangri-La und scheint buchstäblich »nicht von dieser Welt« zu sein. Die Mönche leben viel länger als normale Menschen – mehrere hundert Jahre. Das oberste Lebensprinzip ist »das rechte Maß«, das ebenfalls »nicht von dieser Welt« ist. Conway kommt in Versuchung, in Shangri-La zu bleiben; er findet das sorglose und rationale Leben, das man dort führt, sehr angenehm. Man bietet ihm die Nachfolge des sterbenden Hohen Lamas an, aber Mallison überzeugt ihn davon, daß alles nur »Einbildung« sei. Er und die junge Chinesin Lo-Tsen verleiten ihn dazu, mit ihnen in die »Wirklichkeit« zu fliehen. Sie verlassen das Tal, und Conway muß zu seinem Entsetzen mitanschauen, wie sich das junge Mädchen unvermittelt in eine alte Frau verwandelt und stirbt. Welche Wirklichkeit ist nun die bessere? Conway entschließt sich zur Umkehr. Er macht sich auf, Shangri-La wiederzufinden, und am Ende des Romans irrt er, auf der Suche nach seinem »lost horizon«, dem »verlorenen Horizont«, noch immer in den Bergen umher.

Man könnte die plötzliche Verwandlung damit erklären, daß sich vorübergehend sein Wirklichkeitssinn änderte. Für einen Monat

* Deutsche Ausgabe unter dem Titel *Irgendwo in Tibet*, Fischer-Bücherei 227, 1959.

trat er aus seiner Welt heraus und ließ alle Ängste, Schuldgefühle und Hemmungen zurück, die mit dem Leben in seiner bisherigen Welt verbunden waren. Zweifellos trugen viele Faktoren zu jenem Effekt bei. Unter den Menschen, die sich damals – ob als Studenten oder Patienten – mit Reichs Arbeit befaßten, herrschte eine euphorische und erregte Stimmung. Sie meinten, Reich habe eine Grundwahrheit über den Menschen und seine Sexualität verkündet. Seine Ideen hatten den Reiz des Revolutionären. Ich bin sicher, daß mein Patient diese Atmosphäre förmlich einsog, wenn er tief durchatmete, und möglicherweise ging die erstaunliche Wirkung darauf zurück.

Wenn man seine Welt oder sein gewohntes Ich verläßt, macht man eine transzendentale Erfahrung. Viele Leute haben, ob für kürzere oder längere Zeit, Ähnliches erlebt. Sie spürten ein Gefühl der Erlösung und Befreiung; sie entdeckten, daß ihr Ich plötzlich »lebte« und spontan reagierte. Solche Verwandlungen finden jedoch völlig unerwartet statt und lassen sich nicht planen oder vorprogrammieren. Leider tritt aber oft ebenso plötzlich eine Rückverwandlung ein, und aus dem strahlenden Helden wird über Nacht wieder der ursprüngliche Durchschnittsbürger. Wer so etwas erlebt hat, fragt sich natürlich, welches die *wahre* Realität des Seins ist. Warum *konnte* der Zustand der Befreiung nicht andauern?

Die meisten meiner Patienten haben im Verlauf der Therapie irgendwelche transzendentalen Erfahrungen gemacht. Sie erblickten dabei einen Horizont, den bisher dichter Nebel verhüllt hatte und der nun auf einmal klar und deutlich zu sehen war. Der Nebelvorhang schließt sich zwar wieder, aber die Erinnerung an das klare Schauen bleibt und dient als Motivation für ständiges Streben nach Wachstum und Wandel.

Auf der Suche nach dem Transzendentalen können wir viele Visionen haben, doch wir landen jedesmal wieder dort, wo wir angefangen haben. Wenn wir uns für inneres Wachstum entscheiden, können wir ebenfalls transzendentale Augenblicke erleben, aber sie sind vorübergehende Höhepunkte auf dem langen Weg zu einem reicheren, gefestigteren Ich.

Das Leben selbst ist ein Wachstumsprozeß, der mit dem Heranwachsen des Körpers und seiner Organe beginnt, mit der Entwicklung der motorischen Fähigkeiten, dem Erwerb von Wissen und der Erweiterung von Beziehungen fortgesetzt wird und mit jener Summe von Erfahrungen endet, die wir Weisheit nennen. Diese Aspekte des Wachstums überschneiden sich, da Leben und Wachsen in einer natürlichen, kulturellen und sozialen Umwelt stattfinden. Der Wachstumsprozeß ist zwar kontinuierlich, aber nie gleichmäßig. Es gibt Perioden des Pausierens, in denen man Erfahrungen verarbeitet und den Organismus für den neuen Aufstieg vorbereitet. Jeder Aufstieg führt zu einem neuen Gipfel oder Höhepunkt und gewährt das, was wir Höhepunktserfahrung nennen. Jede Höhepunktserfahrung muß wiederum in die Persönlichkeit integriert werden, damit sie weiter wachsen kann, damit der Betreffende den Zustand der Weisheit erreicht. Ich erklärte Reich einmal, ich hätte eine Definition für »Glück« gefunden. Er zog die Augenbrauen hoch, sah mich etwas spöttisch an und fragte, wie sie laute. Ich antwortete: »Glück ist das Bewußtsein des Wachsens.« Seine Brauen senkten sich wieder, und er meinte: »Gar nicht so schlecht.«

Wenn meine Definition richtig ist, kommen die meisten Menschen zur Therapie, weil sie spüren, daß ihr Wachstum stagniert. Zweifellos erwarten viele Patienten, daß die Behandlung den Wachstumsprozeß wieder in Gang bringt. Eine Therapie kann das tatsächlich bewirken, sofern sie neue Erfahrungen liefert und die Blockaden und Sperren, die die Verarbeitung von Erfahrungen verhindern, beseitigt oder verkleinert. Diese Sperren sind strukturierte – in den Körper eingebaute – Verhaltensmuster, die einen Kompromiß, eine unbefriedigende Lösung von Kindheitskonflikten darstellen. Sie schaffen das neurotische und begrenzte Ich, dem man entkommen oder von dem man befreit werden will. Wenn ein Patient sich bei der Therapie in seine Vergangenheit zurückarbeitet, deckt er die ursprünglichen Konflikte auf und findet neue Wege zur Bewältigung der lebensleugnenden und lebensbedrohenden Situationen, die ihn zwangen, sich zu »panzern«, um überleben zu können. Man kann nur dann in der Gegenwart wachsen, wenn man die Vergangenheit wieder lebendig macht. Wenn die Vergangenheit abgetrennt wird, kann es auch keine Zukunft geben.

Wachsen ist ein natürlicher Prozeß; wir können ihn nicht erzwingen. Er unterliegt den gleichen Gesetzen wie alles Leben. Ein Baum, zum Beispiel, wächst nur dann in die Höhe, wenn seine Wurzeln tiefer in die Erde wachsen. Der Mensch lernt, indem er die Vergangenheit studiert. Er kann aber nur wachsen, wenn er seine Wurzeln stärkt, die ihn mit seiner Vergangenheit verbinden. Und die Vergangenheit eines Menschen ist sein Körper.

Wenn ich auf jene Jahre des begeisterten Überschwangs zurückblicke, sehe ich ein, daß es naiv war, sich von einer einzelnen therapeutischen Methode die Lösung all der tiefreichenden Probleme des modernen Menschen zu erhoffen. Ich will damit nicht sagen, daß Reich sich Illusionen über die gewaltige Aufgabe machte, die vor ihm lag. Er war sich der Situation durchaus bewußt. Dieses Bewußtsein war auch der Grund, daß er wirksamere Mittel suchte, um mit den Problemen fertig zu werden.

Seine Suche führte ihn zu der Frage, was für eine Energie im lebenden Organismus arbeitet. Wie man weiß, behauptete er, eine neue Energie entdeckt zu haben, die er *Orgon* nannte – abgeleitet von den Worten »organisch« und »Organismus«. Er erfand ein Gerät, das diese Energie angeblich akkumulierte und jeden, der in diesem Apparat wie in einem Behälter saß, energisch auflud. Ich habe solche »Akkumulatoren« selbst gebaut und auch persönlich benutzt. Bei einigen krankhaften Störungen halfen sie, aber sie hatten keinerlei Auswirkungen auf Persönlichkeitsprobleme. Um diese Probleme auf der individuellen Stufe zu lösen, bedarf es immer noch einer Kombination aus sorgfältiger analytischer Arbeit und einer körperlichen Methode, die dem jeweiligen Patienten hilft, die chronischen Muskelverspannungen zu lösen, die seine Freiheit hemmen und sein Leben einengen. Auf der sozialen Stufe muß ein evolutionärer Wandel im Verhalten der Menschen gegenüber sich selbst, gegenüber ihrer Umwelt und der menschlichen Gemeinschaft stattfinden.

Reich half uns auf beiden Ebenen ein großes Stück weiter. Die Erhellung der Charakterstruktur und die Demonstration ihrer funktionalen Übereinstimmung mit der Körperhaltung waren wichtige Fortschritte auf dem Weg zum Verständnis des menschlichen Verhaltens. Er führte das Konzept der orgastischen Potenz als Kriterium für emotionale Gesundheit ein, was es zweifellos ist, und zeigte, daß seine physische Grundlage im Orgasmusreflex des Körpers besteht. Er vergrößerte unser Wissen von den körperlichen Prozessen, indem er die Bedeutung der unwillkürlichen Reaktionen des Körpers herausarbeitete. Und er entwickelte eine relativ wirksame Methode zur Behandlung von Störungen im emotionalen (unwillkürlichen) Lebensbereich des einzelnen.

Reich erläuterte, inwiefern sich die Struktur der Gesellschaft in der Charakterstruktur ihrer einzelnen Mitglieder widerspiegelt, eine Einsicht, die verschiedene irrationale Aspekte der Politik erhellte. Er sah die künftige Möglichkeit einer menschlichen Existenz frei von den Hemmungen und Repressionen, die den lebendigen Impuls abwürgen. Wenn diese Vision jemals Wirklichkeit werden soll, müssen wir, glaube ich, die Richtung einschlagen, die uns Reich als erster gezeigt hat.

Im Hinblick auf unser Thema bestand Reichs größter Beitrag jedoch darin, daß er die zentrale Rolle umriß, die der Körper in jeder Persönlichkeitstheorie spielen muß. Seine Arbeit lieferte das Fundament, auf dem das Gebäude der Bioenergetik errichtet wurde.

Man fragt mich oft: »Inwiefern unterscheidet sich die Bioenergetik überhaupt von der Reichschen Therapie?« Diese Frage läßt sich am besten beantworten, wenn wir unseren historischen Bericht über die Entwicklung der Bioenergetik fortsetzen.

Als ich 1952, ein Jahr nach der Rückkehr aus Europa, meine Ausbildung beendete, erfuhr ich, daß sich die Anschauung Reichs und seiner Anhänger in grundlegender Hinsicht geändert hatte. Die Begeisterung und Erregung der Jahre 1945 bis 1947 waren tiefer Niedergeschlagenheit und Verfolgungsgefühlen gewichen. Reich praktizierte nicht mehr und war nach Rangeley im US-Bundesstaat Maine gezogen, wo er sich ganz der Orgon-Physik widmete. Die Bezeichnung »charakteranalytische Vegetotherapie« wurde zugunsten des Namens »Orgon-Therapie« aufgegeben. Das führte zu einer Vernachlässigung der Kunst der Charakteranalyse und zur umfassenderen Anwendung der Orgon-Energie durch den Akkumulator.

Das Verfolgungsgefühl beruhte teils auf der kritischen Haltung medizinischer und wissenschaftlicher Kreise zu Reichs Ideen, teils auf der unverhüllten Feindseligkeit vieler Psychoanalytiker, von denen einige kein Geheimnis daraus machten, daß sie Reich erledigen wollten. Das Gefühl der Niedergeschlagenheit ging auf ein mißlungenes Experiment zurück, bei dem Reich in seinem Laboratorium in Maine Wechselbeziehungen zwischen der Orgon-Energie und der Radioaktivität untersuchen wollte. Das Experiment hatte schlimme Folgen; Reich und seine Assistenten erkrankten und waren gezwungen, das Labor eine Zeitlang aufzugeben. Außerdem mußten sie jede Hoffnung auf eine relativ schnelle und wirksame Neurosentherapie fahrenlassen, was ihre Entmutigung noch verstärkte.

Ich teilte diese Gefühle nicht. Da ich fünf Jahre lang fern von Reich und seinen Kämpfen gewesen war, hatte ich mir die Begeisterung jener frühen Jahre bewahren können. Meine medizinische Ausbildung und meine Erfahrungen als Assistenzarzt hatten mich von der allgemeinen Gültigkeit der Reichschen Ideen restlos überzeugt. Ich schreckte indessen davor zurück, mich hundertprozentig mit den Orgon-Therapeuten zu identifizieren – ein Widerwille, der sich noch verstärkte, als ich merkte, daß Reichs Anhänger eine an Fanatismus grenzende Hingabe an den Meister und seine Arbeit entwickelt hatten. Es galt als anmaßend, als ketzerisch, eine Feststellung von ihm in Frage zu stellen oder seine Begriffe im Licht eigener Erfahrungen zu modifizieren. Mir wurde klar, daß eine solche Haltung jede eigenständige oder kreative Arbeit ersticken würde. Diese Erwägungen veranlaßten mich, eine unabhängige Position zu wahren.

In diesem Stadium öffnete mir ein längeres Gespräch mit einem anderen Reichschen Therapeuten, und zwar mit Dr. Louis G. Pelletier, der außerhalb des eigentlichen Anhängerkreises stand, die Augen für die Möglichkeit, Reichs Verfahrensweise abzuwandeln oder auszubauen. Während meiner gesamten Arbeit mit Reich hatte dieser immer wieder erklärt, der Unterkiefer müsse ein wenig herunterhängen – eine Haltung, die ausdrücke, daß man sich dem Körper hingebe oder sich ihm unterwerfe. In meinen Jahren als Reichscher Therapeut hatte ich ebenfalls viel Wert auf diese Kieferentspannung gelegt. Bei unserer Diskussion erklärte Dr. Pelletier nun, er habe festgestellt, daß es sehr nützlich sei, wenn die Patienten den Kiefer trotzig und herausfordernd vorschöben. Bei diesem aggressiven Ausdruck werde die Spannung in den verkrampften Backenmuskeln teilweise abgebaut. Ich begriff, daß *beide* Ansichten richtig sein konnten, und gewann plötzlich die Freiheit, alles, was Reich tat, in Frage zu stellen oder zu ändern. Es stellte sich heraus, daß die beiden Positionen am meisten nützten, wenn man sie abwechselnd gebrauchte. Wenn man die Aggression eines Patienten mobilisiert oder fördert, macht man es ihm leichter, sich seinen zärtlichen sexuellen Regungen hinzugeben oder zu überlassen. Wenn man dagegen mit einer Position der Hingabe anfängt, den Behandelten also auffordert, den Unterkiefer etwas hängen zu lassen, kann es passieren, daß er wegen des Schmerzes und der Frustration, die sein Körper empfindet, zuletzt niedergeschlagen und zornig ist und diese Gefühle auch ausdrückt.

1953 begann meine Zusammenarbeit mit Dr. John C. Pierrakos, der soeben im Kings County Hospital seine Prüfung als Facharzt in Psychiatrie bestanden hatte. Dr. Pierrakos hatte selbst Therapien nach Reich durchgeführt und gehörte zu dessen Anhängern. Wir betrachteten uns beide immer noch als Reichsche Therapeuten, obgleich wir den eigentlichen Kreis der »Reichianer« schon verlassen hatten. Innerhalb eines Jahres schloß sich uns Dr. William B. Walling an, der eine ganz ähnliche Ausbildung hinter sich hatte wie Dr. Pierrakos. Sie hatten ihre klinischen Semester gemeinsam absolviert. Das erste Ergebnis dieser Zusammenarbeit war ein Programm klinischer Kurse, bei denen wir unsere Patienten präsentieren wollten; das Ziel bestand darin, ihre Probleme besser zu verstehen und gleichzeitig anderen Therapeuten die grundlegenden Begriffe der körperlichen – bioenergetischen – Methode zu vermitteln. 1956 gründeten wir zu diesem Zweck das »Institute for Bioenergetic Analysis«, eine gemeinnützige Stiftung.

Reich hatte inzwischen Schwierigkeiten mit den amerikanischen Justizbehörden bekommen. Die Food and Drug Administration (FDA), die amerikanische Aufsichtsbehörde für Pharmaka und Lebensmittel, hatte vor einem Bundesgericht beantragt, ihm den bundesweiten Verkauf und Vertrieb von Orgon-Akkumulatoren zu verbieten, weil es keine Orgon-Energie gebe und der Verkauf deshalb unter das Kurpfuschergesetz falle. Reich weigerte sich, zu dem Prozeß zu erscheinen, da ein Gerichtshof nicht das Recht habe und nicht imstande sei, über seine wissenschaftlichen Theorien zu befinden. Er wurde daraufhin in Abwesenheit verurteilt, den Verkauf der Akkumulatoren einzustellen. Seine Anhänger rieten ihm, das Urteil zu ignorieren, was er auch tat. Das blieb den FDA-Beamten jedoch nicht lange verborgen. Reich wurde wegen Mißachtung des Gerichts angeklagt, für schuldig befunden und zu einer Freiheitsstrafe von zwei Jahren verurteilt. Er starb im November 1957 im Bundesgefängnis von Lewisburg, Pennsylvania.

Die Tragödie seines Todes bewies mir, daß man niemanden gegen seinen Willen retten kann. Wie verhielt es sich aber mit dem Menschen, der sich ernstlich um seine Selbst-Erlösung bemüht? Wenn die »Erlösung« in der Befreiung von den Hemmungen und Tabus bestand, die einem durch die Erziehung aufgezwungen worden waren, konnte ich nicht behaupten, diesen Zustand der Gnade erreicht zu haben. Ich hatte die Reichsche Therapie zwar erfolgreich abgeschlossen, war mir aber darüber klar, daß ich immer noch viele chronische Muskelspannungen hatte, die mich daran hinderten, die Lebensfreude und Lust auszukosten, nach denen ich mich sehnte. Ich konnte den restriktiven Einfluß dieser Spannungen auf meine Persönlichkeit fühlen. Und ich wünschte mir ein erfüllteres und umfassenderes Sexualleben – eine Erfahrung, die im Bereich des Möglichen lag, wie ich wußte.

Meine Lösung lautete, noch einmal mit der Therapie zu beginnen. Ich konnte jedoch nicht wieder zu Reich gehen und hatte kein Vertrauen zu den anderen Reichschen Therapeuten. Ich war überzeugt, daß ich abermals die körperliche Methode anwenden mußte, und entschloß mich zu einer Gemeinschaftstherapie mit meinem Kollegen John Pierrakos, bei der ich der leitende Therapeut sein würde, da ich älter war und mehr Erfahrung hatte als er. Es wurde eine Gemeinschaftsarbeit mit meinem eigenen Körper, und aus ihr entwickelte sich die Bioenergetik. Die Grundübungen, mit denen wir fortan arbeiteten, wurden zunächst bei mir ausprobiert und getestet, so daß ich aus persönlicher Erfahrung wußte, wie sie wirkten und was man mit ihnen erreichen konnte. Ich habe es mir seitdem zum obersten Prinzip gemacht, alles, was ich von meinen Patienten verlange, zuerst selbst zu erproben, weil man meiner Ansicht nach nicht das Recht hat, von anderen Menschen Dinge zu fordern, vor denen man selbst zurückschrecken würde. Andererseits glaube ich auch nicht, daß man für andere etwas erreichen kann, was man bei sich selbst nicht schafft.

Meine Therapie mit Pierrakos dauerte beinahe drei Jahre. Sie war völlig anders als die Arbeit mit Reich. Es gab nicht so viele spontane Bewegungserlebnisse von der Art, wie ich sie zuvor beschrieben habe. Der Hauptgrund war, daß ich die Körperarbeit selbst leitete; es spielte aber auch eine Rolle, daß ich mich mehr auf das Lockern oder Abbauen der Muskelspannungen als auf die Hingabe an sexuelle Regungen konzentrierte. Ich war mir voll und ganz bewußt, daß ich im Grunde gar keine Lust hatte, es noch einmal zu versuchen. Ich wollte, daß ein anderer die Initiative übernahm und es für mich tat. Mein neurotischer Charakter neigte dazu, alles zu steuern und zu kontrollieren, und es fiel mir nicht leicht, mich den Regungen meines Körpers hinzugeben. Bei Reich hatte ich es wegen meines Respekts vor seinem Wissen und seiner Autorität geschafft, aber meine Kapitulation vor meinem Körper beschränkte sich auf die damalige therapeutische Situation. Nun lösten wir den Konflikt mit einem Kompromiß. In der ersten Hälfte der Sitzung arbeitete ich mit mir selbst und beschrieb Pierrakos meine körperlichen Regungen. In der zweiten Hälfte drückte er meine gespannten Muskeln mit seinen starken, warmen Händen, knetete und lockerte sie so, daß die Strömungen durchkommen konnten.

Bei der Arbeit an mir selbst entwickelte ich die grundlegenden Positionen und Übungen, die heute nicht mehr aus der Bioenergetik wegzudenken sind. Ich hatte das Bedürfnis, mehr in meine Beine »hineinzukommen«, ganz ihrer bewußt zu werden, und begann deshalb im Stehen, nicht mehr im Liegen wie bei Reich. Ich spreizte die Beine, stellte die Zehen einwärts, beugte die Knie und bog meinen Rücken nach hinten, um die untere Hälfte meines Körpers zu mobilisieren. Diese Stellung pflegte ich mehrere Minuten einzunehmen, und sie ermöglichte mir, mich dem Boden näher zu fühlen. Außerdem konnte ich dabei bis in den Unterleib durchatmen. Da die Übung für den unteren Teil des Rückens ziemlich anstrengend war, neigte ich mich zeitweilig nach vorn und berührte den Fußboden mit den Fingerspitzen; die Knie blieben dabei leicht gebeugt. Jetzt verstärkte sich das Gefühl in den Beinen, und sie fingen an zu vibrieren.

Aus diesen beiden einfachen Positionen wurde später die Übung, die wir »Erden« nannten – eine Übung, die nur die Bioenergetik kennt. Sie kristallisierte sich im Laufe der Jahre heraus, da wir feststellten, daß unsere Patienten oft äußerten, sie hätten den Boden unter den Füßen verloren: Sie standen nicht mehr mit beiden Beinen fest auf der Erde, hatten also den Kontakt zur Wirklichkeit eingebüßt und schienen irgendwo zu »schweben«. Das Erden sollte den Patienten wieder mit dem Boden der Realität verbinden. Es wurde einer der Eckpfeiler der Bioenergetik. (In Kapitel 6 wird das »Bodenkonzept« unter dem Blickwinkel von Wirklichkeit und Einbildung ausführlich erläutert; dort werde ich auch viele der dazugehörigen Übungen beschreiben.)

Eine der anderen Neuerungen, die wir bei dieser Arbeit entwickelten, war der »Atemschemel«. Die Atmung ist für die Bioenergetik ebenso entscheidend wie für die Reichsche Therapie. Es ist jedoch immer schwierig, den Patienten dahin zu bringen, daß er tief und frei durchatmet. Noch problematischer ist es, diesen Atmungsprozeß spontan ablaufen zu lassen. Die Idee eines Atemschemels ergab sich aus der weitverbreiteten Neigung, mit dem Stuhl nach hinten zu kippen bzw. sich über die Stuhllehne zurückzulehnen, wenn man längere Zeit am Schreibtisch gesessen hat – man hat dann den Drang, sich zu strecken und tief durchzuatmen. Ich hatte mir diese Gewohnheit selbst zugelegt, während ich mit Patienten arbeitete. Wenn ich auf einem Stuhl oder Sessel mit Armlehnen saß, konnte ich nach einiger Zeit nicht mehr frei atmen; in diesen Fällen lehnte ich mich weit zurück und reckte mich, um wieder tiefer Luft holen zu können. Der erste Schemel, den wir benutzten, war eine 60 Zentimeter hohe Trittleiter aus Holz, wie man sie bei der Küchenarbeit gebraucht. Wir hatten eine fest zusammengerollte Wolldecke darauf gebunden. Wenn sich ein Patient auf diesem »Schemel« zurücklehnte, wurde seine Atmung stimuliert, ohne daß er irgendwelche gezielte Atemübungen machen mußte. Ich probierte den Schemel bei meiner Therapie mit Pierrakos persönlich aus und habe ihn seitdem regelmäßig benutzt.

Meine zweite Behandlungsphase hatte ganz andere Resultate als die erste. Ich kam stärker mit der Trauer und dem Zorn in mir in Kontakt als damals; dabei ging es vor allem um die Beziehung zu meiner Mutter. Die Entladung dieser Gefühle wirkte anregend und belebend. Bei manchen Gelegenheiten öffnete sich gewissermaßen mein Herz, und ich hatte das Gefühl, innerlich zu glühen und zu strahlen. Noch bezeichnender war allerdings das Wohlbefinden, das mich häufig durchdrang. Mein Körper wurde allmählich gelockerter und kräftiger. Ich erinnere mich noch, daß ich mich immer seltener und schließlich überhaupt nicht mehr zerschlagen fühlte. Zwar spürte ich, daß ich immer noch leicht verletzbar war – *aber ich würde nicht daran zerbrechen.* Ich verlor auch meine irrationale Angst vor Schmerzen. Schmerz, lernte ich, war Spannung, und ich stellte fest, daß ich mich nur dem Schmerz hingeben mußte, um die Spannung, die ihn hervorrief, zu verstehen, und dabei konnte ich die Spannung jedesmal lösen oder abbauen.

Bei dieser Therapie trat der Orgasmusreflex nur gelegentlich auf. Ich machte mir darüber keine Sorgen, weil ich mich auf meine Muskelverspannungen konzentrierte, und diese intensive Arbeit hielt mich davon ab, mich in erster Linie meinen sexuellen Regungen zu überlassen. Meine Neigung zu vorzeitiger Ejakulation, die trotz des augenscheinlichen Erfolgs der Therapie bei Reich fortgedauert hatte, verringerte sich stark, und das Erlebnis des sexuellen Höhepunkts wurde viel befriedigender. Diese Entwicklung führte zu der Erkenntnis, daß die wirksamste Behandlung sexueller Schwierigkeiten darin besteht, die Persönlichkeitsprobleme des Betreffenden durchzuarbeiten – Probleme, zu denen zwangsläufig auch sexuelle Schuldgefühle und Ängste gehören. Reichs vorrangige Beschäftigung mit der Sexualität war zwar theoretisch richtig, aber der Erfolg konnte angesichts der modernen Lebens- und Umweltbedingungen in den meisten Fällen nicht lange anhalten.

Als Analytiker hatte Reich die Bedeutung der Charakteranalyse betont. Bei meiner Behandlung war dieser therapeutische Aspekt jedoch vernachlässigt worden. Er wurde später, als man die charakteranalytische Vegetotherapie durch die Orgon-Therapie ersetzte, noch weniger berücksichtigt. Obgleich die charakteranalytische

Arbeit viel Zeit und Geduld erfordert, schien sie mir unbedingt notwendig zu sein, um bleibende Erfolge zu erzielen. Ich kam damals zu dem Schluß, man müsse sich um die sorgfältige Analyse der Verhaltensmuster und Lebensweise des Patienten genauso bemühen wie um die Lockerung seiner muskulären Verspannungen. Ich begann mit einer ausführlichen Untersuchung der Charaktertypen, wobei ich die psychologische und physische Wirkungsweise der verschiedenen Verhaltensmuster verglich. Diese Studie wurde 1958 unter dem Titel *The Physical Dynamics of Character Structure* (»Die körperliche Dynamik der Charakterstruktur«) veröffentlicht. Sie behandelt zwar nicht alle Charaktertypen, dient aber als Grundlage für die gesamte Charaktertherapie, die bisher in der Bioenergetik geleistet wurde.

Als ich meine Therapie mit Pierrakos beendet hatte, war ich mit dem Erfolg sehr zufrieden. Auf die Frage, »Haben Sie alle Ihre Probleme gelöst, Ihr Wachstum vollendet, Ihr ganzes Persönlichkeitspotential erkannt und alle Ihre Muskelverspannungen gelöst?«, hätte ich damals aber immer noch mit »nein« geantwortet. Irgendwann erreicht man einen Punkt, an dem man es nicht mehr notwendig oder wünschenswert findet, die Therapie fortzusetzen, und hört deshalb auf. Wenn die Behandlung erfolgreich gewesen ist, fühlt man sich imstande, fortan für sein Wohlbefinden und weiteres Wachstum selbst zu sorgen. In meiner Persönlichkeit gibt es ohnehin irgend etwas, das mich zu dieser Einstellung veranlaßt. Ich beendete also die Therapie – nicht aber die Arbeit an meinem Körper. Ich fuhr fort, die bioenergetischen Übungen, die ich meinen Patienten aufgab, auch selbst zu machen, entweder allein oder in einer Gruppe. Wie ich meine, ist diese Hingabe an meinen Körper wenigstens teilweise für die Tatsache verantwortlich, daß sich meine Persönlichkeit weiterhin in vieler Beziehung positiv änderte. Diesen Änderungen ging im allgemeinen ein besseres Verständnis meiner selbst voraus, ein Selbst-Verständnis, das sich nicht nur auf meine Vergangenheit, sondern auch auf meinen Körper bezog.

Es ist jetzt vierunddreißig Jahre her, daß ich Reich kennenlernte, und seit dem Beginn meiner Therapie bei ihm sind mehr als zweiunddreißig Jahre vergangen. Ich habe mehr als siebenundzwanzig Jahre lang mit Patienten gearbeitet. Während ich über meine persönlichen Erfahrungen und die Erfahrungen meiner Patienten nachdachte und schrieb, kam ich zu einem wichtigen Ergebnis: *Das Leben eines Menschen ist das Leben seines Körpers.* Da der lebende Körper Geist, Lebensgeist und Seele einschließt, dient man dem Geist, dem Lebensgeist und der Seele, indem man das Leben des Körpers voll auslebt. Wenn mit diesen Seinsbereichen etwas nicht stimmt, liegt der Grund darin, daß wir nicht völlig *in* oder *mit* unserem Körper »sind«. Wir behandeln unseren Körper wie ein Werkzeug oder eine Maschine. Wir wissen, daß wir »aufgeschmissen« sind, wenn diese Maschine einen Defekt hat. Aber das gleiche könnte man vom Auto sagen, von dem wir so sehr abhängig sind. Wir haben uns nicht mit unserem Körper identifiziert. Wir haben ihn sogar betrogen. Alle unsere persönlichen Schwierigkeiten rühren von diesem Betrug her, und ich glaube, daß die meisten unserer sozialen Probleme eine ganz ähnliche Ursache haben.

Die Bioenergetik ist eine therapeutische Methode, die dem Menschen hilft, wieder zu seinem Körper zurückzufinden und das Leben des Körpers möglichst weitgehend auszukosten. Diese Betonung des Körpers erstreckt sich natürlich auch auf die Sexualität, die eine seiner grundlegenden Funktionen darstellt. Außerdem erstreckt sie sich auf die noch grundlegenderen Funktionen Atmung, Bewegung, Gefühl und Selbst-Ausdruck.

Ein Mensch, der nicht tief durchatmet, beschneidet das Leben seines Körpers. Wenn er sich nicht frei bewegt, behindert er das Leben seines Körpers. Wenn er nicht tief fühlt, lotet er das Leben seines Körpers nicht aus. Und wenn sein Selbst-Ausdruck gehemmt ist, beschränkt er das Leben seines Körpers.

Zugegeben, diese Restriktionen legt man sich nicht freiwillig auf. Man entwickelt sie beinahe zwangsläufig, um in einer Umwelt und Zivilisation zu überleben, die die körperlichen Werte hinter Macht, Prestige und Besitz zurückdrängt. Wir nehmen die Beschränkungen unseres Lebens jedoch hin, stellen sie nicht in Frage und betrügen damit unseren Körper. Bei diesem Prozeß zerstören wir die natürlichen Lebensbedingungen, von denen das Wohlbefinden unseres Körpers abhängt. Außerdem sind sich die meisten Menschen nicht über die körperlichen Handikaps klar, mit denen sie leben – Handikaps, die ihnen zur zweiten Natur geworden sind, die zu ihrem täglichen Dasein gehören. Die meisten Menschen gehen tatsächlich mit einem begrenzten Energie- und Gefühlshaushalt durchs Leben.

Das Ziel der Bioenergetik ist, den Menschen wieder zu ihrer ersten Natur, zu ihrer Primärnatur zu verhelfen: zum Zustand der Freiheit, Anmut und Schönheit. Freiheit, Anmut und Schönheit sind die natürlichen Merkmale jedes lebenden Organismus. Freiheit ist Hingabe an den Fluß der Gefühle, Anmut ist der Ausdruck dieses Flusses in Bewegungen, und Schönheit ist die Äußerung der inneren Harmonie, die ein solcher Fluß erzeugt.

Die Primärnatur jedes menschlichen Lebewesens verlangt, daß es sich dem Leben und der Liebe öffne. Wachsamkeit, Panzerung, Mißtrauen und Isolation sind in unserer Kultur zur zweiten Natur geworden. Mit diesen Mitteln schützen wir uns davor, verletzt zu werden, aber wenn solche Haltungen zum Bestandteil des Charakters oder der Persönlichkeitsstruktur werden, sind sie weit gefährlicher und rufen mehr bleibende Schäden hervor als die ursprüngliche Bedrohung.

Die Bioenergetik will den Menschen helfen, sich dem Leben und der Liebe zu öffnen. Das ist keine leichte Aufgabe. Das Herz wird von seiner knöchernen Bastion, dem Brustkorb, geschützt, und wer sich ihm nähert, muß starke psychologische und physische Sperren überwinden. Wenn wir unser Ziel erreichen wollen, müssen wir diese Abwehrmechanismen verstehen und durcharbeiten. Wenn wir es nicht erreichen, ist das Ergebnis tragisch. Wer mit einem verschlossenen Herzen lebt, könnte ebensogut im Laderaum eines Schiffes auf Kreuzfahrt gehen. Er ahnt und begreift nichts von der Bedeutung, dem Abenteuer, der Erregung und Herrlichkeit des Lebens.

Die Bioenergetik ist eine abenteuerliche Selbstentdeckung. Sie unterscheidet sich von ähnlichen Vorstößen in die Natur des Ichs, weil sie versucht, die menschliche Persönlichkeit mit Hilfe des menschlichen Körpers zu begreifen. Die meisten früheren Vorstöße konzentrierten sich auf den Geist. Sie lieferten wertvolle Informationen, aber ich meine, daß sie den wichtigsten Bereich der Persönlichkeit – nämlich ihr Fundament aus körperlichen Prozessen – unberührt ließen. Wenn man uns erklärte, daß sich die körperlichen Vorgänge auf den Geist auswirken, würden wir sofort zustimmen. Aber das ist eine Binsenweisheit. Ich vertrete den Standpunkt, daß die *energetischen* Prozesse des Körpers das geistige Geschehen genauso bestimmen wie das körperliche.

2 Das Energiekonzept

Ladung, Entladung – Fluß und Bewegung

Die Bioenergetik ist das Studium der menschlichen Persönlichkeit unter dem Blickwinkel der energetischen Prozesse des Körpers. In der Biochemie verwendet man den Terminus für ein Forschungsgebiet, das die Energieprozesse auf der molekularen und submolekularen Ebene umfaßt. Schon Albert von Szent-Györgyi, der ungarische Medizin-Nobelpreisträger von 1937, hat darauf hingewiesen, daß die Maschine des Lebens Energie braucht, um sich zu bewegen.* Energie gehört zur Bewegung aller Dinge, ob sie nun leben oder nicht. Nach der gegenwärtig herrschenden wissenschaftlichen Auffassung ist diese Energie elektrischer Art. Es gibt jedoch abweichende Meinungen, besonders was die Energie lebender Organismen betrifft. Reich postulierte die Existenz einer fundamentalen kosmischen Energie, die er Orgon nannte und die nicht elektrisch sein sollte. In der chinesischen Philosophie gibt es zwei Energien, Yin und Yang (»dunkel« und »hell«), die ein Polaritätsverhältnis zueinander haben. Sie bilden die Grundlage der chinesischen Akupunktur-Medizin.

Ich glaube nicht, daß es für unsere Untersuchung wichtig ist, die wahre Natur der Energie des Lebens aufzudecken. Alle diesbezüglichen Theorien haben etwas für sich, doch bin ich nicht imstande, ihre Ergebnisse auf einen Nenner zu bringen. Wir können uns aber der grundlegenden These anschließen, daß die betreffende Energie bei allen Lebensprozessen – beim Bewegen, Fühlen und Denken – mitwirkt und daß diese Prozesse aufhören würden, wenn es zu schwerwiegenden Störungen der Energieversorgung des Organismus käme. Nahrungsmangel kann, wie wir wissen, die Energieversorgung so ernstlich beeinträchtigen, daß der Organismus stirbt. Auch eine Verminderung der Sauerstoffzufuhr durch Eingriffe in die Atmung könnte zum Tod führen. Die gleiche Wirkung haben Gifte, die den Stoffwechsel des Körpers blockieren und damit seine Energie vermindern oder lähmen.

* Szent-Györgyi: *Bioenergetics*, New York 1957.

Es herrscht allgemeine Übereinstimmung darüber, daß der Organismus von Tieren und Menschen seine Energie aus der Nahrungsverbrennung bezieht. Pflanzen haben dagegen die Fähigkeit, die Energie der Sonne für ihre Lebensprozesse einzufangen und zu benutzen; sie binden sie und verwandeln sie in Gewebe, das wiederum pflanzenfressenden Tieren als Nahrung dient. Die Umwandlung der Nahrung in freie Energie, die das Tier für sein eigenes Leben verwenden kann, ist ein komplizierter chemischer Vorgang, der nicht ohne Sauerstoff möglich ist. Die Verbrennung von Nahrung läßt sich durchaus mit dem Verbrennen von Holz vergleichen, bei dem ebenfalls Sauerstoff gebraucht wird, wenn das Feuer nicht erlöschen soll. In beiden Fällen richten sich Geschwindigkeit und Ausmaß der Verbrennung nach dem verfügbaren Sauerstoff.

Diese einfache Analogie erklärt natürlich nicht das vielschichtige Phänomen des Lebens. Ein »normales« Feuer erlischt von selbst, wenn der Vorrat an Brennstoff erschöpft ist; es nimmt auch keinerlei Rücksicht darauf, wieviel Energie es beim Brennen freisetzt. Der lebende Organismus ist jedoch ein sich selbst unterhaltendes, sich selbst regulierendes und ein fortdauerndes Feuer. Was ihn zu diesem Wunder – brennen, ohne auszubrennen oder zu ersticken – befähigt, ist nach wie vor das große Geheimnis. Wir können das Rätsel zwar noch nicht lösen, müssen aber trotzdem versuchen, einige der daran beteiligten Faktoren zu begreifen, denn wir haben alle den Wunsch, daß unsere Lebensflamme hell und gleichmäßig weiterbrennt.

Wir sind es nicht gewohnt, die Persönlichkeit unter dem Blickwinkel der Energie zu sehen, aber die beiden Phänomene sind nicht voneinander zu trennen. Wieviel Energie ein Mensch hat und wie er sie benutzt, wird über seine Persönlichkeit entscheiden und sich in ihr widerspiegeln. Manche Menschen haben mehr Energie als andere; manche brennen »auf Sparflamme«. Ein impulsiver Mensch zum Beispiel ist nicht imstande, steigende Erregung oder Energie zurückzuhalten, und muß den Überschuß so schnell wie möglich entladen. Ein Mensch mit Zwangsneurosen benutzt seine Energie anders; er muß die Erregung ebenfalls entladen, tut es aber innerhalb starrer Verhaltens- und Bewegungsmuster.

Die Beziehung zwischen Energie und Persönlichkeit äußert sich bei deprimierten Menschen am deutlichsten. Die depressive Reaktion und die depressive Tendenz beruhen zwar auf dem Zusammenspiel komplizierter psychologischer und physischer Faktoren, auf die wir hier nicht weiter eingehen können, aber *eine* Tatsache läßt sich kurz und bündig ausdrücken: Der depressive Mensch hat buchstäblich einen depressiven, das heißt gedrückten Energiehaushalt.* Filmuntersuchungen zeigen, daß er nur etwa halb so viel spontane Bewegungen macht wie ein nichtdepressiver Mensch. Ein Mensch mit schweren Depressionen sitzt zum Beispiel völlig apathisch da und rührt sich fast gar nicht, so als besäße er nicht die Energie, sich zu bewegen. Häufig entspricht sein subjektiver Zustand diesem objektiven Bild. Er hat meist das Gefühl, ihm fehle die Energie, um in Bewegung zu kommen. Er klagt über völlige Mattigkeit, ohne jedoch müde zu sein. Sein gedrückter Energiespiegel äußert sich in der Abnahme aller energetischen Funktionen. Er atmet langsamer, hat weniger Appetit und einen außergewöhnlich schwachen Sexualtrieb. In diesem Stadium kann er wahrscheinlich gar nicht reagieren, wenn wir ihn auffordern, sich für irgendeine Sache zu interessieren oder einzusetzen; er hat im wahrsten Sinn des Wortes *nicht die Energie,* überhaupt Interesse zu entwickeln.

Ich habe viele solche Menschen behandelt, da Depressionen zu den häufigsten Anlässen gehören, aus denen man zum Therapeuten geht. Ich höre mir die Geschichte des Patienten an, lasse mir sein bisheriges Leben erzählen, taxiere seinen Zustand und versuche dann, ihm beim Aufbau neuer Energie zu helfen. Die schnellste Methode besteht darin, seine Sauerstoffaufnahme zu steigern – er muß also tiefer und intensiver durchatmen. Es gibt verschiedene Mittel und Wege, um die Atmung eines Menschen zu mobilisieren, und ich werde sie in späteren Kapiteln beschreiben. Ich gehe von der Voraussetzung aus, daß er es nicht allein schaffen kann, denn sonst wäre er nicht zu mir gekommen. Ich muß also *meine* Energie benutzen, um die seine in Gang zu setzen. Zu diesem Zweck bringe ich ihm einfache Tätigkeiten bei, die seine Atmung allmählich vertiefen, und stimuliere diese außerdem mit physischem Druck und Berührungen. Das Entscheidende ist, daß der Energiespiegel steigt, wenn die Atmung aktiver wird. Wenn sich ein Mensch so auflädt, kann in den Beinen ein schwaches, unwillkürliches Zittern oder Vibrieren auftreten. Das wird als Hinweis darauf gedeutet, daß im Körper, besonders im unteren Teil des Körpers, irgendein Erregungsfluß stattfindet. Manchmal wird die Stimme volltönender, weil mehr Luft durch den Kehlkopf strömt, und das Gesicht hellt sich auf. In vielen Fällen erfolgt diese Änderung schon nach zwanzig bis dreißig Minuten, und der Patient fühlt sich »befreit«. Er

* Vgl. dazu Lowen: *Depression and the Body,* New York 1972.

wird tatsächlich eine Weile von seinem depressiven Zustand befreit.

Das tiefere Atmen macht sich zwar umgehend wohltuend bemerkbar, heilt aber nicht die eigentliche Depression. Die Wirkung wird auch deshalb nicht andauern, weil der Patient noch nicht die Kraft hat, die tiefere Atmung beizubehalten. Dieses Unvermögen ist das Kernproblem der Depression, das man nur durch eine gründliche Analyse aller Faktoren lösen kann, die dazu beitrugen, den Körper abschlaffen zu lassen und die Persönlichkeit zu deprimieren, also niederzudrücken. Die Analyse selbst wird allerdings nicht viel nützen, wenn sie nicht mit der ständigen Bemühung einhergeht, den Energiespiegel des Patienten zu heben, indem man seinen Körper energetisch auflädt.

Wenn man den Begriff der energetischen Ladung erörtert, muß man auch die energetische Entladung berücksichtigen. Der lebende Organismus kann nur dann funktionieren, wenn ein Gleichgewicht zwischen Energieladung und -entladung besteht. Er sorgt dafür, daß sein Energiespiegel seinen Bedürfnissen und Möglichkeiten entspricht. Ein heranwachsendes Kind wird mehr Energie aufnehmen als abgeben; es benutzt die überschüssige Energie zum Wachsen. Das gleiche gilt für eine Phase der Rekonvaleszenz, sogar für Persönlichkeitswachstum. Zu jedem Wachsen und Gesunden gehört Energie. Abgesehen davon gilt die allgemeine Regel, daß man nur soviel Energie aufnimmt, wie man durch Tätigkeit entladen kann.

Für jede Tätigkeit wird Energie benötigt und benutzt – vom Schlagen des Herzens und den peristaltischen Bewegungen des Verdauungstrakts bis zum Gehen, Sprechen, Arbeiten und Geschlechtsverkehr. Ein lebender Organismus ist allerdings keine Maschine. Seine grundlegenden Tätigkeiten werden nicht mechanisch ausgeführt; sie sind vielmehr Äußerungen seines Seins. Ein Mensch äußert sich in seinen Taten und Bewegungen, und wenn dieser Selbst-Ausdruck frei ist und der Realität der jeweiligen Situation entspricht, verschafft ihm die Entladung seiner Energie ein Gefühl der Befriedigung und Lust. Die Befriedigung und Lust regen wiederum den Organismus zu verstärkter Stoffwechseltätigkeit an, die sich sofort am tieferen und freieren Atmen ablesen läßt. Im Zustand der Lust funktionieren die rhythmischen und unwillkürlichen Lebensprozesse optimal.

Tätigkeiten, die dem Selbst-Ausdruck dienen, erzeugen also ein unmittelbares Gefühl der Lust und Befriedigung. Wenn man das Recht eines Menschen auf Selbst-Ausdruck beschneidet, beschneidet man seine Chancen, Lust zu empfinden und kreativ zu leben. Entsprechend ist es, wenn die Fähigkeit eines Menschen, sein Selbst, seine Ideen und Gefühle auszudrücken, durch innere Kräfte (Hemmungen oder chronische Muskelspannungen) eingeschränkt wird: Seine Lustkapazität schrumpft. In diesem Fall wird der Betreffende seine Energieaufnahme (natürlich unbewußt) vermindern, damit die Energiebilanz seines Körpers ausgeglichen bleibt.

Man kann den Energiespiegel eines Menschen nicht einfach heben, indem man ihn veranlaßt, sich durch besseres Atmen aufzuladen. Die Wege zum Selbst-Ausdruck durch Bewegung, Stimme und Augen müssen erst mal erschlossen werden, damit mehr Energie entladen werden kann. Das geschieht nicht selten spontan, während des Aufladens. Die Atmung eines Menschen kann spontan tiefer werden, wenn er eine geeignete Stellung einnimmt – wenn er zum Beispiel auf einem Atemschemel liegt. Vielleicht beginnt er plötzlich zu weinen, ohne zu wissen, warum. Das tiefere Atmen hat seine Kehle geöffnet, seinen Körper aufgeladen und verdrängte Emotionen aktiviert. Das Resultat: ein Gefühl der Traurigkeit brach sich Bahn und floß buchstäblich aus. Manchmal bricht auch Zorn durch. In den meisten Fällen geschieht jedoch nichts, weil der Betreffende zuviel Angst davor hat, sich zu öffnen und seinen Regungen freien Lauf zu lassen. Er wird sich dann aber dieses »Eindämmens« bewußt und spürt die Muskelspannungen in seiner Kehle und Brust, von denen die Gefühlsäußerung blockiert wird. Manchmal muß man die Barriere durch direkte körperliche Arbeit mit den chronischen Muskelspannungen durchbrechen.

Da Ladung und Entladung einen zusammenhängenden Prozeß darstellen, benutzt die Bioenergetik beide, um den Energiespiegel eines Menschen zu heben, seinen Selbst-Ausdruck zu ermöglichen und den Gefühlsfluß in seinem Körper wiederherzustellen. Die Betonung liegt also immer auf Atmen, Fühlen und Bewegen; gleichzeitig bemüht man sich jedoch darum, einen Zusammenhang zwischen der gegenwärtigen energetischen Konstitution des Patienten und seinem bisherigen Leben zu finden. Bei diesem doppelten Ansatz werden allmählich die inneren Kräfte (Konflikte) freigelegt, die ihn daran hindern, sein energetisches Potential auszuschöpfen. Jedesmal, wenn einer der inneren Konflikte gelöst wird, steigt der Energiespiegel des Betreffenden: Er nimmt mehr Energie auf und gibt mehr Energie bei kreativen Tätigkeiten ab, die er als angenehm und befriedigend empfindet.

Ich möchte keinesfalls den Eindruck erwecken, daß die Bioenergetik alle verborgenen Konflikte bewältigen, sämtliche chronischen Spannungen abbauen und den freien Gefühlsfluß im menschlichen Körper vollständig wiederherstellen kann. Wir erreichen dieses Ziel vielleicht nicht ganz, lösen aber zumindest einen Prozeß des Wachsens aus, der in die betreffende Richtung führt. Jede Therapie leidet darunter, daß sich die Kultur, in der wir leben, nicht an kreativer Tätigkeit und Lust orientiert. Sie ist nicht auf die Werte und Rhythmen des lebenden Körpers, sondern auf die Werte und Rhythmen von Maschinen und materieller Produktivität abgestimmt. Wir können uns nicht vor der Schlußfolgerung verschließen, daß die Kräfte, die den Selbst-Ausdruck hemmen und deshalb unsere energetischen Funktionen behindern, von dieser Kultur erzeugt wurden und ein fester Bestandteil dieser Kultur sind. Jeder sensible Mensch weiß, daß man sehr viel Energie braucht, um nicht von dem hektischen Tempo des modernen Lebens mit all seinen Zwängen und Spannungen, seiner Brutalität und Ungewißheit überrollt zu werden.

Das Konzept des Fließens muß hier näher erläutert werden. Fließen ist eine Bewegung im Organismus, die sich am besten am Beispiel des Blutkreislaufs erklären läßt. Während das Blut durch den Körper fließt, trägt es Stoffwechselprodukte und Sauerstoff zu den Organen und Geweben, versorgt diese also mit Energie; gleichzeitig entfernt es die Stoffe, die bei der Verbrennung abgefallen sind. Es ist jedoch mehr als ein Trägerstoff – es ist eine energetisch geladene Körperflüssigkeit. Wenn es eine bestimmte Stelle des Körpers erreicht, schenkt es ihr Leben, Wärme, Erregung. Es ist die Verkörperung und der Überbringer des Eros. Man bedenke nur, was an den erogenen Zonen, den Lippen, Brustwarzen und Genitalien geschieht: Wenn sie sich mit Blut füllen (sie sind alle besonders reich an Blutgefäßen), werden wir erregt, spüren ein Gefühl der Wärme, der Liebe, und wir spüren oder suchen den Kontakt zu einem anderen Menschen. Die sexuelle Erregung fällt mit der verstärkten Blutzufuhr an die Peripherie des Körpers, besonders an die erogenen Partien, zusammen. Ob die Erregung das Blut bringt oder umgekehrt, spielt keine Rolle. Beide sind nicht voneinander zu trennen.

Außer dem Blut gibt es noch andere energetisch geladene Körperflüssigkeiten – die Lymphe, die Darmflüssigkeiten und die Zellflüssigkeiten. Der Erregungsfluß beschränkt sich nicht auf das Blut, sondern erfaßt alle Körperflüssigkeiten. Energetisch gesehen, könnte man den ganzen Körper mit einer Zelle vergleichen, deren

Membran die Haut ist. Innerhalb dieser Zelle kann sich die Erregung in alle Richtungen zugleich ausbreiten oder in bestimmte Richtungen fließen, je nachdem, wie wir auf einen Reiz reagieren. Diese Betrachtungsweise des Körpers als einzelne Zelle läßt sich durchaus mit der Tatsache vereinbaren, daß es darin sehr viele spezialisierte Gewebe, Nerven, Blutgefäße, Schleimhäute, Muskeln, Drüsen usw. gibt, die alle als Teile des Ganzen zusammenarbeiten, um das Leben des Ganzen zu erhalten und zu fördern.

Man kann den Erregungsfluß als Gefühle oder Regungen erleben, die allen anatomischen Grenzen trotzen. Haben Sie nicht auch schon einmal gespürt, wie im oberen Teil Ihres Körpers Zorn hochbrandete und Arme, Gesicht und Augen »auflud«? Dabei kann einem »der Kragen zu eng werden« – oder es kommt zu einer apoplektischen Blutstauung in Kopf und Hals. Wenn ein Mensch so wütend ist, daß er rot sieht, ist seine Netzhaut tatsächlich mit Blut überschwemmt worden. Man kann Zorn allerdings auch kalt und weiß empfinden und wird dann »blaß vor Wut«; das beruht auf einer Verengung der peripheren Gefäße, die das Blut daran hindert, an die Oberfläche des Körpers zu kommen. Dann gibt es noch den »düsteren Zorn«, bei dem die Empfindung von einer dunklen Wolke des Hasses überlagert wird.

Der nach oben verlaufende Fluß von Blut und Erregung kann ganz verschiedene Emotionen hervorrufen. Das hängt davon ab, welchen Kanälen er folgt und welche Organe er stimuliert. Wenn die Erregung an der Vorderseite des Körpers vom Herzen zu Mund, Augen und Händen fließt, hat man ein Gefühl des Sehnens und Verlangens, das sich in einer Haltung des Sich-Öffnens und Umfassens ausdrückt. Zorn fließt hauptsächlich an der Rückseite des Körpers. Ein abwärts strömender Fluß von Blut und Erregung kann verschiedene merkwürdige Empfindungen erzeugen. Man spürt sie zum Beispiel, wenn man Achterbahn fährt oder in einem schnellen Fahrstuhl nach oben oder unten saust. Kinder haben dieses Gefühl besonders gern und führen es häufig durch Schaukeln oder Wippen herbei. Am angenehmsten und intensivsten aber sind die schmelzenden Gefühle im Bauch, die mit starker sexueller Aufladung einhergehen. Der gleiche Fluß kann aber auch mit Angst verbunden sein und wird dann im Bauch als fallendes Gefühl empfunden – uns »rutscht das Herz in die Hose«.

Wenn man bedenkt, daß der Körper zu 90 Prozent aus Wasser besteht, teilweise in gebundener Form, zum großen Teil aber als Flüssigkeit, kann man sich Regungen, Gefühle und Emotionen leichter als Strömungen oder Wellen vorstellen. Regungen, Gefühle und Emotionen sind die Wahrnehmungen innerer Bewegungen des relativ »flüssigen« Körpers. Nerven vermitteln diese Wahrnehmungen und koordinieren die Reaktionen, aber die zugrunde liegenden Impulse und Bewegungen sind untrennbar mit der energetischen Ladung des Körpers, mit seinen natürlichen Rhythmen und Schwingungen verbunden. Diese »internen Bewegungen« bezeichnet man als *Motilität* des Körpers. Bei sehr jungen Menschen ist sie am besten zu beobachten. Wenn man den Körper eines Babys betrachtet, kann man das ständige Spiel der Bewegungen wie Wellen auf einem See verfolgen, nur daß diese Regungen von inneren Kräften hervorgerufen werden. Im Alter nimmt die Motilität meist ab. Man wird strukturierter und steifer, und wenn man stirbt, hört die Beweglichkeit ganz auf.

Unsere willkürlichen Bewegungen haben auch eine *un*willkürliche Komponente, nämlich die oben genannte grundlegende Motilität des Organismus. Auf der unwillkürlichen, in die willkürliche Aktivität integrierten Komponente beruht die Lebhaftigkeit oder Spontaneität unserer Aktionen und Bewegungen. Wenn sie fehlt oder reduziert ist, wirken die Körperbewegungen mechanisch, leblos. Rein willkürliche Bewegungen lassen kaum andere Empfindungen als das sogenannte kinästhetische Gefühl der räumlichen Verlagerung entstehen. Das Gefühlselement einer expressiven Bewegung geht auf die unwillkürliche Komponente zurück – also auf die Komponente, die der bewußten Steuerung entzogen ist. Die Vereinigung von bewußten und unbewußten Komponenten führt zu Bewegungen, die emotional gefärbt sind und gleichzeitig koordinierte und gezielte Handlungen darstellen.

Das emotionale Leben eines Menschen hängt also von der Motilität seines Körpers ab, die wiederum auf den Erregungsfluß im Organismus zurückgeht. Störungen dieses Flusses äußern sich als Blockaden oder Sperren in den Partien, in denen die Motilität vermindert ist. An diesen Stellen kann man den Grad der Muskelverspannung leicht mit den Fingern ertasten. Die Vokabeln »Blockade«, »Sperre«, »Leblosigkeit« und »chronische Muskelspannung« bezeichnen dasselbe Phänomen. Im allgemeinen kann man auf das Vorhandensein einer Sperre schließen, wenn man eine leblose Körperpartie sieht oder die Muskelverkrampfung ertastet, die diese Partie leblos erscheinen läßt.

Da der Körper ein energetisches System ist, steht er in dauernder energetischer Wechselbeziehung zu seiner Umgebung. Man besorgt sich seine Energie nicht nur aus der Nahrungsverbrennung, sondern wird auch dann erregt oder aufgeladen, wenn man mit positiven Kräften in Kontakt kommt. Ein strahlender und klarer Tag, ein schöner Anblick, ein glücklicher Mensch – all das kann stimulierend wirken. Düstere und bewölkte Tage, Häßlichkeit oder deprimierte Menschen haben eine negative Wirkung auf unseren Energiespiegel, scheinen ihn im wahrsten Sinn des Wortes zu deprimieren, das heißt niederzudrücken. Wir alle reagieren sensibel auf die Kräfte oder Energien, die uns umgeben, aber sie wirken nicht auf alle Menschen in gleicher Weise ein. Ein stärker aufgeladener Mensch wehrt negative Einflüsse besser ab. Gleichzeitig beeinflußt er andere Menschen positiv, besonders wenn der Erregungsfluß in seinem Körper ungehindert und voll strömt. Mit einem solchen Menschen zusammenzusein, ist eine Freude, und das spüren wir alle intuitiv.

Du bist dein Körper

Die Bioenergetik beruht auf der einfachen Annahme, daß *jeder Mensch sein Körper ist.* Kein Mensch kann losgelöst von dem Körper existieren, in dem seine Existenz sich vollzieht, durch den er sich ausdrückt und mit seiner Umwelt in Beziehung tritt. Es wäre lächerlich, diese Annahme widerlegen zu wollen, weil man keinen Bestandteil des Menschen nennen kann, der nicht auch Bestandteil seines Körpers wäre. Geist, Lebensgeist und Seele sind Teile und Manifestationen jedes lebenden Körpers. Ein toter Körper hat keinen Geist mehr, er hat seinen Lebensgeist verloren und seine Seele.

Wenn Sie Ihr Körper sind und wenn Ihr Körper Sie ist – dann drückt er aus, *was Sie sind.* Er stellt Ihr Verhältnis zur Welt dar. Je lebendiger Ihr Körper ist, desto mehr sind Sie auf der Welt. Falls Ihr Körper einen Teil seiner Lebhaftigkeit einbüßt, wie es beispielsweise geschieht, wenn Sie erschöpft sind, neigen Sie automatisch dazu, sich aus der Welt zurückzuziehen. Vielleicht haben Sie sogar den Eindruck, die Welt sei von Ihnen abgerückt, oder Sie sehen sie wie durch einen Schleier. Es gibt aber auch Tage, an denen Ihr Lebensgefühl so gesteigert ist, daß Sie förmlich Leben ausströmen – dann wirkt die Welt ringsum strahlender, näher, wirklicher. Wir alle würden gern lebendiger sein und uns lebendiger fühlen. Die Bioenergetik kann uns helfen, dieses Ziel zu erreichen.

Da Ihr Körper ausdrückt, wer Sie sind, zeigt er uns auch, *wie sehr Sie auf der Welt sind.* Es ist kein Zufall, daß wir von einem »Niemand« sprechen, um einen Menschen zu bezeichnen, dessen Sein uns nicht beeindruckt; wir sagen aber, »er ist jemand«, wenn sein Selbst-Ausdruck auf uns wirkt. Das ist fundamentale Körpersprache. Es bleibt unseren Mitmenschen auch nicht verborgen, wenn wir uns innerlich zurückziehen; sie spüren es genauso, wie sie spüren, ob man müde oder krank ist. Müdigkeit drückt sich in vielen optischen oder akustischen Botschaften aus – die Schultern sinken zusammen, das Gesicht fällt ein, der Blick wird stumpf, man bewegt sich langsamer und schwerfälliger als gewöhnlich, und die Stimme verliert an Resonanz. Man verrät dieses Gefühl sogar, wenn man es kaschieren will, denn dabei signalisiert man unbewußt krampfhafte Anstrengung.

Was ein Mensch fühlt, läßt sich also vom Ausdruck seines Körpers ablesen. Emotionen sind körperliche Ereignisse; sie sind – ganz wörtlich – »Motionen«, also Bewegungen innerhalb des Körpers, die sich im allgemeinen an der Oberfläche des Körpers äußern. Zorn erzeugt Spannung und lädt, wie wir gesehen haben, die obere Hälfte des Körpers auf, wo sich die wichtigsten Angriffsorgane, die Zähne und die Arme, befinden. Einen zornigen Menschen erkennt man an seinem geröteten Gesicht, seinen geballten Fäusten und seinem verkniffenen Mund. Bei manchen Tieren manifestiert sich dieses Gefühl außerdem in gesträubten Haaren auf dem Nacken und Rücken. Wenn ein Mensch Zuneigung oder Liebe empfindet, wirken seine Gesichtszüge weicher, und Haut und Augen werden von Wärme durchflutet. Bei Trauer oder Kummer macht man den Eindruck, als würde man gleich zerschmelzen – als ob man kurz davor wäre, »in sich zusammenzufallen«.

Der Körper offenbart aber noch weit mehr. Die Lebenseinstellung oder der persönliche Stil eines Menschen widerspiegelt sich in seiner Haltung, seinem Gang und in der Art seiner Gesten und Bewegungen. Ein Mensch mit aufrechtem Gang und einer souveränen Haltung unterscheidet sich auf den ersten Blick von einem Menschen, der den Rücken gebeugt hält, die Schultern hängen läßt und den Kopf ständig nach vorn neigt – man meint förmlich zu sehen, daß er sich mit der Bürde abgefunden hat, die auf ihm lastet.

Vor einiger Zeit behandelte ich einen jungen Mann mit einem großen, dicken unförmigen Körper. Er klagte, er schäme sich so sehr über seinen Körper, daß er es nicht wage, sich in der Badehose am Strand zu zeigen. Er fühlte sich auch sexuell beeinträchtigt. Er hatte mehrere Jahre lang versucht, seine körperlichen Handikaps durch Hungerkuren und Sport zu überwinden, aber ohne Erfolg. Im Verlauf der Therapie begriff er, daß sein körperliches Erscheinungsbild einen Aspekt seiner Persönlichkeit ausdrückte, mit dem er sich bisher nicht abfinden konnte – er war in gewisser Hinsicht ein großer, dicker Faulpelz, mehr ein Baby als ein Mann. Das drückte sich auch darin aus, wie er sich in einen Sessel flezte und wie wenig Wert er auf gute, ansprechende Kleidung legte. Ihm wurde klar, daß das Erscheinungsbild des großen, trägen Babys eine unbewußte Abwehrhaltung war, die er eingenommen hatte, um sich gegen seine Eltern zu wehren: Sie hatten immer wieder von ihm gefordert, er solle endlich erwachsen werden, ein richtiger Mann sein und etwas leisten. Seine tatsächlichen Konflikte lagen tiefer, aber sie wurden alle von dieser Haltung »verkörpert«. Im bewußten Bereich, also auf der Ich-Stufe, beugte er sich den Forderungen seiner Eltern, aber seine unbewußte oder körperliche Abwehr ließ sich nicht durch gezielte Bemühungen beeinflussen. Ein Mensch kann das Leben nicht erfolgreich meistern, indem er sich selbst bekämpft. Niemand kann seinen Körper überwinden. Man muß sich über die Übereinstimmung *und* den Unterschied von psychischen und physischen Prozessen im klaren sein. Mein Patient war nicht nur ein großer, dicker, infantiler Kerl. Er war gleichzeitig ein Mann, der sich ernsthaft bemühte, im Leben zu bestehen. Er war aber kein gereifter Mann, denn sein Unterbewußtsein und sein Körper fixierten ihn auf irgendeine kindliche Entwicklungsstufe. Er versuchte zwar, seine Möglichkeiten zu erkennen und auszuschöpfen, aber es gelang ihm nicht. Sein Körper offenbarte beide Seiten seiner Persönlichkeit: Er war groß wie der Körper eines Mannes, doch die Fettwülste ließen ihn babyhaft wirken.

Viele Menschen werden durch einen unbewußten Konflikt zwischen verschiedenen Aspekten ihrer Persönlichkeit ganz ähnlich behindert. Am verbreitetsten ist der Konflikt zwischen den unerfüllten Bedürfnissen des Kindes in ihnen und den Erwartungen ihres erwachsenen Ichs. Wer erwachsen sein will, muß auf eigenen Füßen stehen und imstande sein, für die Erfüllung seiner Wünsche und seines Verlangens selbst zu sorgen. Bei Menschen, die unter diesem Konflikt leiden, wird das Streben nach Selbständigkeit und Verantwortung jedoch durch das unbewußte Verlangen nach Halt und Geborgenheit unterminiert. Das Ergebnis ist ein widersprüchliches psychologisches *und* körperliches Bild. Das Verhalten eines solchen Menschen zeigt vielleicht übertriebene Selbständigkeit und zugleich Angst vor dem Alleinsein oder vor Entscheidungen. Das gleiche widersprüchliche Bild läßt sich an seinem Körper beobachten. Die infantilen Aspekte seiner Persönlichkeit können sich in auffallend kleinen Händen und Füßen oder in spindeldürren Beinen äußern, die kaum imstande zu sein scheinen, den Rumpf zu tragen. Oder sie manifestieren sich in einem unterentwickelten Muskelsystem, das nicht genug aggressive Fähigkeiten besitzt, um sich die Dinge zu beschaffen, die der Betreffende braucht oder begehrt.

Andere Menschen leiden unter einem Konflikt zwischen dem Spieltrieb des Kindes in ihnen und dem Wirklichkeitssinn des erwachsenen Teils ihrer Persönlichkeit. Äußerlich erscheinen sie durchaus ernst, oft sogar grimmig, willensstark, fleißig und moralisch. Wenn sie aber versuchen, sich zu entspannen oder gehenzulassen, werden sie kindisch. Das zeigt sich besonders deutlich, wenn sie Alkohol trinken. Das Kind in ihnen kommt auch durch, wenn sie Dummheiten begehen oder alberne Witze machen. Gesicht und Körper eines solchen Menschen wirken verbissen, hart, manchmal verzerrt, so daß er viel älter aussieht, als er ist. Manchmal wirkt der Gesichtsausdruck auch jungenhaft, und der Mund verzieht sich ständig zu einem Grinsen, das Unreife ausdrückt.

Dieser Konflikt entsteht, wenn sich der natürliche Spieltrieb des Kindes nicht voll und ungehindert entfalten konnte. Indem man die sexuelle Neugier und die spielerischen Neigungen eines Kindes unterdrückt, merzt man sie keineswegs aus. Sie werden lediglich verschüttet und aus dem Bewußtsein verdrängt, leben aber in den Tiefenschichten der Persönlichkeit weiter und kommen als Perversionen der natürlichen Neigungen wieder an die Oberfläche, wenn sich der Betreffende gehenläßt. Die kindlichen Eigenschaften wurden nicht in die Persönlichkeit integriert, sondern vom Ich getrennt und als Fremdkörper abgekapselt.

Ein Mensch ist die Summe seiner Lebenserfahrungen, die alle in die Persönlichkeit aufgenommen und im Körper strukturiert – »eingebaut« – werden. Wie ein Förster die Lebensgeschichte eines Baumes an den Jahresringen ablesen kann, so ist auch der bioenergetische Therapeut imstande, die Lebensgeschichte eines Menschen an dessen Körper abzulesen. Zu beiden Fertigkeiten gehören Wissen und Erfahrung, aber sie beruhen auf demselben Prinzip.

Während der menschliche Organismus wächst, bereichert er die Persönlichkeit laufend durch neue Schichten, die im Erwachsenen weiterleben und weiterwirken. Wenn der Betreffende frei über sie verfügen kann, bilden sie eine integrierte, konfliktfreie Persönlichkeit. Wenn irgendeine Schicht – oder Erfahrung – unterdrückt wird und nicht zugänglich oder verfügbar ist, befindet sich die Persönlichkeit im Konfliktzustand und ist infolgedessen eingeengt. Die folgende Zeichnung gibt eine schematische Darstellung dieser Schichtenbildung:

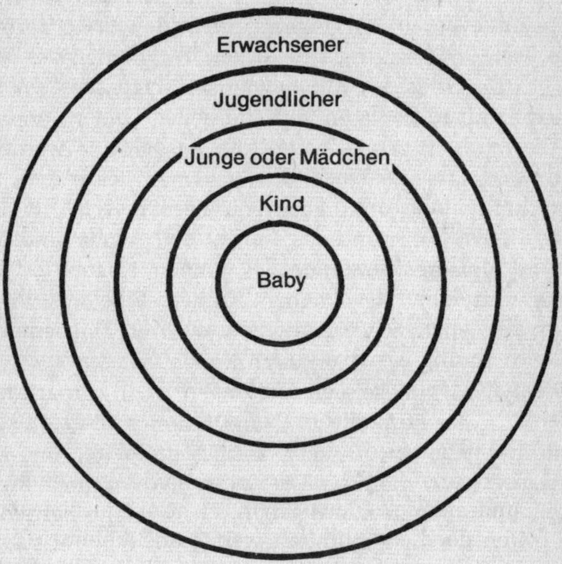

Die Eigenschaften und Empfindungen, mit denen die einzelnen Ringe, Kreise oder Schichten das Leben bereichern, lassen sich etwa so zusammenfassen:

Baby	=	Liebe und Lust
Kind	=	Kreativität und Phantasie
Junge oder Mädchen	=	Ausgelassenheit und Freude
Jugendlicher	=	Romantik und Abenteuerlust
Erwachsener	=	Wirklichkeitssinn und Verantwortungsgefühl

Entstehen und Wachsen dieser Eigenschaften charakterisieren wir vielleicht am besten als Entwicklung und Erweiterung des Bewußtseins. Dementsprechend stellt jede Schicht, jeder Ring ein neues Gefühl für das Ich und seine Möglichkeiten, einen neuen Standpunkt des Ichs und ein neues Verhältnis zur Welt dar. Das Bewußtsein ist allerdings kein losgelöster oder isolierter Persönlichkeitsbereich, sondern eine Funktion des Organismus, ein Aspekt des lebenden Körpers. Es entwickelt sich physisch, emotional und psychologisch parallel zum Wachstum des Körpers. Es ist auf Erfahrungen angewiesen; es gewinnt durch den Erwerb von Fertigkeiten an Tiefe; es bestätigt sich in den Tätigkeiten des Menschen.

Wenn ich die Schichten mit Bewußtseinseigenschaften gleichsetze, will ich damit nicht sagen, daß die neuen Dimensionen des Ichs in ganz bestimmten Altersabschnitten ausgeformt werden. Spieltrieb und Ausgelassenheit beginnen schon in der frühen Kindheit, erreichen ihren Höhepunkt aber erst nach diesem Stadium. Das spielerische Bewußtsein und das Gefühl der Freude sind nach meiner Ansicht typische Merkmale des jungen Knaben oder kleinen Mädchens, nicht aber des kleinen Kindes. Eine ausführliche Beschreibung der einzelnen Schichten und ihrer Eigenschaften wird unsere Gleichsetzung besser erklären:

Das Baby wird von seinem Verlangen nach körperlicher Nähe, besonders nach der körperlichen Nähe seiner Mutter, gekennzeichnet. Es möchte gehalten, liebkost, zärtlich umfangen und akzeptiert werden. Liebe kann man als Verlangen nach intimer körperlicher Nähe definieren. Wenn das Bedürfnis nach Nähe befriedigt wird, befindet sich das Baby im Zustand der Lust. Ohne die körperliche Nähe leidet es.

Jedes Gefühl der Liebe wurzelt in dieser Persönlichkeitsschicht – auch beim Erwachsenen. Das Gefühl der Liebe unterscheidet sich beim Erwachsenen nicht wesentlich vom Liebesgefühl eines Babys, obgleich es meist anders ausgedrückt wird. Der Mensch, der sich innerlich noch mit dem Baby verbunden fühlt, das er einmal war und das immer noch ein Teil von ihm ist, kennt dieses Gefühl der Liebe und Lust. Und er ist immer – mehr oder weniger – mit seinem Herzen dabei. In dem Maße aber, in dem man von seinem Herzen und seiner frühesten Kindheit abgeschnitten ist, ist man auch von der Erfahrung umfassender Liebe abgeschnitten.

Die Kindheit bereichert das Leben durch eine neue Dimension und eine neue Eigenschaft. Das Bedürfnis nach ständiger Nähe weicht dem Bedürfnis, die Welt zu erkunden – ein Bedürfnis, das durch die zunehmende motorische Koordinierung des Kindes gefördert wird. Bei dieser Erkundung von Menschen und Dingen, Raum und Zeit vollzieht das Kind die Welt in seinem Geiste nach. Da es nicht durch ein strukturiertes Realitätsgefühl gehindert wird, kann seine Phantasie frei schalten und walten. In dieser Phase schafft sich das Kind auch ein bewußtes Ich-Gefühl. Außerdem probiert es aus, ob es auch ein anderes Ich sein kann – zum Beispiel das Ich seiner Mutter.

Meiner Meinung nach ist die Kindheit zu Ende, wenn der Mensch ein vollständiges und zusammenhängendes Bild seiner persönlichen Welt und seines persönlichen Ichs gewonnen hat. Nach diesem Schritt fordert *der Junge oder das Mädchen* die persönliche Welt spielerisch heraus. Die wachsende Beherrschung der motorischen Fertigkeiten und die Spiele mit anderen Kindern stellen eine Form der Betätigung dar, die Freude verschafft, weil sie frei macht und bereichernd ist. Wenn Jungen oder Mädchen spielen, empfinden sie mehr Erregung als Kleinkinder, und auch das erklärt die Gefühle der Freude, die man in diesem Abschnitt besonders intensiv empfindet. Das Leben wird in der Regel noch nicht durch Pflichten eingeschränkt und vermittelt deshalb ein größeres Gefühl der Freiheit.

Die Jugend wird durch noch höhere Erregungsstufen gekennzeichnet, denn es erwacht das Interesse am anderen Geschlecht und jetzt regt sich der Sexualtrieb immer stärker. Im Idealfall ist die Jugend eine Zeit der Romantik und des Abenteuers, die die Lust an der Nähe des Partners, die Phantasie und geistige Kreativität des Kindes sowie das Herausfordernde und die Ausgelassenheit des Heranwachsenden vereint. Wenn mögliche Konsequenzen in greifbare Nähe rücken und man die Verantwortung für sein Handeln übernimmt, erreicht man das Stadium des Erwachsenen.

Ein Erwachsener ist ein Mensch, der sich der Folgen seines Verhaltens bewußt ist und die Verantwortung dafür trägt. Wenn er jedoch das Verlangen nach Liebe und körperlicher Nähe eines anderen Ichs verliert, wenn er von der kreativen Phantasie des Kindes, von der Ausgelassenheit und Freude seiner Jugendzeit und vom romantischen und abenteuerlichen Geist seiner Jugend abgeschnitten wird, ist er ein steriler, engherziger und unbeugsamer Mensch. Ein gesunder Erwachsener ist ein Baby, ein Kind, ein Junge bzw. Mädchen und ein Jugendlicher zugleich. Sein Wirklichkeitssinn und Verantwortungsbewußtsein schließen das Bedürfnis nach Kommunikation und Liebe ein und sind von Kreativität, ausgelassener

Freude und abenteuerlichem Geist gefärbt. Er ist ein integriertes und vollkommen bewußtes menschliches Wesen.

Um den menschlichen Körper zu verstehen, müssen wir mechanische Konzepte fallenlassen. Die Mechanismen der Körperfunktionen sind zwar wichtig, erklären diese aber nicht. Ein Auge ist zum Beispiel nicht nur eine Kamera; es ist ein Sinnesorgan der Wahrnehmung und ein Ausdrucksorgan zum Reagieren. Ein Herz ist nicht nur eine Pumpe; es ist gleichzeitig ein Organ, das fühlt, und das kann eine Pumpe nicht. Wir sind empfindende Wesen, haben also die Macht, Gefühle oder Emotionen zu spüren oder wahrzunehmen und zu erfahren. Die Wahrnehmung ist eine Funktion des Geistes, und dieser wiederum ist ein Teil des Körpers. Der lebende Körper besitzt Geist, ist von Lebensgeist erfüllt und enthält eine Seele. Wie kann man dieses Konzept bioenergetisch begreifen?

Geist, Lebensgeist und Seele

Wir weisen heute gern darauf hin, daß die Polarität Körper–Geist ein Produkt des menschlichen Denkens ist, daß Körper und Geist in Wirklichkeit eins sind. Wir haben sie allzu lange als selbständige Einheiten betrachtet, die sich zwar gegenseitig beeinflussen, aber nicht unmittelbar zusammenhängen. Diese Einstellung ist immer noch spürbar. Im Bildungswesen laufen die geistige Bildung und die körperliche Bildung getrennt nebeneinander her, haben nichts miteinander zu tun. Nur wenige Sportlehrer glauben, sie könnten die Lernfähigkeit eines Kindes durch ihre Gymnastik oder Leichtathletik beeinflussen. Sie schaffen es auch nur sehr selten. Wenn Geist und Körper aber eins sind, sollte eine echte Leibeserziehung gleichzeitig eine gute geistige Erziehung sein – und umgekehrt.

Der Fehler liegt meiner Meinung nach darin, daß wir dem Konzept der Körper-und-Geist-Einheit nur Lippenbekenntnisse zollen und es im täglichen Leben nicht anwenden. Wir gehen davon aus, daß man den Geist oder Verstand eines Kindes ausbilden kann, ohne seinen Körper weiter zu beachten. Unter dem Damoklesschwert des Versagens oder der Strafe stopft es sich Informationen in den Schädel. Informationen werden aber erst dann zum Wissen, wenn man sie erfährt, erlebt oder empfindet. Wir ignorieren ständig die Tatsache, daß Erfahrung, Erleben und Empfinden körperliche Phänomene sind. Man »erfährt« nur das, was im Körper stattfindet. Die Intensität der Erfahrung richtet sich nach dem Ausmaß, in dem der Körper lebt. Wenn Ereignisse der Außenwelt den Körper beeinflussen, *erfährt* man sie wohl – doch was man in Wirklichkeit erfährt, ist ihre Wirkung auf den Körper.

Die Schwäche der psychoanalytischen Methode besteht darin, daß sie bei ihrem Versuch, dem Patienten zur Bewältigung seiner Konflikte zu verhelfen, den Körper ignoriert. Da sie keine bedeutsamen körperlichen Erfahrungen auslösen kann, können die Erkenntnisse und Ideen, die sich bei der Behandlung ergeben, keine größeren Änderungen der Persönlichkeit bewirken. Ich habe allzu oft Patienten erlebt, denen die jahrelange Psychoanalyse zahlreiche Informationen und einiges Wissen über ihren Zustand verschafft hatte, deren grundlegende Probleme aber unberührt geblieben waren. Wissen wird zum Verständnis, wenn es mit Gefühl gekoppelt ist. Nur ein gründliches Verständnis, verbunden mit starkem Gefühl, ist imstande, strukturierte Verhaltensmuster zu ändern.

Ich habe das Geist-Körper-Problem in früheren Büchern eingehender untersucht. An dieser Stelle möchte ich nur auf bestimmte geistige Funktionen hinweisen, die wichtige Konsequenzen für die Bioenergetik haben. Erstens hat der Geist eine Leitfunktion, was den Körper betrifft. Mit dem Geist kann ein Mensch seine Aufmerksamkeit auf verschiedene Teile des Körpers lenken und sich so besser auf die jeweilige Partie konzentrieren. Ich möchte ein einfaches Experiment vorschlagen: Strecken Sie einen Arm aus und blicken Sie auf Ihre – geöffnete – Hand. Lassen Sie den Arm möglichst entspannt und konzentrieren Sie Ihre gesamte Aufmerksamkeit auf die Hand. Konzentrieren Sie sich ungefähr eine Minute lang und atmen Sie dabei leicht und tief durch. Es ist sehr gut möglich, daß Sie die Hand auf einmal ganz anders »erfahren«. Vielleicht spüren Sie, wie die Hand durchströmt wird und sich aufgeladen und kribbelig anfühlt. Vielleicht beginnt sie zu vibrieren oder ein wenig zu zittern. Wenn Sie das spüren, werden Sie sich unter Umständen bewußt, daß Sie einen Strom von Erregung oder Energie in Ihre Hand geleitet haben.

Bei bioenergetischen Seminaren wandle ich dieses Experiment ab, um die Erfahrung noch intensiver zu machen:

Ich bitte die Teilnehmer, die gespreizten Finger der einen Hand gegen die gespreizten Finger der anderen Hand zu drücken, wobei die übrigen Partien der Hände (also Handflächen und Daumenballen) möglichst weit voneinander entfernt sein sollen. Dann müssen Sie die Hände in dieser Position zu sich drehen, so daß die Fingerspitzen auf die Brust zeigen, und an die Brust führen, ohne den Fingerkontakt zu unterbrechen. In dieser Stellung bleibt man etwa eine Minute lang und atmet tief durch. Nach Ablauf der Minute werden die Hände auseinandergenommen und lose ausgestreckt. Auch jetzt spürt man unter Umständen das Strömen, die Aufladung, das Kribbeln und Vibrieren. Bei dieser Übung in »Körper-Erfahrung« stellt man manchmal auch fest, daß man seine Aufmerksamkeit nur deshalb auf die Hände konzentriert, weil sie stärker aufgeladen sind. Die Hände befinden sich im Zustand erhöhter Spannung oder Ladung, die sich in Aufmerksamkeit oder Konzentration umsetzt. Wenn man die beiden Hände langsam zusammenführt, bis die Handflächen ungefähr fünf bis sieben Zentimeter voneinander entfernt sind, hat man dann und wann sogar das Gefühl, die »Ladung« sei substantieller, körperlicher Natur.

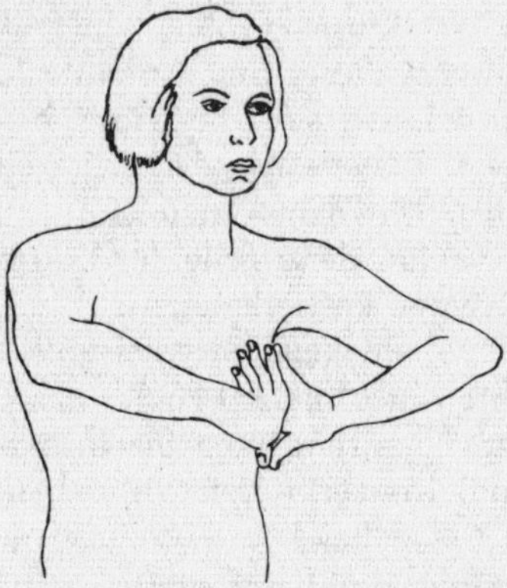

Der Geist kann die Aufmerksamkeit eines Menschen nach innen oder außen, auf den Körper oder auf fremde Gegenstände lenken: Man konzentriert seine Energie auf sich selbst oder auf die Außenwelt. Ein gesunder Mensch kann seine Konzentration mühelos und schnell von einem der beiden Ziele auf das andere verlagern, so daß er sich beinahe gleichzeitig seines körperlichen Ichs und seiner materiellen Umgebung bewußt ist. Ein solcher Mensch achtet darauf, was ihm selbst geschieht und was anderen geschieht. Diese Fähigkeit hat allerdings nicht jeder. Manche Leute achten zu sehr darauf, was mit ihnen selbst geschieht, und werden im Laufe der Zeit befangen, das heißt, sie entwickeln ein exzessives Selbst-Bewußtsein.

Andere achten so sehr darauf, was in ihrer Umgebung geschieht, daß ihnen das Bewußtsein ihrer selbst verlorengeht. Das ist häufig bei hypersensiblen Menschen zu beobachten.

Der Geist sollte auf den Körper achten. Das ist eine der wichtigsten Regeln der Bioenergetik, denn nur, wenn man seinen Körper geistig erfaßt, weiß man, wer man ist, und nur dann lernt man auch seinen Geist kennen. Der Geist arbeitet dabei als wahrnehmendes und reflektierendes Organ; er spürt und definiert die Stimmung, die Gefühle, Wünsche, Begierden usw. Wer seinen Geist kennt, kennt seine Wünsche und Gefühle. Wenn man nichts fühlt, braucht man den Geist auf nichts zu lenken, ist also geist-los. Wenn die Handlungen eines Menschen nicht von seinen eigenen Gefühlen, sondern von anderen Personen beeinflußt werden, steht er »geistig nicht auf eigenen Füßen«, um eine Redewendung aus der Körpersprache zu benutzen.

Wenn man die Geistesgegenwart verliert, verliert man die Fassung. Wenn man unfähig ist, eine Entscheidung zu fällen, wird man von zwei entgegengesetzten, gleich starken Gefühlen beherrscht und ist sich dessen auch bewußt. Man kann sich im allgemeinen erst entscheiden, wenn das eine Gefühl stärker wird und den Sieg über das andere davonträgt. Wenn man den Verstand verloren hat und geisteskrank ist, weiß man nicht mehr, was man fühlt. Das geschieht, wenn der Geist von Gefühlen überwältigt wird, die er nicht akzeptieren kann und denen er sich nicht hinzugeben wagt. Er scheidet oder löst die bewußte Wahrnehmung von seinem Körper ab. Möglicherweise büßt er dadurch seine Persönlichkeit ein, oder er gibt alle Bemühungen um Selbstbeherrschung auf und läuft Amok.

Ein Mensch, der seinen Geist nicht auf seinen Körper konzentriert, also seinem Körper gegenüber gleichgültig ist, fürchtet sich davor, Gefühle zu empfinden. Wenn Gefühle bedrohlich sind, werden sie meist unterdrückt. Das geschieht, indem man chronische Muskelspannungen entwickelt, die verhindern, daß es an der betreffenden Körperpartie zu Erregungsflüssen oder spontanen Bewegungen kommt. Die Menschen unterdrücken ihre Angst oft deshalb, weil sie – buchstäblich – lähmend wirkt. Sie unterdrücken ihren Zorn, weil er zu gefährlich ist, und ihre Verzweiflung, weil sie zu entmutigend ist. Sie werden auch das Bewußtsein des Schmerzes, beispielsweise des Schmerzes einer unerfüllten Sehnsucht, unterdrücken, weil sie ihn nicht ertragen können. Die Unterdrückung von Gefühlen schwächt den Erregungszustand des Körpers und mindert die Konzentrationsfähigkeit des Geistes. Das ist die Hauptursache für den Verlust der geistigen Potenz. Unser Geist beschäftigt sich meist vorrangig mit dem Bedürfnis, die Kontrolle zu behalten, und das geht auf Kosten des Lebendig-Seins und Lebendig-Fühlens.

Geist und Lebensgeist sind ebenfalls miteinander verbunden. Der Lebensgeist eines Menschen wird dadurch bestimmt, wie lebendig er ist, wie stark er vibriert, welche innere Spannkraft er besitzt, wieviel Energie er hat. Der Zusammenhang zwischen Energie und Lebensgeist ist unmittelbar. Wenn ein Mensch erregt wird und seine Energie zunimmt, »sind seine Lebensgeister geweckt«. Wir sagen dann, er sei besonders lebendig, habe ein gesteigertes Lebensgefühl oder sei außergewöhnlich beschwingt. Ich würde den Begriff »Lebensgeist« folgendermaßen definieren: Er ist die Lebenskraft innerhalb eines Organismus, die sich im Selbst-Ausdruck des Betreffenden manifestiert. Erst der Lebensgeist macht den Menschen zum Individuum, und wenn er stark ausgeprägt ist, zu einem herausragenden Individuum.

Die Lebenskraft oder der Lebensgeist eines Organismus ist oft mit dem Atem gleichgesetzt worden. In der Bibel heißt es, daß Gott einem Klumpen Lehm seinen Geist einhauchte und ihm damit Leben schenkte. In der Theologie wird der Lebensgeist Gottes oder der Heilige Geist auch als Pneuma bezeichnet, das im Griechischen soviel wie Hauch, Wind oder Atem bedeutet und mit dem griechischen Verb *phein* – blasen, atmen – verwandt ist. In vielen orientalischen Religionen ist Atmen eine wichtige Methode, um mit dem Kosmos zu kommunizieren. In der Bioenergetik ist das Atmen so bedeutsam, weil man die Energie für ein geistiges und durchgeistigtes Leben nur dann sammeln kann, wenn man tief und intensiv durchatmet.

Mit dem Begriff »Seele« läßt sich nicht so leicht operieren wie mit den Begriffen »Geist« oder »Lebensgeist«. Die Seele ist »das Prinzip des menschlichen Lebens, Fühlens, Denkens und Handelns als eigenständige, vom Körper getrennte Einheit«*. Sie wird mit einem Leben nach dem Tod, mit Himmel und Hölle, also mit Dingen assoziiert, die viele moderne und fortschrittliche Menschen ablehnen. Mancher Leser wird schon die bloße Erwähnung dieses Begriffs in einem Buch, das Anspruch auf wissenschaftliche Objektivi-

* Zitiert aus *The Random House Dictionary of the English Language*, New York 1970.

tät erhebt, befremdlich finden. Die Vorstellung einer vom Körper unabhängigen Einheit steht ihrer Ansicht nach im Widerspruch zu dem Einheitsbegriff, den die Bioenergetik vertritt. Diesen Widerspruch kann auch ich nicht lösen. Zum Glück zweifelt niemand daran, daß die Seele bis zum Tod mit dem Körper vereint ist. Was beim Tod und anschließend mit ihr geschieht, weiß ich nicht. Ich brauche dieser Frage auch nicht weiter nachzugehen, denn ich interessiere mich hauptsächlich für den lebenden Körper.

Hat der lebende Körper eine Seele? Das hängt davon ab, wie man die Bezeichnung »Seele« definiert. Das Lexikon nennt zum Beispiel noch eine andere Bedeutung des Wortes; demnach ist die Seele »der emotionale Teil der menschlichen Natur; der Sitz des Gefühls oder der Empfindung«. Als Synonyme werden »Lebensgeist« und »Herz« genannt. Das hilft uns nicht viel weiter, weil wir bei dieser Definition auf den Begriff »Seele« eigentlich verzichten könnten. Für mich hat die Seele eine völlig andere Bedeutung – eine Bedeutung, die zu meinem Verständnis der Menschen beiträgt.

Für mich ist die Seele gleichbedeutend mit dem Bewußtsein oder Gefühl des Menschen, zu einer größeren, einer universellen Ordnung zu gehören. Ein solches Gefühl muß auf die reale Erfahrung zurückgehen, daß man auf irgendeine vitale oder spirituelle Art zum Universum gehört oder mit ihm verbunden ist. Das Wort »spirituell« hat in diesem Zusammenhang nichts mit Geist oder Verstand zu tun – ich verwende es als Adjektiv zu Lebensgeist, Pneuma, Energie. Ich glaube, daß die Energie unseres Körpers mit der Energie ringsum in der Welt und im Kosmos verbunden ist und daß sich beide ständig gegenseitig beeinflussen. Der Mensch ist kein isoliertes Phänomen. Diese Verbindung und Wechselwirkung spürt jedoch nicht jeder von uns. Ich habe den Eindruck, daß einem Menschen, der isoliert und entfremdet ist, auch die seelische oder beseelende Eigenschaft fehlt, die denjenigen auszeichnet, der sich als Teil einer größeren Ordnung fühlt.

Wenn wir geboren werden, sind wir verbunden; die *sichtbare* Verbindung, die Nabelschnur, wird allerdings nach der Geburt durchtrennt. Solange diese Verbindung funktionierte, war das Baby in einem gewissen Sinn noch ein Bestandteil seiner Mutter. Nach der Geburt hat es zwar ein eigenes Leben, bleibt aber energetisch und emotional mit der Mutter verbunden. Seine Stimmungen werden durch ihre Stimmungen beeinflußt. Ich habe nicht den geringsten Zweifel, daß ein Baby seine Verbindung und Zugehörigkeit zur Mutter spürt. Es besitzt eine Seele, und seine Augen haben oft den tiefen Blick, den wir beseelt nennen.

Das Wachstum vollzieht sich auf vielen Stufen. Man schließt und erlebt oder »erfährt« neue Verbindungen – zuerst mit den anderen Familienmitgliedern. Wenn diese Verbindung hergestellt worden ist, findet ein energetisches Wechselspiel zwischen dem Baby und jedem einzelnen Angehörigen der Familie sowie der Familie als Gruppe statt. Die Menschen werden zum Teil seiner Welt, wie es selbst zum Teil ihrer Welt wird.

Mit wachsendem Bewußtsein und zunehmenden Kontakten entwickelt der Mensch immer umfassendere Beziehungen. Er nimmt die Welt der Pflanzen und Tiere auf und identifiziert sich mit ihr. Er tritt mit der Gemeinde oder Nachbarschaft in Verbindung, in der er lebt, und wird von ihr als Mitglied aufgenommen. Dieser Prozeß setzt sich mit den Jahren verstärkt fort. Wenn der Betreffende nicht abgeschnitten oder isoliert wird, spürt er seine Zugehörigkeit zu der großen natürlichen Ordnung unserer Erde. Und da er zu ihr gehört, gehört sie auch zu ihm. Entsprechend erweitert sich die kleine Gemeinde oder Nachbarschaft für ihn zum Volk und dann zur gesamten Menschheit. Die fernsten Bezugspunkte sind die Gestirne und das Universum. Ältere Menschen blicken häufig in die Ferne, als wollten sie sich auf den Himmel konzentrieren. Man hat den Eindruck, daß die Seele in den letzten Lebensjahren mit ihrer letzten Ruhestätte in Verbindung tritt.

Das folgende Schaubild stellt die expandierenden Beziehungen eines Menschen als System konzentrischer Kreise dar. Es gleicht der Zeichnung im vorigen Abschnitt, die die Entwicklungsstufen des menschlichen Bewußtseins veranschaulichen sollte. Während sich das Bewußtsein erweitert, verleibt es der Psyche und Persönlichkeit des Betreffenden immer mehr Aspekte der Außenwelt ein. Der neugeborene Organismus gleicht in energetischer und psychischer Hinsicht einer Blume, die sich langsam entfaltet und der Welt öffnet. In diesem Sinn ist die Seele bei der Geburt erst rudimentär vorhanden. Da sie zum Organismus gehört, unterliegt sie ebenfalls dem natürlichen Wachstums- und Reifeprozeß, an dessen Ende sie sich uneingeschränkt mit dem Kosmos identifiziert und ihre individuelle Qualität verliert. Man könnte sich vorstellen, daß die Energie des freien Organismus aus dem sterbenden Körper entweicht, um sich mit der universellen oder kosmischen Energie zu vereinigen.

Das irdische Leben vollzieht sich als Sein – aber derjenige, der nur »ist«, scheint kein erfülltes Leben zu führen. Das machte mir einer meiner Patienten klar, als er erklärte: »*Sein* ist nicht genug. Ich möchte zu etwas gehören, und ich habe nicht das Gefühl, daß dies der Fall ist.« Wer das Sein durch Identifikationen und Beziehungen erweitert, gewinnt allmählich ein Gefühl der Zugehörigkeit. Das Sein sehnt sich nach dieser Erweiterung, nach der Zugehörigkeit. Das Zugehörigkeitsgefühl, eines der wichtigsten Gefühle des Organismus, verkörpert dessen Bedürfnis nach Kontakt mit der Umgebung und Welt. Durch Zugehörigkeit befreit sich die Seele von den Fesseln des Ichs, ohne ihr Gefühl für das Ich oder das Sein zu verlieren, aus dem unsere individuelle Existenz besteht.

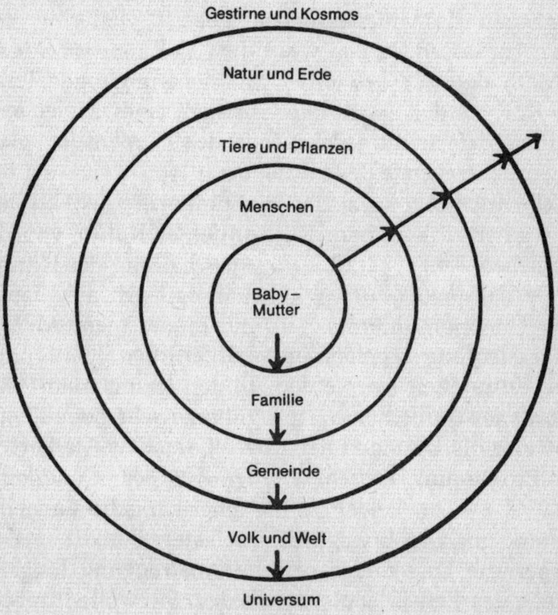

Im ersten Kapitel habe ich erwähnt, daß ich mich mit Sport und Gymnastik beschäftigte, bevor ich Reich kennenlernte. Das Leben des Körpers hat mich schon immer fasziniert – demnach hätte ich eigentlich einen viel »naturverbundeneren« Beruf wählen müssen. Aber das Leben des Geistes interessierte mich ebenso, und aus diesem Grund mußte ich einen Mittelweg suchen. Ich fühlte mich gespalten und kämpfte mit den entgegengesetzten Bedürfnissen, um eine Lösung zu finden.

Dieses Problem war natürlich nicht spezifisch für mich. Die meisten Menschen der höheren Kulturen leiden unter dem gleichen Zwiespalt. Und die meisten Kulturen haben Mittel und Wege gefunden, um das Leben des Körpers trotz der konfliktschaffenden Anforderungen des intellektuellen Lebens weiterhin schwingen und fließen zu lassen. In den westlichen Kulturen ist eine der wichtigsten Methoden zur bewußten Mobilisierung und Herausforderung des Körpers der Sport. Die Griechen, eines der ersten Völker, die begriffen, wie wichtig das Leben des Körpers ist, maßen dem Sport sogar überragende Bedeutung bei.

Das Bedürfnis nach speziellen Betätigungen zur Aktivierung des Körpers wächst parallel zum Rückzug einer Kultur von der Natur und dem Leben – oder parallel zur Ausschaltung der Natur und des Lebens. Deshalb beobachten wir heute, daß sich die Menschen immer mehr für Sport interessieren und immer mehr Menschen sich über die Bedeutung regelmäßiger körperlicher Betätigung für die physische Gesundheit klarwerden. In den letzten zehn Jahren sind einige nordamerikanische Sportprogramme sehr populär geworden, beispielsweise die Übungen der Royal Canadian Air Force und das Aerobics-Programm, dessen Fundament der Dauerlauf – der »Trimm-Trab« – ist. Leider ist die amerikanische Einstellung zum Körper stark mit Ego-Erwägungen belastet: Für die meisten Leute sind körperliche Lust und sportliche Anstrengung längst nicht so wichtig wie das Ego-Erlebnis des Sieges. Sie wollen unbedingt gewinnen, und dadurch bekommt der Sport eine Spannung, die seine befreiende und anregende Wirkung auf den Körper zunichte macht. Wir kennen alle den Golf- und Tennisspieler, der sich nach einem schlechten Schlag »zu Tode ärgert«. Die körperliche Betätigung wird auch durch den Ego-Trieb entwertet, sich in ein möglichst gutes Licht zu rücken und mit der Mode zu gehen: Wir treiben Sport, um besser auszusehen, schlank zu werden, das Image der Gesundheit auszustrahlen oder unsere Muskeln zu entwickeln. Unser »idealer« Körper hat die Merkmale eines Rennpferds – er ist geschmeidig, sehnig, ständig kampfbereit.

Das Leben des Körpers ist Fühlen: Man fühlt, daß man vor innerer Spannkraft vibriert, man hat ein gesteigertes Lebensgefühl, man fühlt Erregung, Zorn, Trauer, Freude und schließlich Befriedigung. Gefühlsmangel oder Gefühlsverwirrung bringt den Menschen zur Therapie. Ich habe festgestellt, daß Turner, Tänzer und Sportbesessene ebenso stark unter diesem Mangel oder dieser Verwirrung leiden können wie andere Menschen. So ging es auch mir, obwohl ich soviel Sport und Gymnastik trieb. Die Therapie half mir, mein Fühlen zu erschließen und auf diese Weise das Leben meines Körpers anzukurbeln. Das ist das Ziel der Reichschen wie der bioenergetischen Therapie.

Ein Problem blieb jedoch ungelöst. Wie sorgt man dafür, daß das Leben des Körpers nach der Therapie fortfährt, zu vibrieren und zu fließen? Unsere Kultur leugnet das Leben weitgehend und kann uns deshalb in dieser Beziehung nicht helfen. Es ist ein Problem, das Reich nie berücksichtigt hat. Er glaubte, ein Mensch finde Erfüllung, indem er seine Energien nach außen lenke. Seine Philosophie äußerte sich in der Maxime »Liebe, Arbeit und Wissen sind die Quellen des Lebens. Sie sollten es auch leiten.« Nach diesem Grundsatz wäre sexuelle Betätigung der geeignetste Weg, um das Leben des Körpers auszudrücken – aber dieser Weg ist zu begrenzt und legt uns zu sehr fest.

Meine persönliche Lösung war die Arbeit mit bioenergetischen Übungen, die ich entwickelte, damit man die Therapie auch allein, bei sich zu Haus, weiterführen kann. Ich habe diese Übungen nun seit rund zwanzig Jahren gemacht. Sie ermöglichten mir nicht nur, mit meinem Körper in Kontakt zu bleiben und sein Leben in Gang zu halten, sondern förderten auch das von der Therapie eingeleitete Wachstum. Ich fand sie so nützlich, daß ich meine Patienten ermutigte, sie als Ergänzung der Therapie zu Haus ebenfalls zu machen. Ihr Wert wurde von allen bestätigt, die sie durchführten. Inzwischen haben wir bioenergetische Kurse entwickelt, an denen Patienten und andere Leute teilnehmen können, die etwas für das Leben des Körpers tun möchten. Da dieser Wunsch normalerweise nicht nachläßt, rechnen wir damit, daß sie die Übungen konsequent und regelmäßig fortsetzen, wenn der jeweilige Kursus beendet ist.

Die Enttäuschung über die lebensfeindliche Einstellung der westlichen Kultur hat bei vielen Menschen ein Interesse für östliche Religionen, Philosophien und Lehren wachgerufen. Die meisten von diesen Lehren und Philosophien verfügen über ein Programm körperlicher Übungen, die als Voraussetzung für die spirituelle Entwicklung gelten. Ein besonders gutes Beispiel ist das weitverbreitete Interesse an Yoga. Schon bevor ich Reich traf, habe ich mich mit Yoga beschäftigt, aber mein westlicher Geist konnte sich nicht dafür erwärmen. Bei meiner Arbeit mit Reich merkte ich, daß zwischen dem Yoga und der Reichschen Therapie gewisse Ähnlichkeiten bestehen. Bei beiden Systemen steht das Atmen im Mittelpunkt. Der Unterschied liegt in der Richtung: Beim Yoga wendet man sich nach innen, um sich spirituell zu entwickeln; bei der Reichschen Therapie richtet man sich nach außen, zur Kreativität und Lust. Es wäre sicher wünschenswert, diese beiden entgegengesetzten Tendenzen miteinander zu koordinieren, und ich hoffe, daß die Bioenergetik dazu beitragen kann. Einige der angesehensten Yoga-Lehrer der USA haben anerkannt, wie nützlich das Verständnis des Körpers ist, das man durch Bioenergetik gewinnt – es war nicht zuletzt dieses Verständnis, das ihnen ermöglichte, die Yoga-Methoden westlichen Bedürfnissen anzupassen.

In letzter Zeit sind noch andere orientalische Körperdisziplinen in den USA populär geworden, vor allem die *T'ai-chi-ch'uan*-Übungen der Chinesen. Sowohl Yoga als auch T'ai chi betonen, wie wichtig es ist, den Körper zu spüren, innere Harmonie herzustellen, die sich in äußerer Anmut ausdrückt, und sich so mit dem Körper zu identifizieren, daß man sich spirituell weiterentwickelt und diese Spiritualität auch fühlt. In dieser Beziehung unterscheiden sich beide Lehren grundlegend von westlichen Disziplinen, die in erster Linie auf Kraft und Selbstbeherrschung abzielen.

Wie paßt Bioenergetik in dieses Bild? Sie integriert die östliche und die westliche Einstellung. Wie die östlichen Lehren bemüht sie sich nicht um Kraft und Kontrolle, sondern um Anmut, Harmonie und Spiritualität des Körpers. Sie will aber auch den Selbst-Ausdruck und die Sexualität fördern. Sie dient also dazu, das innere Leben des Körpers zu erschließen und mit der Welt zu verbinden. Und sie wurde in der Absicht entwickelt, dem Menschen die Spannungen greifbar zu machen, die das Leben des Körpers behindern. Mit den östlichen Schulen hat sie wiederum gemein, daß sie nur dann funktioniert und hilft, wenn sie eine echte Lehre wird. Bioenergetische Übungen dürfen also nicht mechanisch und erzwungen sein. Man muß spüren, daß sie Freude machen und einen Sinn haben.

Ich kann hier nicht alle Übungen schildern, mit denen wir in der Bioenergetik arbeiten. Das hoffe ich in einem anderen Buch zu tun. Wichtig ist, daß sie allesamt nicht starr und formalistisch sind, sondern auf die Bedürfnisse und die persönliche Situation des einzelnen zugeschnitten werden können. Bei der Erklärung der bioenergetischen Grundsätze werde ich jedoch eine ganze Reihe dieser Übungen beschreiben. Eine der wesentlichsten Übungen habe ich entwickelt, um »mehr in meine Beine und Füße hineinzukommen«, also fester auf dem Boden der Wirklichkeit zu stehen. Sie heißt *Wölbung* oder *Bogen* und wird auch als *fundamentale Streß-Position* bezeichnet.

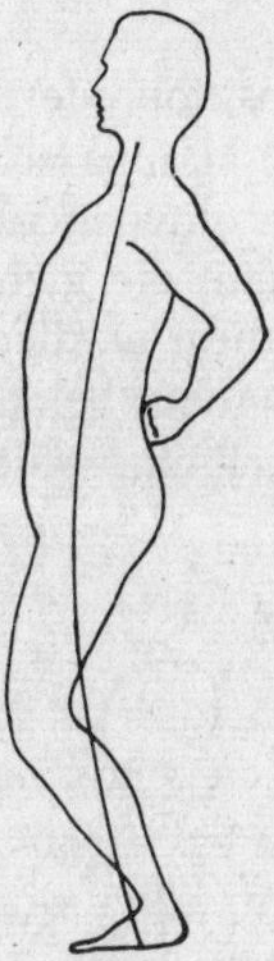

Die in die Figur hineingezeichnete Linie stellt die korrekte Beugung oder Wölbung des Körpers dar. Das Zentrum der Schultern befindet sich genau senkrecht über dem Zentrum der Füße, und die Linie zwischen den beiden Punkten ist ein beinahe perfekter Bogen, der durch das Zentrum des Hüftgelenks läuft.

In dieser Stellung sind die einzelnen Teile des Körpers vollkommen ausbalanciert. Dynamisch gesehen, ist der Bogen gespannt und aktionsbereit. Energetisch gesehen, ist der Körper vom Kopf bis zu den Füßen aufgeladen. Es findet also ein Erregungsfluß durch den Körper statt. Man fühlt, daß die Füße fest auf der Erde stehen und daß der Kopf sich frei in der Luft befindet, und man fühlt auch, daß man völlig verbunden oder integriert ist. Da es sich um eine energetisch aufgeladene Streß-Position handelt, werden die Beine anfangen zu vibrieren.

Wir arbeiten mit dieser Stellung, um dem Patienten das Gefühl der Verbindung oder Integration zu geben, um ihn spüren zu lassen, daß er mit beiden Beinen auf dem Boden steht und den Kopf hochhält. (Mit der Aufforderung »Kopf hoch!« will man das gleiche Gefühl wecken.) Wir verfolgen damit aber auch einen diagnostischen Zweck, denn bei dieser Haltung wird sofort erkennbar, ob der Körper des Betreffenden voll koordiniert oder harmonisiert ist, wo die größten Muskelverspannungen liegen und welcher Art sie sind. Ich werde anschließend beschreiben, wie sich die Verspannungen auf den Bogen auswirken.

Wir hatten mit dieser Position oder Übung schon ungefähr achtzehn Jahre lang gearbeitet, als uns ein Patient zu unserer Überraschung ein Foto der Nachrichtenagentur Associated Press zeigte, auf dem drei Chinesen genau die gleiche Übung machten! Es war am 4. März 1972 veröffentlicht worden. Die Bildunterschrift lautete: »Drei Bewohner Schanghais bei der chinesischen T'ai-chi-ch'uan-Gymnastik, die in der Philosophie des Taoismus wurzelt und

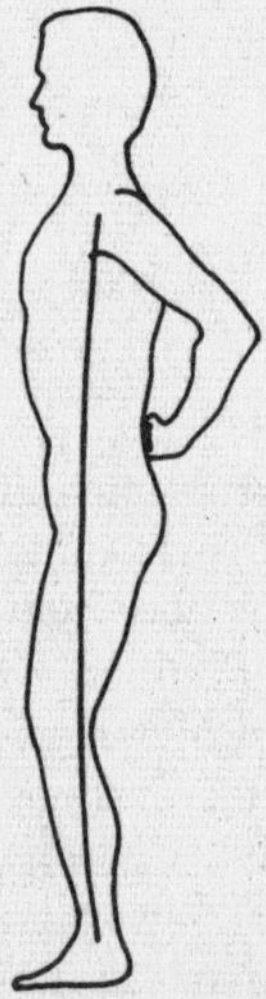

darauf abzielt, durch eine Kombination von Körperbewegungen und Atemtechniken die Harmonie mit dem Kosmos herzustellen.«

Der Bildtext war außerordentlich interessant. Das chinesische Wort *tao* bedeutet Bahn oder Weg. Der *tao* bemüht sich um Harmonie mit dem Ich und mit der Umwelt und dem Universum. Die äußere Harmonie hängt nämlich von der inneren Harmonie ab, die man durch die »Kombination von Körperbewegungen und Atemtechniken« erreichen kann. Die Bioenergetik will mit den gleichen Mitteln das gleiche Ziel erreichen. Viele unserer Patienten haben das bioenergetische Übungsprogramm durch T'ai-chi-Übungen ergänzt. Die Chinesen gingen jedoch von der Voraussetzung aus, daß sie nicht unter schwerwiegenden körperlichen Störungen litten, die sie daran hinderten, die Übungen richtig zu machen. Diese Voraussetzung trifft bei den westlichen Menschen nicht zu. Ob sie auf die heutigen Chinesen zutrifft, sei dahingestellt.

Viele Menschen haben eine so starre Grundhaltung, daß sie ihren Körper nicht beugen bzw. biegen können. Bei ihnen ist die Linie zwischen dem Schwerpunkt der Schultern und dem Schwerpunkt der Füße fast kerzengerade. Ihre Beine sind auffallend unflexibel. Sie können die Knöchelpartie nicht voll beugen, weil im un-

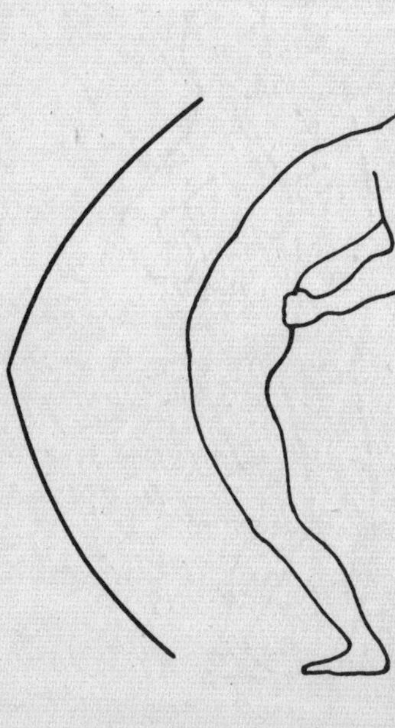

teren Teil des Rückens zuviel Spannung herrscht. Ihr Becken ist leicht zurückgezogen.

Der entgegengesetzte Zustand ist eine übermäßige Flexibilität des Rückens – er beugt sich zu stark durch. Das verrät eine Schwäche der Rückenmuskeln, die ich auf mangelndes Rückgratgefühl zurückführe. Während der starre Körper und seine Persönlichkeit zu unflexibel sind, sind dieser Körper und die dazugehörige Persönlichkeit zu nachgiebig. In beiden Fällen wird der Bogen nicht richtig ausgeführt, so daß der Betreffende weder das Gefühl der Integration und des Flusses noch das Gefühl der inneren oder äußeren Harmonie hat. Bei den hyperflexiblen Menschen ist der Bogen so stark gespannt, daß er jederzeit zerbrechen kann. Die untere Rückenpartie ist nicht imstande, den Körper zu stützen; diese Funktion wird von den Unterleibsmuskeln übernommen, die sich stark zusammenziehen.

Eine andere verbreitete Störung ist ein Knick in der Bogenlinie, der durch ein zu stark zurückgezogenes Becken verursacht wird. Diese Erscheinung steht im Gegensatz zu dem eben genannten Defekt, bei dem das Becken zu weit vorgeschoben war. Folgende Zeichnung verdeutlicht sie:

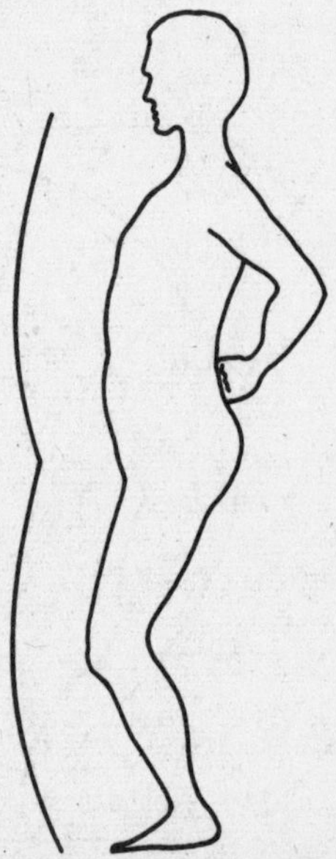

Wenn ein Mensch, der unter dieser Störung leidet, sein Becken vorschiebt, werden seine Knie unwillkürlich gerade. Er kann sie nur beugen, indem er das Gesäß hinten rausdrückt. Im unteren Rücken und an der Rückseite der Beine herrscht starke Spannung.

Wenn man einen solchen Körper von vorn betrachtet, kann man manchmal sehen, daß die einzelnen Partien unharmonisch zueinander verlaufen. Die wichtigen Körperteile, nämlich Kopf, Hals, Rumpf und Beine, bilden keine durchgehende Linie. Kopf und Hals sind nach rechts oder links abgewinkelt. Der Rumpf läuft im entgegengesetzten Winkel, und die Beine folgen wiederum einem anderen Winkel als der Rumpf. Das veranschaulicht die gewinkelte Linie in der folgenden Zeichnung.

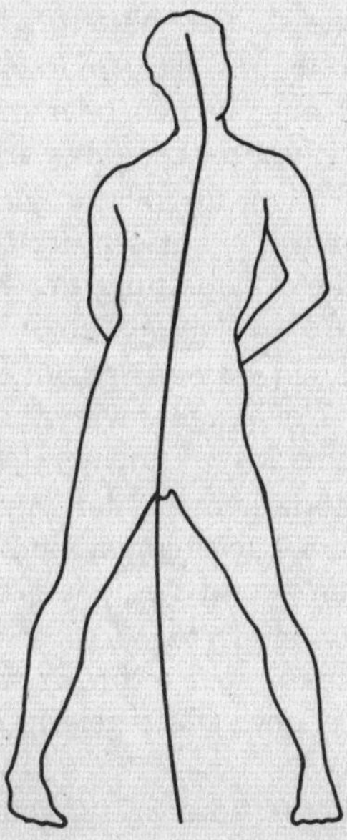

Die Winkel offenbaren, daß der Körper nicht »zusammenfließt«. Sie lassen darauf schließen, daß die Integrität der Persönlichkeit gestört ist, eine Erscheinung, die man besonders bei schizoiden oder schizophrenen Menschen beobachten kann. Schizoid bedeutet gespalten. Wenn eine Persönlichkeit gespalten ist, manifestiert sich die Spaltung auch auf der energetischen Ebene des Körpers. Denn: Der Mensch *ist* sein Körper.

Vor einer Reihe von Jahren wurden meine Kollegen und ich eingeladen, im National Institute of Mental Health (NIMH) vor Ärzten und Studenten über Bioenergetik zu sprechen; wir sollten den Vortrag durch Demonstrationen ergänzen. Mein Referat drehte sich um die intime Beziehung zwischen Körper und Persönlichkeit. Anschließend forderte man uns auf, psychiatrische Diagnosen aufgrund der Körperhaltung von Patienten zu stellen, die wir zuvor noch nie gesehen hatten. Man führte uns mehrere Versuchspersonen vor, mit denen die Leute von NIMH arbeiteten. Ich bat jeden einzelnen Probanden, die vorhin beschriebene Streß-Position einzunehmen, weil ich sehen wollte, ob seine Körperlinie dabei einwandfrei verlief oder gestört war. Nachdem meine Kollegen und ich den Körper eine Weile studiert hatten, schickte man uns in getrennte Zimmer und holte uns nacheinander heraus, so daß wir unsere Meinungen nicht austauschen oder aufeinander abstimmen konnten. Dann sollten wir unsere Diagnose stellen.

Wir stellten in allen Fällen die gleiche Diagnose, und sie deckte sich in allen Fällen mit den Ergebnissen der NIMH-Ärzte. Bei zwei Versuchspersonen war die Aufspaltung der Körperlinie so eindeutig, daß sich die Diagnose »schizoide Persönlichkeit« förmlich aufdrängte. Eine der schizoiden Versuchspersonen litt unter einer ungewöhnlichen Störung: Die Augen waren verschiedenfarbig. Als ich darauf hinwies, stellte ich zu meiner Überraschung fest, daß diese Tatsache bisher noch keinem der Anwesenden aufgefallen war. Wie so viele andere Psychologen und Psychiater waren sie darauf trainiert, zu hören – und vernachlässigten deshalb ihre visuellen Eindrücke. Sie interessierten sich für den Geist und die Lebensgeschichte des Patienten, aber nicht für seinen Körper und dessen Ausdruck. Sie hatten noch nicht gelernt, die Sprache des Körpers zu verstehen.

Solche und ähnliche körperliche Störungen, wie wir sie hier gesehen haben, führen zu den Symptomen, die einen Menschen veranlassen, zum Therapeuten oder Psychiater zu gehen. Der starre Mensch wird sich in Situationen, die Zärtlichkeit und Entgegenkommen verlangen, unbeugsam und unflexibel zeigen. Menschen mit einem zu weichen und nachgiebigen Rücken werden nicht genug Aggression entwickeln, wenn sie in eine Lage kommen, in der sie sich wehren müssen. Alle diese Patienten fühlen keine Harmonie mit sich und der Welt; sie meinen, sie wären »aus dem Tritt gekommen«. Ihnen wird die Bogenübung nicht helfen, diese Harmonie wiederherzustellen, da sie gar nicht fähig sind, sie richtig zu machen. Sie wird ihnen jedoch helfen, die Spannungen in ihrem Körper erst einmal zu fühlen, die ihnen im Wege stehen. Diese Spannungen kann man dann mit anderen bioenergetischen Übungen lösen, von denen wir in den späteren Kapiteln einige beschreiben werden.

Wenn ich sage, daß ein Mensch, der den Bogen richtig ausführt, in Harmonie zum Universum steht, sage ich das ganz bewußt ohne jede Einschränkung, weil ich noch nie Menschen mit einem schwerwiegenden emotionalen Problem erlebt habe, die diese Übung korrekt machen können. Es ist auch keine Sache der Praxis, denn man kann die Position nicht erlernen. Sie ist nicht statisch. Man muß dabei tief und intensiv durchatmen können. Man muß imstande sein, die Integrität des Körpers auch unter Streß zu bewahren. Wenn man die Übung regelmäßig macht, ist sie allerdings sehr nützlich. Sie hilft dem Menschen, mit seinem Körper in Kontakt zu kommen, die körperlichen Störungen und Spannungen zu fühlen und deren Bedeutung zu verstehen. Sie hilft ihm außerdem, das Gefühl der Harmonie mit dem Universum festzuhalten, wenn er die Körperharmonie erst einmal erreicht hat. Das ist in unserer technologischen Kultur ein lohnendes Ziel.

3 Die Sprache des Körpers

Das Herz ist das Herz aller Dinge

Die Sprache des Körpers oder Körpersprache besteht aus zwei Bereichen. Der erste umfaßt die körperlichen Signale, Botschaften und Ausdrücke, die Informationen über einen Menschen vermitteln; der zweite Bereich umfaßt die verbalen Ausdrücke, die körperliche Funktionen oder Erscheinungen metaphorisch verwenden, um etwas Bestimmtes auszusagen. Ich werde in diesem Kapitel beide Bereiche der Körpersprache behandeln und mit dem zweiten beginnen.

Die Redensart »auf eigenen Füßen stehen« ist zum Beispiel Körpersprache. Sie bedeutet natürlich »unabhängig sein« und beruht auf der persönlichen Erfahrung aller Menschen. Als Babys oder Abhängige werden wir gehalten oder gestützt. Wenn wir heranwachsen, lernen wir, auf unseren eigenen Füßen zu stehen und unabhängig zu werden. Die Umgangssprache kennt viele solche Redewendungen. Wir sagen, ein Mensch sei »halsstarrig«, wenn er eigensinnig oder verstockt ist; ein Mensch habe eine »offene Hand«, wenn er freigebig und großzügig ist; ein Mensch sei »mundfaul«, wenn er wenig oder ungern redet. Wir sprechen davon, daß jemand »Verantwortung auf seine Schultern lädt«, »den Kopf hochhält« oder »mit beiden Beinen auf der Erde steht«. Alle diese Ausdrücke beschreiben psychologische Einstellungen.

Der ungarische Psychoanalytiker Sandor Radó hat die Theorie aufgestellt, daß die Sprache in »propriozeptiven Empfindungen« wurzelt – das heißt: Die Grundlage aller Sprache ist die Körpersprache. Ich halte diese Theorie für stichhaltig, denn Kommunikation ist ein Austausch von Erfahrungen, die wiederum körperliche Reaktionen auf bestimmte Situationen und Ereignisse darstellen. In einer Welt, in der es noch andere Bezugsrahmen gibt, wird die Sprache jedoch auch Bezeichnungen aus diesen Bereichen aufnehmen. Der Ausdruck »unter Hochspannung stehen« stammt zum Beispiel aus der Erfahrung mit der Elektrotechnik und hatte ursprünglich nur für die Menschen einen Sinn, die mit dem Fachgebiet vertraut waren; erst allmählich wurde er zum Bestandteil der Umgangssprache. Ein zweites Beispiel ist die Wendung »mit Volldampf arbeiten«, die sich ursprünglich auf die Arbeitsweise von Dampfmaschinen bezog. Derartige Ausdrücke könnte man vielleicht unter dem Oberbegriff »Maschinensprache« zusammenfassen. Wie viele von ihnen in unsere Umgangssprache und damit in unser Denken gelangt sind, kann ich nicht sagen. Wir können aber annehmen, daß die fortschreitende Technik unser Vokabular noch durch viele andere Bezeichnungen bereichern wird, die nichts mit der Körpersprache zu tun haben.

In gewissem Sinn sind alle Maschinen verlängerte Arme des menschlichen Körpers und arbeiten nach Prinzipien, die auch im Körper wirksam sind. Das erkennt man besonders leicht an einfachen Geräten wie der Heugabel, deren Form gespreizte Finger imitiert, an der Schaufel, einer verlängerten Hand, und am Vorschlaghammer, einer Verlängerung der geballten Faust. Sogar komplizierte Instrumente oder Maschinen weisen diese Beziehung zum menschlichen Körper auf; das Teleskop ist eine Fortsetzung der Augen und der Computer eine Erweiterung des Gehirns. Wir vergessen diese Tatsache allerdings oft und neigen zu der Ansicht, der Körper arbeite nach den Prinzipien von Maschinen statt umgekehrt. Wir identifizieren uns mit der Maschine, die in ihrem begrenzten Funktionsbereich mehr leistet als der Körper. Schließlich sehen wir den Körper nur noch als Maschine und verlieren seine vitalen und empfindenden Bereiche aus den Augen.

Die Bioenergetik sieht den Körper nicht als Maschine, nicht einmal als die komplizierteste und schönste Maschine, die je geschaffen wurde. Gewiß, man kann bestimmte Aspekte der Körperfunktionen mit einer Maschine vergleichen; man kann das Herz beispielsweise als Pumpe betrachten. Isoliert betrachtet, ist das Herz vielleicht eine Pumpe. Anders ausgedrückt: Wenn das Herz nicht am Sein des Körpers beteiligt wäre, wäre es eine Pumpe. Es ist aber daran beteiligt, und deshalb ist es keine bloße Pumpe mehr. Der Unterschied zwischen einer Maschine und dem Herzen liegt darin, daß die Maschine eine begrenzte Aufgabe hat. Eine Pumpe pumpt, mehr nicht. Ein Herz pumpt ebenfalls, und in diesem begrenzten Bereich funktioniert es auch wie eine Maschine. Gleichzeitig ist ein Herz aber ein integrierender Bestandteil des Körpers, und in diesem Funktionsbereich leistet es weit mehr, als nur Blut zu pumpen. Es nimmt am Leben des Körpers teil und trägt zum Leben des Körpers bei.

Schon die Fülle an Redewendungen, in deren Mittelpunkt das Wort »Herz« steht, weist auf die Bedeutung seiner nichtmechanischen Aspekte für den Menschen hin. Hier einige Beispiele. Der Ausdruck »das Herz aller Dinge« setzt Herz mit dem Wissen oder der Grundsubstanz gleich; daneben läßt er anklingen, daß das Herz den Mittelpunkt oder Kern darstellt. »Von ganzem Herzen« bedeutet totale Hingabe oder hundertprozentiges Engagement, denn von ganzem Herzen kann ein Mensch nur etwas fühlen, wenn der zentrale Teil seiner Persönlichkeit beteiligt ist.

Jedermann weiß, daß wir das Gefühl der Liebe mit dem Herzen assoziieren. »Sein Herz verlieren« heißt sich verlieben; »sein Herz verschenken« bedeutet, daß man einem anderen Menschen Liebe anbietet; »ich öffne dir mein Herz« sagt man, wenn man bereit ist, die Liebe des anderen entgegenzunehmen. Das Herz wird aber nicht nur als Symbol für Gefühle gebraucht; es ist selbst ein fühlendes Organ, und das äußert sich auch in unserer Sprache. Wenn wir sagen »Mir rutschte das Herz in die Hose« oder »Mein Herz verkrampfte sich«, geben wir einer propriozeptiven Empfindung Ausdruck, die jeder Mensch konkret spüren kann, wenn er Angst hat oder enttäuscht wird. Das Herz kann auch vor Freude schwellen, und das ist nicht nur eine Metapher, sondern eine Schilderung des tatsächlichen Zustands. Verhält es sich mit der Redewendung »Du hast mir das Herz gebrochen« vielleicht genauso, weist sie ebenfalls auf ein reales körperliches Trauma hin? Ich meine, das ist tatsächlich der Fall, glaube aber auch, daß unser Herz imstande ist, sich selbst zu reparieren. Das Wort »brechen« bedeutet nicht unbedingt »in zwei oder mehr Stücke zerbrechen«. Es könnte auch auf einen Bruch zwischen dem Herzen und der Peripherie des Körpers hinweisen. In diesem Fall kann das Gefühl der Liebe nicht mehr ungehindert vom Herzen in die Welt fließen.

Die Bioenergetik beschäftigt sich auch damit, was ein Mensch aus dem Gefühl der Liebe macht, wie er es bewältigt und wie er damit umgeht. Ist sein Herz verschlossen, oder hat er sein Herz geöffnet? Geöffnet für die Welt oder der Welt verschlossen? Seine Einstellung läßt sich am Ausdruck seines Körpers erkennen, aber man kann sie nur erkennen, wenn man die Sprache des Körpers versteht.

Das Herz wird von einem knöchernen Gerüst oder Käfig umschlossen, das wir Thorax oder Brustkorb nennen. Dieser Korb kann starr oder flexibel, unbeweglich oder reaktionsfähig sein. Wenn man ihn abtastet und feststellt, daß seine Muskeln hart sind und seine vordere Wand bei leichtem Druck nicht nachgibt, ist er starr. Die Beweglichkeit der Brust sieht man beim Atmen. Bei sehr vielen Menschen bewegt sich der Brustkorb beim Atmen überhaupt nicht. Bei ihnen zeigen sich die Atembewegungen nur am Zwerchfell und – schwächer – am Unterleib. Ihre Brust ist aufgebläht und verharrt in dieser Position des Einatmens. Bei manchen Leuten springt das Sternum oder Brustbein vor, als wollte es eine Sperre bilden, die andere Menschen von ihrem Herzen fernhält. Wenn man die Brust vorschiebt, drückt man Trotz und Widerstand aus. Wenn man es bewußt tut, wird man spüren, daß diese Geste folgende Botschaft ausdrückt: »Ich will dich nicht an mich herankommen lassen.«

Der wichtigste Kommunikationsweg des Herzens besteht aus Kehle und Mund. Beim Kleinkind, das mit Lippen und Mund nach der mütterlichen Brust sucht, handelt es sich um den ersten Kommunikationsweg überhaupt. Ein Baby sucht allerdings nicht nur mit Lippen und Mund, es sucht und »greift« gleichzeitig mit dem Herzen. Diese Bewegung hat sich im Kuß zum Ausdruck der Liebe sublimiert. Ein Kuß ist aber nicht unbedingt ein Ausdruck der Liebe, er kann auch eine bloße *Geste* der Liebe oder Sympathie sein; der Unterschied liegt darin, ob man mit dem Herzen dabei ist oder nicht, und das hängt wiederum davon ab, ob der Kommunikationsweg zwischen dem Mund und dem Herzen frei oder blockiert ist. Eine zugeschnürte Kehle und ein steifer Nacken können jedes Gefühl daran hindern, nach außen zu fließen. Dann ist das Herz relativ isoliert, von der Außenwelt abgeschnitten.

Der zweite Kommunikationsweg des Herzens läuft durch Arme und Hände. Wir benutzen ihn, wenn wir Arme und Hände ausstrecken, um etwas oder jemanden zu berühren. Eine Mutter streichelt ihr Kind zärtlich und liebkosend, um Liebe auszudrücken. Wenn dieser Ausdruck der Liebe echt sein soll, muß das Gefühl ebenfalls vom Herzen kommen und in die Hände fließen. Wahrhaft liebende Hände sind stark mit Energie geladen. Ihre Berührung hat Heilkraft. Der Fluß von Gefühl oder Energie in die Hände kann durch Schulterverkrampfungen oder Verspannungen der Handmuskeln blockiert werden. Schulterspannungen entstehen, wenn man Angst davor hat, nach etwas zu greifen oder die Hände auszustrecken. Spannungen in den kleinen Handmuskeln entwickeln sich, wenn man den Impuls unterdrückt, zu ergreifen oder zu packen, zu umklammern oder zu würgen. Ich glaube, daß solche Spannungen für rheumatische Arthritis in den Händen verantwortlich sind. Einigen meiner Patienten gelang es, Anfälle rheumatischer Arthritis in den Händen durch die Übung zu vertreiben, die ich im zweiten Kapitel geschildert habe; sie besteht darin, die abgespreizten Finger beider Hände gegeneinander zu drücken, ohne daß sich die Handflächen und Ballen berühren, und die Hände in dieser Position zu sich zu drehen und an die Brust zu führen.*

Ein dritter Kommunikationsweg vom Herzen zur Welt führt durch Taille und Becken nach unten zu den Genitalien. Geschlechtsverkehr ist ein Akt der Liebe, aber wenn man nicht mit dem Herzen dabei ist, handelt es sich nur um eine Geste und nicht um einen Ausdruck des Gefühls. Wenn das Gefühl der Liebe für den Partner stark ist, erreicht die sexuelle Erfahrung eine Stufe der Intensität und Erregung, auf der der Höhepunkt zu einem ekstatischen Ereignis wird. Ich habe schon früher darauf hingewiesen, daß ein vollständiger und befriedigender Orgasmus nur möglich ist, wenn man sich völlig hingibt und engagiert.** Dann fühlt man richtig, wie einem das Herz vor Freude hüpft, wenn man den Höhepunkt erreicht hat. Allerdings kann auch dieser Weg versperrt oder blockiert werden, und zwar durch verschieden starke Spannungen in der unteren Körperhälfte.

Sex ohne Gefühl ist wie Essen ohne Appetit. Selbstverständlich fühlen die meisten Menschen beim Sex etwas; das Problem ist, wieviel sie fühlen und wie frei der Kommunikationsweg ist. Eine der häufigsten Störungen des menschlichen »Gefühlshaushalts« ist die Abkapselung der oberen Hälfte des Körpers von der unteren Körperhälfte. Manchmal sieht man auf den ersten Blick, daß die beiden Hälften nicht zusammengehören bzw. nicht zueinander passen. Bei vielen Leuten ist die obere Körperhälfte gut entwickelt, während Becken und Beine klein sind und unreif oder zurückgeblieben wirken. Bei anderen ist das Becken voll und gut ausgebildet, während die obere Körperpartie klein, schmal und kindlich aussieht. In all diesen Fällen sind die Gefühle der einen Hälfte nicht in die Gefühle der anderen integriert. Manchmal macht die obere Hälfte einen verkrampften, starren und aggressiven Eindruck, während die untere weich, passiv und masochistisch wirkt. Wenn die beiden Hälften mehr oder weniger voneinander abgekapselt sind, können die natürlichen Atmungsbewegungen nicht mehr frei durch den Körper strömen. Der Betreffende atmet entweder mit dem Brustkorb und macht nur sehr schwache Unterleibsbewegungen, oder er atmet mit dem Zwerchfell und bewegt seine

* Vgl. Abbildung auf Seite 50.

** Vgl. Lowen: *Love and Orgasm*, New York 1965.

Brustpartie kaum. Wenn man ihn auffordert, den Rücken wie bei der zuvor geschilderten T'ai-chi-Übung durchzubiegen, bildet die Körperlinie keinen richtigen Bogen. Das Becken ist entweder zu weit vorgeschoben oder zu weit nach hinten gezogen, wodurch in der Linie – und in der Einheit des Körpers – ein Knick entsteht. Mangelnde Einheit zeigt an, daß Kopf, Herz und Geschlechtsorgane nicht integriert, nicht aufeinander abgestimmt sind.

Die chronischen Muskelspannungen, die den freien Fluß von Erregung und Gefühl blockieren, entwickeln sich häufig im Zwerchfell, in den Muskeln, die das Becken umgeben, und in der oberen Hälfte der Beine. Man löst sie durch eine kombinierte physische und psychologische Therapie und schenkt dem Menschen damit allmählich wieder das Gefühl, »Verbindung« zu haben. Mit diesem Wort läßt sich das Phänomen am besten ausdrücken, und die Betroffenen benutzen es auch selbst. Kopf, Herz und Genitalien bzw. Denken, Fühlen und Sex sind nicht mehr getrennte Teile oder getrennte Funktionen. Die sexuelle Betätigung wird immer mehr zum Ausdruck der Liebe, und man empfindet dabei immer mehr Lust. Häufiger Partnertausch verliert unweigerlich seinen Reiz.

Bei Frauen ist das Herz unmittelbar mit den Brüsten verbunden, die erotisch oder körperlich – das heißt, durch verstärkte Drüsentätigkeit – auf die vom Herzen zu ihnen fließenden Impulse reagieren. Bei sexueller Stimulierung füllen sich die Brustwarzen mit Blut und erigieren; beim Stillen sondern die Drüsen Milch ab. Aus diesem Grund ist das Stillen normalerweise einer der natürlichsten Ausdrücke der Mutterliebe. Deshalb kann man sich auch kaum vorstellen, daß ein Baby die mütterliche Milch als unangenehm empfindet, wurde es doch in demselben Medium empfangen und herangebildet, in dem auch die Milch entstand. Manche Patienten haben jedoch erklärt, sie hätten die Milch ihrer Mutter als säuerlich empfunden. Ich nehme derartige Bemerkungen durchaus ernst, glaube aber nicht, daß der Fehler bei der Milch lag. Wahrscheinlich war die Mutter »sauer«, weil sie ein Kind bekommen hatte; sie fühlte sich durch das Neugeborene belastet. Das Baby spürte diesen Unwillen und reagierte darauf. Das Stillen gleicht dem Geschlechtsverkehr insofern, als es mehr darstellt als eine physiologische Reaktion. Es ist gleichermaßen eine emotionale Reaktion und wird deshalb auch durch die Stimmungen und die innere Einstellung der Mutter beeinflußt. Der Gefühlsfluß vom Herzen zu den Brüsten kann gefördert oder behindert werden.

Ich habe so ausführlich über das Herz gesprochen, weil es im

Mittelpunkt jeder Behandlung steht. Die Menschen kommen mit verschiedenen Beschwerden zum Therapeuten: Depressionen, Angstzustände, Gefühle der Unzulänglichkeit, Gefühle des Versagens usw. Dahinter steht jedoch immer die Tatsache, daß das Leben dem Patienten nicht genug Freude und Befriedigung verschafft. Man redet heute gern von Selbstverwirklichung und vom Ausschöpfen des menschlichen Potentials, aber derartige Redensarten bleiben Leerformeln, wenn man nicht fragt: Potential wofür? Wenn man ein erfüllteres und reicheres Leben führen möchte, muß man sein Herz zuerst dem Leben und der Liebe öffnen. Ohne Liebe – zu sich selbst, zum Mitmenschen, zur Natur und zum Kosmos – ist ein Mensch kalt, isoliert und inhuman, also unmenschlich. Die Wärme, die uns mit der Welt vereint, in der wir leben, fließt von unserem Herzen. Das Gefühl der Liebe ist nichts anderes als diese Wärme. Das Ziel jeder Therapie besteht darin, dem Menschen bei der Entwicklung einer ganz bestimmten Fähigkeit zu helfen – der Fähigkeit, Liebe zu geben und zu empfangen. Die Behandlung soll das Herz erweitern, nicht nur den Geist.

Das Wechselspiel zwischen Körper und Umwelt

Wir wenden uns nun den Randzonen des Körpers zu, um Organe zu untersuchen, die sich in ständigem Wechselspiel mit der Umwelt befinden. Unsere Körpersprache ist voll von Redewendungen, die auf die propriozeptive Erfahrung dieser Funktionen zurückgehen. Sie ist so reich an Bildern und Bedeutungen, daß jeder, der die Persönlichkeitsstruktur des Menschen studiert, auch diese Sprache studieren muß.

Wir sollten vielleicht mit dem Gesicht anfangen, weil es der Körperteil ist, den man der Welt offen darbietet. Es ist auch der Körperteil, den wir zuerst mustern oder untersuchen, wenn wir einen anderen Menschen betrachten. Wie das Wort »Herz« im Laufe der Zeit die Bedeutung »Kern« oder »Innerstes« angenommen hat, so benutzt man das Wort »Gesicht«, um das äußere Erscheinungsbild von Dingen oder Situationen zu bezeichnen. Wir sprechen zum Beispiel vom Gesicht einer Landschaft und sagen, ein Bauwerk habe ein bestimmtes Gesicht. Wenn wir erklären, eine Sache habe ihr Gesicht geändert, meinen wir, daß sich nur das Erscheinungsbild geändert hat, während die Substanz geblieben ist.

Das Wort »Gesicht« wird auch benutzt, um das Image oder die Ausstrahlung eines Menschen zu bezeichnen; das Image verbindet den Begriff des Gesichts mit dem Ich-Begriff, denn das Ich trägt dazu bei, das Bild des betreffenden Menschen auszustrahlen. »Das Gesicht verlieren« bedeutet, daß das Ich einen Schlag bekommt; die meisten Menschen bemühen sich also, »das Gesicht zu wahren«. Wenn jemand »das Gesicht verhüllt«, empfindet er Trauer, Scham oder Erniedrigung – auf jeden Fall ist sein Ich verletzt worden. Ein Mensch mit einem starken Ich sieht den Dingen »ins Gesicht«, während ein schwächeres Individuum »das Gesicht abwendet«. Der Selbst-Ausdruck vollzieht sich im Gesicht besonders deutlich, und das Gesicht, das wir machen oder aufsetzen, sagt viel darüber aus, wer wir sind und wie wir fühlen. Es gibt das lächelnde Gesicht, das bedrückte Gesicht, das strahlende Gesicht, das traurige Gesicht usw. Leider sind sich die meisten Menschen ihres Gesichtsausdrucks nicht bewußt. Je weniger man sich aber über seinen Gesichtsausdruck klar ist, desto mehr hat man den Kontakt zu sich und seinen Gefühlen eingebüßt.

Diese Tatsachen ermöglichen es uns, das Ich eines Menschen nach seinem Gesicht zu taxieren und zu bewerten. Das Gesicht eines schizoiden Menschen wirkt gewöhnlich maskenhaft, und dieses Merkmal ist ein sicherer diagnostischer Hinweis auf das Leiden – auf den Tiefstand des Ichs. Wenn sein Zustand sich bei der Behandlung bessert, wird sein Gesicht ausdrucksvoller. Ein großes, voll ausgeformtes Gesicht läßt auf ein starkes Ich schließen, aber es kommt auch vor, daß ein großer Kopf auf einem kleinen Körper sitzt oder daß ein Mensch mit einem großen, gut entwickelten Körper ein auffallend kleines Gesicht hat. In diesen Fällen kann man mit einiger Wahrscheinlichkeit folgern, daß zwischen dem Ich und dem Körper eine mehr oder weniger große Kluft liegt – daß sie sich voneinander abgekapselt haben.

Ein anderes interessantes Phänomen ist die Neigung vieler langhaariger Jungen und Mädchen, ihr Gesicht hinter den Haaren zu verstecken. Diese Geste drückt meiner Meinung nach mangelnde Bereitschaft aus, der Welt ins Auge zu sehen oder sich ins Gesicht sehen zu lassen. Man könnte sie auch als Ablehnung unseres Kulturtrends deuten, das Image oder Erscheinungsbild übermäßig zu bewerten. Viele junge Menschen haben eine gegen das Ich gerichtete Persönlichkeitstendenz; Prestige, Status, die »Schau« sowie die materiellen Symbole der beruflichen und gesellschaftlichen Stellung und Macht stoßen sie ab. Wir können diese Haltung als übertriebene Abwehrreaktion deuten: Die Betreffenden wehren sich dagegen, daß ihre Eltern so viel Wert auf Äußerlichkeiten und sichtbare Erfolgssymbole legen und darüber oft die innere Wahrheit und die inneren Werte vernachlässigen.

Jedes Organ, jeder Teil des Gesichts hat seine eigene Körpersprache. Die Stirn, die Augenbrauen, die Augen, die Nase, der Mund und das Kinn kommen in zahlreichen Redewendungen vor, mit denen man bestimmte Eigenschaften oder Charaktermerkmale bezeichnet. Wir wollen jetzt einige Ausdrücke untersuchen, die um diesen Teil der menschlichen Anatomie kreisen. Ein Mensch, der die Stirn runzelt und die Augenbrauen zusammenzieht, denkt nach – gewöhnlich zweifelt er an einer Sache oder steht ihr skeptisch gegenüber. Hochgezogene Augenbrauen lassen ebenfalls auf Skepsis schließen, die allerdings meist mit Überheblichkeit oder Arroganz einhergeht. Überheblich, stolz oder arrogant ist auch jemand, der die Nase besonders hoch trägt, also »hochnäsig« ist.

Die Funktion der Augen ist für das Bewußtsein so wichtig, daß wir das Verb »sehen« – häufiger »einsehen« – mit verstehen oder begreifen gleichsetzen. »Weitsichtige« Menschen sehen nicht nur weiter, sondern denken auch weiter. Strahlende Augen sind ein Zeichen der Lebensfreude. Von allen Ausdrucksorganen spielen die Augen in der Körpersprache die größte Rolle. Blicke können so viel bedeuten, daß wir Reaktionen unserer Mitmenschen oft an ihren Augen ablesen.

Der Mund gibt Anlaß zu Bezeichnungen wie »großmäulig«, »den Mund zu voll nehmen«, »verkniffener Mund« usw. Die Funktion der Zähne hat ebenfalls zu vielen Metaphern geführt. »Sich in eine Sache verbeißen« ist viel stärker als »sich mit etwas beschäftigen«. Man »beißt die Zähne zusammen«, wenn man mit einer schwierigen Situation fertig werden muß. Ein »steiler Zahn« bedeutet im Slang der Jugendlichen ein hübsches oder reizvolles Mädchen. Wer das Kinn vorschiebt, zeigt Entschlossenheit. Wenn jemand »das Kinn fallen läßt«, wird er gleich weinen; auch ein »zitterndes« oder »bebendes« Kinn kann auf Weinen hindeuten. Die beiden Gesten lassen sich besonders gut bei Kleinkindern beobachten: Bevor sie zu schluchzen beginnen, fängt ihr Kinn an zu zittern und »fällt herunter«. In der bioenergetischen Therapie muß man – wie ich schon sagte – einen Patienten oft dazu bringen, sein Kinn fallen zu lassen, damit er seinen Kummer mit Tränen ausdrücken kann.

Die Stimme ist das beste menschliche Ausdrucksmittel. In seinem Buch *Die Stimme der Neurose* untersucht Paul J. Moses die tönenden Elemente der Stimme und erklärt ihre Beziehung zur Persönlichkeit. Ich werde in einem späteren Kapitel schildern, welche Erkenntnisse uns die Möglichkeit geben, die Persönlichkeit eines Menschen an seiner Stimme zu erkennen. Auch die Körpersprache erkennt die Bedeutung der Stimme an. Wenn man in einer bestimmten Angelegenheit »keine Stimme« oder »nichts zu sagen« hat, zählt man nicht: Man kann nicht »mitreden«. Wenn »die Stimme bricht«, wird man von einer emotionalen Erschütterung übermannt.

Schultern, Arme und Hände haben ebenfalls zur Körpersprache beigetragen. Ein pflichtbewußter Mensch »trägt Verantwortung auf seinen Schultern«. Leute mit einem Hang zu makabren Scherzen nehmen ihre Mitmenschen gern »auf den Arm«. Aggressive Menschen bahnen sich »ihren Weg mit den Ellbogen«, und selbständige Menschen nehmen »eine Sache selbst in die Hand«. Tüchtige und erfolgreiche Menschen haben eine »geschickte Hand« oder eine »glückliche Hand«. Wenn jemand an einer Sache beteiligt ist, sagen wir, daß er »seine Hand im Spiel« hat. Die Hand ist unser wichtigstes Berührungswerkzeug. Sie enthält mehr Tastkörperchen oder Tastpunkte als alle anderen Körperteile. Berühren ist also großenteils eine Sache des Handkontakts; es ist aber alles andere als eine mechanische Tätigkeit. Wer einen anderen Menschen berührt, stellt einen Gefühlskontakt mit ihm her. »In Berührung bleiben« heißt den Kontakt nicht abbrechen lassen. Wenn man zu jemandem sagt »Sie haben mich damit sehr berührt«, will man ausdrücken, daß der Betreffende eine Gefühlsreaktion ausgelöst hat – man sagt es mit diesem Ausdruck jedoch viel netter, denn er beinhaltet auch die Vorstellung der körperlichen Nähe. Wenn man besonders intensiv »berührt« wurde, spürt man »Rührung«. Dieses Wort drückt den Zusammenhang zwischen Berührungen und Gefühlen besonders gut aus. Wenn man sich an eine Sache »herantastet«, lernt man sie allmählich kennen. Babys lernen die Eigenschaften von Gegenständen kennen, indem sie sie in den Mund stecken. Kleine Kinder lernen durch Berührung.

Der Zusammenhang zwischen Berühren und Kennenlernen oder Wissen wirft eine wichtige Frage für die Therapie auf. Kann man einen anderen Menschen wirklich kennen, ohne ihn zu berühren? Und wie kann man ein Gefühl für einen Menschen entwickeln, wenn man ihn nicht berührt? Die traditionelle Psychoanalyse, die bekanntlich *jeden* körperlichen Kontakt zwischen dem Patienten und dem Therapeuten vermeidet (sicher aus Furcht, solche Kontakte könnten sexuelle Regungen wecken), errichtet eine Schranke zwischen zwei Menschen, die eigentlich miteinander in Berührung kommen müssen – unmittelbarer, als es durch verbale Kontakte möglich ist. Wenn ein Therapeut den Körper eines Patienten berührt, kann er viele Dinge feststellen: Er merkt, wie weich oder hart die Muskulatur ist, wie trocken die Haut ist, wie lebendig die Gewebe sind. Mit Berührungen kann er dem Patienten die Botschaft vermitteln, daß er ihn als körperliches Wesen empfindet und akzeptiert und daß Berühren eine natürliche Form des Kontakts darstellt.

Wenn ein Patient von seinem Therapeuten berührt wird, spürt er, daß dieser sich um ihn sorgt, sich für ihn engagiert. Ein solches Gefühl trat zum erstenmal auf, als seine Mutter ihn berührte, um ihre zärtliche und liebevolle Hingebung auszudrücken. Die meisten Menschen unseres Kulturkreises leiden noch als Erwachsene darunter, daß sie als Kinder zu wenig berührt und gestreichelt wurden. Dieser Entzug (bzw. Deprivation, wie der Fachmann sagt) führt dazu, daß sie berührt und gehalten werden möchten, aber Angst haben, darum zu bitten oder sich darum zu bemühen. Physischer Kontakt ist für sie tabuisiert, weil sie ihn geistig und körperlich mit Sexualität assoziieren. Da ein solches Tabu die Kontaktfähigkeit der Menschen vermindert,* muß der Therapeut versuchen, es aus dem Weg zu räumen, wenn die Behandlung Erfolg haben soll. Deshalb muß er dem Patienten auch demonstrieren, daß er keine Angst davor hat, ihn zu berühren und mit ihm in Berührung zu bleiben.

Das bloße Berühren reicht allerdings nicht. Der Therapeut muß den Patienten auf eine ganz bestimmte Weise berühren. Man kann einen Menschen, besonders einen Angehörigen des anderen Geschlechts, so anfassen, daß die Berührung und der körperliche Kontakt erotisch wirken. Derartige Berührungen bestätigen den Patienten in seinen tiefwurzelnden Ängsten vor körperlichem Kontakt und verstärken das Tabu. Da nützt es auch nichts, wenn der Therapeut versichert, es sei alles in Ordnung. Es ist *nicht* in Ordnung. Jedes sexuelle Engagement des Therapeuten führt dazu, daß sich der Patient verraten fühlt und sein Vertrauen in die therapeutische Beziehung verliert. Er erlebt dann das Trauma, das seine

* Montagu untersucht die psychologischen Aspekte und die eminente Bedeutung des Berührens in seinem bereits genannten Buch *Körperkontakt*, Stuttgart 1974.

Kind-Eltern-Beziehung beherrschte. Wenn aber der »Verrat« als normal akzeptiert wird, entwickelt sich eine unterschwellig sexuelle Beziehung, die beide Beteiligten daran hindert, *echten* Kontakt durch Berührungen herzustellen.

Die Berührung eines Therapeuten muß warm, freundlich, vertrauenerweckend und frei von jedem persönlichen Interesse sein; nur so kann man die »Kontaktschranke« des Patienten überwinden. Da ein Therapeut aber auch nur ein Mensch ist, werden sich manchmal seine persönlichen Gefühle einschleichen. In diesem Fall sollte er den Patienten nicht berühren. Ein Therapeut muß sich also selbst kennen, mit sich selbst in Kontakt sein, ehe er den Kontakt zu seinem Patienten herstellen kann. Deshalb kann er niemanden behandeln, ehe er nicht selbst eine Therapie gemacht hat. Man sollte bei einem Therapeuten voraussetzen können, daß er Art und Wirkung einer Berührung erkennt, daß er sich über den Unterschied zwischen einer sinnlichen Berührung und einer helfenden Berührung, zwischen einer festen Berührung und einer schmerzhaften Berührung, zwischen einer mechanischen Berührung und einer fühlenden oder »einfühlsamen« Berührung im klaren ist.

Viele Patienten haben ein großes Bedürfnis, ihren Therapeuten zu berühren, weil sie das Berührungstabu durchbrechen müssen, das ihrem Gefühl der Isolation zugrunde liegt. Um dieses Tabu zu überwinden, fordere ich meine Patienten oft auf, mein Gesicht zu berühren, während sie auf dem Bett liegen. Ich benutze diese Methode aber erst, wenn ich einige ihrer Ängste beseitigt habe. Dann beuge ich mich über den Betreffenden, nehme also gleichsam die Haltung eines Vaters oder einer Mutter ein, der bzw. die sich über das kleine Kind neigt. Anfangs überraschte mich das Zögern, die zaudernden Gesten, ja die Furcht, die dieses Manöver hervorriefen. Viele Patienten berührten mein Gesicht nur mit den Fingerspitzen, als hätten sie Angst vor dem Kontakt mit der ganzen Hand. Einige erklärten, sie fürchteten sich davor, zurückgewiesen zu werden; andere sagten, sie glaubten nicht das Recht zu haben, mich zu berühren. Ohne gezielte Ermunterung brachten es nur wenige von ihnen fertig, mein Gesicht näher an das ihre zu ziehen, obgleich sie es alle mehr oder weniger bewußt wünschten. In allen Fällen konnte ich mit Hilfe dieser Methode zu den Wurzeln eines Problems vordringen, was allein mit Worten nicht möglich gewesen wäre.

Manchmal haben die Berührungen von Patienten den Charakter einer Entdeckungsfahrt. Sie lassen ihre Finger über mein Gesicht wandern wie Babys, die die Gesichtszüge eines Elternteils erkunden. Es gibt auch Patienten, die mein Gesicht wegschieben, als wollten sie sich für die Ablehnung rächen, die sie früher einmal erlebten. Wenn der Patient jedoch seinem Verlangen nach physischem Kontakt nachgibt, zieht er mich zu sich, läßt meinen Körper nicht los und betastet ihn mit festen Händen. Während ich sein Zutrauen spüre, spürt er, daß ich ihn akzeptiere. Der Kontakt mit mir ermöglicht ihm, besser mit sich selbst in Kontakt zu kommen, und darum geht es bei der bioenergetischen Behandlung.

Ein dritter bedeutender Aspekt des ständigen Wechselspiels zwischen Körper und Umwelt ist das Verhältnis, das ein Mensch zum Boden hat. Dieses Verhältnis beeinflußt alle Positionen oder Standpunkte, die wir beziehen, jeden Schritt, den wir machen. Im Gegensatz zu den Vögeln und Fischen fühlen wir uns auf festem Boden am geborgensten. Und im Gegensatz zu den anderen Säugern gehen und stehen wir auf zwei Beinen. Unser Gewicht wird also von unserer Wirbelsäule und von unseren Beinen getragen, so daß unsere Arme frei sind. Die aufrechte Haltung führt zu einer Belastung der Rückenmuskeln, die sich auf den Bereich von Lenden und Kreuzbein konzentriert. Die Art dieser Belastung und ihren Zusammenhang mit Störungen im unteren Teil des Rückens werde ich in einem späteren Kapitel schildern. Im Augenblick interessieren wir uns für den Zusammenhang zwischen den Funktionen der unteren Gliedmaßen und der Persönlichkeit, wie er sich in der Körpersprache äußert. Das Wort »Stand« deutet auf den gesellschaftlichen Rang eines Menschen hin. »Von Stand sein« hieß früher – und in manchen Kreisen heute noch – adelig sein. »Er steht gut da« heißt, daß es dem Betreffenden in jeder Beziehung gutgeht; wenn jemand »schlecht dasteht«, ist das Gegenteil der Fall. Wenn wir die »Haltung«, also die Meinung eines Menschen zu einem bestimmten Problem, feststellen wollen, fragen wir: »Wie stehen Sie zu der Sache?« Die Körperhaltung kann die geistige Einstellung oder »Position« verraten. Man kann »zu einer Sache stehen« und »zu einem Menschen stehen« oder jemandem »beistehen«. »Standfeste« und »standhafte« Menschen lassen sich nicht von ihren Entschlüssen abbringen. »Stehen« und »Stand« implizieren also Stärke, Entschlossenheit, Kraft und Ansehen.

Das Gegenteil des Verbs »stehen« ist nicht etwa »sitzen«, das eine ganz andere Tätigkeit beschreibt, sondern es sind bildliche Ausdrücke wie »schlottern«, »sich hängen lassen« oder »von einem Fuß auf den anderen treten«. Wenn man »schlottert«, hat man Angst, wenn man »sich hängen läßt«, ist man nicht imstande oder bereit, es mit dem Leben aufzunehmen, und ein Mensch, der »von einem Fuß auf den anderen tritt«, ist unsicher und schreckt vor einer Entscheidung zurück. Wenn man diese Ausdrücke für das körperliche Verhalten gebraucht, haben sie eine wörtliche und übertragene Bedeutung zugleich; im Zusammenhang mit der Persönlichkeit eines Menschen sind sie dagegen reine Metaphern. Es gibt Leute, die ständig eine schlotternde Haltung einnehmen, andere lassen ihren Körper sichtlich hängen oder verlagern ihr Gewicht weit öfter von einem Fuß auf den anderen, als man es normalerweise tut. Diese Feststellungen beziehen sich nicht nur auf eine typische Haltung des Körpers, sondern auch auf den Charakter des betreffenden Menschen.

Der Körper eines Menschen offenbart, wie er im Leben »dasteht«. Nehmen wir als Beispiel nur einmal die Tendenz vieler Leute, mit geschlossenen Knien dazustehen. Mit dieser Position will man die Beine in feste Stützen verwandeln, was auf Kosten der (Knie-) Flexibilität geht. Es ist keine natürliche Position, und wer sie einnimmt, läßt erkennen, daß er einen zusätzlichen Halt braucht. Der Betreffende fühlt sich also – ob bewußt oder nicht – bis zu einem gewissen Grad unsicher. Wenn man einen solchen Menschen auffordert, mit leicht gebeugten Knien zu stehen, werden seine Beine möglicherweise anfangen zu vibrieren, woraus das Gefühl entstehen kann: »Meine Beine können mich nicht mehr halten.«

Um gut dazustehen, muß man festen Grund unter den Füßen haben. Die Füße sollten ziemlich flach auf dem Boden liegen, wobei der Spann gelockert, aber nicht völlig durchgedrückt ist. Menschen mit Plattfüßen haben einen durchgedrückten Spann, wodurch ihr Körpergewicht auf die Innenseite der Füße verlagert wird. Ein hoher Spann weist dagegen auf Verspannungen oder Verkrampfungen in den Fußmuskeln hin. Er vermindert den Kontakt zwischen dem Boden und den Füßen und läßt erkennen, daß der Betreffende keinen festen Grund unter den Füßen hat. Interessanterweise galt ein hoher Spann lange Zeit als Zeichen für Gesundheit und Überlegenheit. Man nahm an, daß Plattfüße vor allem in den unteren sozialen Schichten verbreitet seien, und bezeichnete einen Menschen, der gesellschaftlich unter einem stand, oft väterlich als Plattfuß oder plattfüßig.

Als ich noch klein war, machte meine Mutter sich ständig Sorgen um meine ziemlich flachen Füße. Sie wollte nicht, daß ich Turnschuhe trug, weil sie befürchtete, dieses Schuhwerk würde meine

Anlage zu Plattfüßen fördern. Ich wollte aber unbedingt Turnschuhe haben, weil man darin so gut laufen konnte und weil sie sich fabelhaft für die Ballspiele eigneten, die wir veranstalteten. Alle anderen Jungen trugen sie, so daß ich erbittert darum kämpfte und schließlich meinen Willen durchsetzte. Meine Mutter bestand allerdings darauf, daß ich hohe Einlagen hineinsteckte. Die waren eine Tortur, denn ich litt nun dauernd unter Hühneraugen. Ich hatte nie Plattfüße, aber auch nie den hohen Spann, der meine Mutter glücklich gemacht hätte. Meine Füße waren einfach nicht flach genug, und in all den Jahren, in denen ich bioenergetisch an mir arbeitete, habe ich mich darum bemüht, sie flacher zu machen, damit sie einen vollständigeren Kontakt mit dem Boden bekamen. Meiner Ansicht nach war das der Grund, weshalb ich seitdem nie wieder Hühneraugen, schmerzende Hornhautschwielen oder andere Fußbeschwerden hatte.

Der Zusammenhang zwischen den Füßen und dem »Stand« oder dem sozialen Ansehen zeigt sich auch in dem ehemaligen chinesischen Brauch, die Füße kleiner Mädchen so zu schnüren, daß sie schmal und zierlich blieben. Diese Sitte hatte zwei Gründe. Kleine Füße waren ein Zeichen für einen höheren gesellschaftlichen Rang; alle Frauen des chinesischen Adels hatten kleine Füße. Es symbolisierte, daß sie nicht schwer arbeiten oder weit zu Fuß laufen mußten, weil sie in Sänften getragen wurden. Bäuerinnen, die sich diesen Luxus nicht leisten konnten, bekamen im Laufe der Zeit große, breite Plattfüße. Außerdem schnürte man die Füße der Frauen, um sie – auch im übertragenen Sinn – ans Haus zu fesseln und ihnen die Unabhängigkeit zu nehmen. Da dieser Brauch jedoch klassenspezifisch war, muß man ihn als Ausdruck der kulturellen und sozialen Ansichten der Chinesen betrachten. Die Wissenschaft, die sich mit den Verhaltensmustern der nichtverbalen, also körpersprachlichen Kommunikation und mit ihrer Beziehung zu kulturellen Strukturen beschäftigt, heißt *Kinesik*. Die Bioenergetik untersucht die Wirkungen der Kultur auf den Körper selbst.

Am Schwarzen Brett des Institute for Bioenergetic Analysis hing jahrelang die Karikatur eines Anatomieprofessors, der mit dem Zeigestock in der Hand vor einer Darstellung des menschlichen Fußes stand und zu Medizinstudenten sprach. In der Bildunterschrift sagte er: »Wer von Ihnen Psychiater werden will, wird sich sicherlich nicht im geringsten dafür interessieren, was ich gleich vortragen werde.« Vielleicht spielt der Fuß in der Psychiatrie wirklich keine Rolle. In der Bioenergetik indessen war man von Anfang an davon überzeugt, daß die Füße eines Menschen ebensoviel Aufschluß über die Persönlichkeit geben wie der Kopf. Bevor ich ein Persönlichkeitsproblem diagnostiziere, schaue ich mir immer an, wie der Patient steht. Dabei achte ich besonders auf seine Füße.

Ein ausgeglichener oder ausgewogener Mensch ist auch ausgewogen, was sein Körpergewicht betrifft: Es verteilt sich gleichmäßig zwischen den Hacken und Ballen der Füße. Wenn das Gewicht auf den Hacken lastet, was beim Stehen mit durchgedrückten Knien der Fall ist, ist man unausgewogen. Man fällt schon bei einem leichten Stoß gegen die Brust nach hinten, besonders wenn man nicht auf den Stoß gefaßt ist. Das habe ich bei unseren bioenergetischen Arbeitsgruppen viele Male demonstriert. Von einem solchen Menschen sagt man sehr treffend: »Er kippt leicht um.« Seine Haltung ist passiv. Wenn man das Gewicht auf die Fußballen verlagert, bereitet man sich auf eine nach vorn gerichtete Bewegung vor. Diese Haltung ist aggressiv. Da die Balance oder Ausgewogenheit kein statisches Phänomen ist, muß man seine Haltung ständig modifizieren und dauernd auf seine Füße achten, um ausgewogen zu bleiben.

Die Bemerkung, jemand stehe »mit beiden Füßen auf dem Boden der Realität«, kann man nur insofern wörtlich nehmen, als zwischen den Füßen und dem – realen – Boden ein Kontakt herrscht, den man bewußt fühlt. Dieser Kontakt entsteht, wenn Erregung oder Energie in die Füße fließt und eine vibrierende Spannung schafft, wie sie sich auch in den Händen äußert, wenn man seine Aufmerksamkeit darauf konzentriert oder seine Energie hineinleitet; diese Erscheinung habe ich bereits beschrieben. Bei einer ausgewogenen Haltung ist man sich seiner Füße bewußt und kann sich auf ihnen richtig ausbalancieren.

Man sagt oft, der moderne Mensch leide unter Entfremdung oder Isolation. Die Redensart, er sei entwurzelt oder wurzellos, hört man dagegen seltener. Der amerikanische Romanautor James Michener bezeichnete einen Teil der heutigen Jugend als *drifters* oder Dahintreibende. Er spielt damit auf ein kulturelles Phänomen an, mit dem sich vor allem die Soziologie beschäftigt. Es ist aber auch ein bioenergetisches Phänomen; das Gefühl, nicht richtig verwurzelt zu sein, muß auf irgendeine Störung der Körperfunktionen zurückgehen. Diese Störung liegt in den Beinen, unseren beweglichen Wurzeln. Wie die Wurzeln eines Baumes stehen auch unsere Beine und Füße in ständiger Wechselbeziehung mit dem Boden. Man kann spüren, wie sich die Füße aufladen und mit Leben füllen, wenn man barfuß durch nasses Gras oder warmen Sand geht.

Das gleiche Gefühl nimmt man auch bei einer bioenergetischen Übung in Körper-Erfahrung wahr. Ich fordere meine Patienten zu diesem Zweck auf, sich vorzubeugen und den Boden leicht mit den Fingerspitzen zu berühren. Die Füße müssen dabei ungefähr 30 Zentimeter voneinander entfernt sein, und die Zehen sind leicht einwärts gestellt. Die Knie sind zunächst gebeugt und werden dann allmählich durchgedrückt, bis die Kniesehnen oder Flechsen an der Rückseite der Beine stark angespannt sind. Die Knie sollten aber nicht völlig durchgedrückt werden. Diese Position behält man eine Minute oder etwas länger bei und atmet intensiv und tief durch. Wenn das Gefühl in die Beine fließt, werden sie anfangen zu vibrieren. Wenn es bis in die Füße gelangt, spürt man dort manchmal ein Kribbeln. Patienten, die diese Übung machen, erklären gelegentlich, daß sie sich dabei »verwurzelt« fühlen; manche haben sogar das Gefühl, daß ihre Füße mit dem Boden verwachsen.

Menschen, die »verwurzelt« oder »ausgewogen« sind, die »fest auf dem Boden der Realität stehen« oder für etwas »einstehen«, sind heutzutage, glaube ich, selten geworden. Das Auto hat uns dazu verleitet, unsere Beine und Füße nicht mehr richtig zu gebrauchen. Das Flugzeug hat uns völlig von der Erde »abgeschnitten«. Die indirekten Folgen dieser technischen Neuerungen sind jedoch schwerwiegender als die direkten. Der kulturelle Einfluß, der sich am stärksten auf uns auswirkt, ist der Wandel in der Mutter-Kind-Beziehung, vor allem die Reduzierung des engen körperlichen Kontakts zwischen Mutter und Kind. Diesen Wandel habe ich in meinem Buch *Depression and the Body* eingehend erörtert. Die Mutter ist der erste »Grund« oder »Boden« des Kindes, das heißt, das Kind ist durch den Körper der Mutter mit der Erde verbunden. Die Mutter verkörpert die Erde und das Heim. Meine Patienten konnten manchmal nicht das Gefühl entwickeln, mit der Erde verwurzelt oder verbunden zu sein, weil sie nicht genug wohltuenden Kontakt mit dem Körper ihrer Mutter gehabt hatten. Zweifellos waren die Mütter selbst nicht fest verwurzelt. Eine »entwurzelte« Mutter ist nicht imstande, das Gefühl der Sicherheit und Festigkeit zu vermitteln, das ein Baby braucht. Wenn wir diese bioenergetischen Fakten übersehen, werden wir nicht die katastrophalen Wirkungen verhindern können, die eine hochmechanisierte und hochtechnisierte Kultur auf das menschliche Leben ausübt.

Die Sprache des Körpers heißt nichtverbale Kommunikation. Immer mehr Leute interessieren sich für dieses Spezialgebiet, denn man hat begriffen, daß der menschliche Körper wichtige Botschaften aussendet und daß man aus seinem Ausdruck vieles ablesen kann. Der Tonfall oder Blick eines Menschen sagt uns häufig mehr als seine Worte. Als kleiner Junge sang ich mit meinen Spielkameraden oft: »Stock und Stein bricht mein Bein, aber Worte sind nur Schein« – Verse, die zum Ausdruck brachten, daß wir uns aus verbalen Angriffen nichts machten. Wir sagen andererseits »Blicke können töten«. Wenn eine Mutter ihr Kind böse anblickt, fühlt sich dieses zutiefst getroffen. Kinder sind sich der Körpersprache besser bewußt als Erwachsene, denen man in der Schule jahrelang eingeimpft hat, auf Worte zu achten und den körperlichen Ausdruck zu ignorieren.

Lügen bestehen aus Worten. Oft kann man an den Worten selbst nicht erkennen, ob die Information, die sie übermitteln, zutrifft oder nicht. Das gilt besonders für Behauptungen zur eigenen Person. Wenn ein Patient zum Beispiel erklärt: »Ich fühle mich ausgezeichnet« oder »mein Geschlechtsleben ist völlig befriedigend«, sagen uns die Worte allein nicht, ob die Behauptung der Wahrheit entspricht oder eine Lüge ist. In der Körpersprache kann man dagegen nie lügen – wenn der Beobachter sie beherrscht. Wenn mein Patient sich wirklich ausgezeichnet fühlt, muß sich dieses Wohlbefinden in seinem Körper äußern. Sein Gesicht muß strahlen, seine Augen müssen leuchten, seine Stimme muß voll tönen, und seine Bewegungen müssen irgendwie »beflügelt« sein. Wenn diese körperlichen Zeichen fehlen, würde ich die Behauptung sofort bezweifeln. Das gleiche gilt für die Äußerung über den sexuellen Bereich. Wenn der Körper eines Menschen durch Muskelspannungen anzeigt, daß der Betreffende seine Gefühle zurückhält (zusammengekniffenes Gesäß und steifer Hals oder Nacken), kann er kein »völlig befriedigendes« Intimleben haben, weil er gar nicht imstande ist, sich von starker sexueller Erregung durchströmen zu lassen.

Der Körper lügt nicht. Selbst wenn ein Mensch versucht, seine wahren Gefühle hinter einer Maske zu verbergen, wenn er sich also um eine Körperhaltung oder einen Gesichtsausdruck bemüht, die bzw. der etwas anderes signalisiert, schafft er dadurch einen körperlichen Spannungszustand, der ihn verrät. Niemand hat seinen Körper völlig in der Gewalt, und deshalb ist unser Körper ein Lügendetektor, mit dem man Wahrheit von Unwahrheit unterscheiden kann. Lügen lassen eine körperliche Spannung entstehen, die sich im Blutdruck, in der Pulsgeschwindigkeit und in der elektrischen Leitfähigkeit der Haut äußert. Vor kurzem hat man herausgefunden, daß man sie auch durch eine Analyse der Stimme nachweisen kann. Der Ton und die Resonanz unserer Stimme reflektieren alle unsere Gefühle. Es ist daher nur logisch, daß man sich bei neueren Lügendetektor-Verfahren auch der Stimmanalyse bedient.

Wir wissen alle, daß sich viele Persönlichkeitsmerkmale in der Handschrift ausdrücken. Manche Leute behaupten sogar, sie könnten den Charakter eines Menschen aus seinem Gang ablesen. Wenn alle einzelnen Bereiche unseres Körperverhaltens Einblicke in unsere Persönlichkeit vermitteln, muß unser Körper in seiner Gesamtheit noch mehr ausdrücken – und es noch deutlicher ausdrücken.

Wir reagieren nämlich alle auf die körperlichen Äußerungen anderer Menschen. Wir taxieren sie ständig nach ihrem Körper, schätzen ab, wie alt sie sind, welche sexuelle Anziehungskraft sie haben, ob sie schwach oder stark, lebhaft oder abgestumpft sind. Der Körperausdruck eines Menschen sagt uns, ob wir ihm trauen können, in welcher Stimmung er ist und welche Grundeinstellung er zum Leben hat. Der Eindruck, den wir von einem Menschen haben, richtet sich danach, wie sein Körper auf uns wirkt. Die subjektiven Eindrücke, die man von den körperlichen Äußerungen eines Patienten hat, gehören besonders in der Psychiatrie zum wichtigsten Arbeitsmaterial, und es gibt kaum einen Psychiater, der diese Informationen nicht laufend benutzt. Trotzdem schrecken Psychiater – und auch die Öffentlichkeit – davor zurück, diese Informationen als unbedingt zuverlässig zu betrachten, weil sie sich nicht umgehend objektiv verifizieren lassen. Ich glaube, das Problem liegt darin, wie sehr man seinem eigenen Gespür und seinen eigenen Sinnen traut. Kinder haben kaum Grund, an ihren Sinnen zu zweifeln, und verlassen sich mehr auf solche Informationen als Erwachsene. Es ist die alte Geschichte von des Kaisers neuen Kleidern. In einer Zeit wie heute, in der eine so ausgeprägte Tendenz herrscht, das Denken und Verhalten der Menschen zu manipulieren, ist diese Informationsquelle von überragender Bedeutung.

Wenn ich die Erkenntnisse und Begriffe der Bioenergetik vor Medizinern und anderen Fachleuten erläutere, fragt man mich oft nach Statistiken, Zahlen, unumstößlichen Fakten. Dieser Wunsch ist verständlich, doch er sollte uns nicht daran hindern, das Beweismaterial, das unsere Sinne liefern, als irrelevant beiseite zu schieben. Die Natur hat uns mit biologischen Fernempfängern – Augen, Ohren und Nase – ausgerüstet, die uns gestatten, eine Sache abzuschätzen, bevor wir mit ihr zusammentreffen. Wenn wir unseren Sinnen mißtrauen, beschneiden wir unsere Fähigkeit, etwas mit den Sinnen zu spüren und Körpersignale auszusenden. Wenn wir einen Menschen mit den Sinnen spüren, können wir uns einen besseren Reim aus allem machen, was er uns über sein Leben, seine Konflikte und seine Mißerfolge erzählt. Wir können ihn dann als menschliches Wesen verstehen, und das ist die erste Voraussetzung, um ihm zu helfen.

Das Erspüren eines anderen Menschen ist ein sogenannter empathischer Prozeß. Die Empathie oder Fähigkeit, sich in jemanden einzufühlen oder hineinzuversetzen, ist eine identifizierende Tätigkeit – indem man sich mit dem körperlichen Ausdruck eines Menschen identifiziert, spürt man, was dieser Ausdruck bedeutet. Man kann auch spüren, welche Gefühle man *hätte*, wenn man dieser andere Mensch wäre, obgleich man nicht genau dasselbe fühlen kann, was ein anderer fühlt. Die Gefühle eines Menschen sind immer persönlich, privat, subjektiv, individuell. Er fühlt, was in seinem Körper geschieht; man selbst fühlt, was im eigenen Körper geschieht. Da sich jedoch alle menschlichen Körper in ihren grundlegenden Funktionen ähneln, können sie miteinander schwingen, wenn sie auf derselben Wellenlänge liegen. In diesem Fall gleichen die Gefühle in dem einen Körper den Gefühlen im anderen Körper.

Das bedeutet in der Praxis, daß man die Bedeutung einer Körperhaltung, einer Geste oder eines Gesichtsausdrucks spüren kann, wenn man die betreffende Haltung oder Geste selbst einnimmt bzw. ausführt. Angenommen, Sie sehen jemanden, der einen aufgeblähten Brustkasten hat, die Schultern hebt und die Augenbrauen hochzieht, und möchten wissen, was diese Haltung bedeutet. Nehmen Sie die gleiche Haltung ein. Pumpen Sie sich mit Luft voll, heben Sie die Schultern und ziehen Sie die Augenbrauen hoch. Wenn Sie mit Ihrem Körper in Kontakt sind, werden Sie sich sofort darüber klar sein, daß er jetzt Furcht ausdrückt. Vielleicht merken Sie sogar, daß Sie *tatsächlich* Angst haben – dann hat der körpersprachliche Ausdruck ein Gefühl geweckt, das bisher nur unbewußt in Ihnen herrschte. Jetzt verstehen Sie gewiß die körpersprachliche Botschaft des anderen: »Ich fürchte mich.«

Ein Körper kann auch Angst ausdrücken, obgleich man sich überhaupt nicht fürchtet. Das bedeutet, daß man den Kontakt zu seinem körperlichen Ausdruck verloren hat. Wir beobachten diese Erscheinung meist bei Menschen, die sich eine bestimmte Haltung oder Einstellung angewöhnt haben; diese Einstellung strukturiert sich dann im Körper. Solche chronischen Haltungs- und Spannungsmuster verlieren allmählich ihre effektive oder energetische Ladung und werden aus dem Bewußtsein gedrängt. Sie werden nicht mehr wahrgenommen oder erfahren. Die Körperhaltung wird zur »zweiten Natur«, und an diesem Punkt sagen wir, daß sie ein Bestandteil des Charakters geworden ist. Man wird den Menschen schließlich schon an seiner Haltung »erkennen«, obgleich man ihn vorher noch nie gesehen hat. Unser erster Eindruck von Leuten ist meist irgendeine Körperreaktion, die wir gewöhnlich mit der Zeit vergessen, da wir uns auf die Worte und Taten der Betreffenden konzentrieren.

Worte und Taten unterliegen in erheblichem Ausmaß der bewußten Steuerung. Man kann sie deshalb benutzen, um Eindrücke zu vermitteln, die dem körperlichen Ausdruck – den Botschaften des Körpers – widersprechen. Ein Mensch, dessen Körper Furcht äußert, kann also so reden und tun, als wäre er besonders mutig; er setzt eine Maske auf, mit der sein Ich sich näher identifiziert als mit der Furcht, die sein Körper manifestiert. Diese bewußte Maske bezeichnen wir als kompensatorische Haltung – mit einer solchen Haltung versucht man, die eigentliche Furcht-Haltung zu überdekken. Wenn ein Mensch alles Erdenkliche tut, um die Furcht zu kaschieren, die sein Körper äußert, nennen wir sein Verhalten konterphobisch. Der Körper lügt nicht, aber er spricht eine Sprache, die nur von einem anderen *Körper* verstanden werden kann.

Man braucht den körperlichen Ausdruck eines Menschen nur ein einziges Mal nachzuahmen, um zu erkennen, was er bedeutet. Sobald man sich über die Bedeutung klargeworden ist, assoziiert man sie fortan fast automatisch mit dem Ausdruck. So wissen wir, daß verkniffene, zusammengepreßte Lippen Mißbilligung ausdrücken, daß ein vorgeschobenes Kinn Trotz und daß weitgeöffnete Augen Schrecken und Angst ausdrücken. Wir können eine bestimmte gestische oder mimische Äußerung natürlich beliebig oft nachahmen, um uns zu überzeugen, daß unsere Deutung richtig ist. Ich möchte den Leser nun bitten, folgende Haltung einzunehmen und meine

Deutung zu prüfen. Stellen Sie sich hin, schieben Sie das Gesäß vor und kneifen Sie die Hinterbacken zusammen. Sie können jetzt zwei Wirkungen beobachten: Erstens neigt die obere Körperhälfte dazu, über dem Zwerchfell »zusammenzusacken«, und zweitens herrscht in der Beckengegend eine Spannung, die Zurückhaltung und Zügelung ausdrückt. Das Zusammensacken stellt einen Verlust der körperlichen Haltung und damit auch des Selbstbewußtseins dar. Wenn der Mensch einen Schwanz hätte, würde er ihn in dieser Situation unwillkürlich einziehen. Ein geprügelter Hund nimmt die gleiche Stellung ein. Ich glaube, wir können diese Körperhaltung mit Recht als ein Zeichen dafür deuten, daß man geschlagen, besiegt oder erniedrigt worden ist.

Ein Mensch, der einen Schlag eingesteckt hat und sich zurückzieht oder »an sich hält«, spannt unwillkürlich die Muskeln an seinen unteren Körperöffnungen, also am Darm-, Harn- und Genitalausgang. Diese Spannungen oder Verkrampfungen kann er spüren. Viele psychologische Untersuchungen haben gezeigt, daß Ich-Kollaps, verbunden mit dem Gefühl der Erniedrigung und der Furcht, seine Gefühle zu zeigen, typisch für Menschen mit masochistischen Neigungen ist.

Das Lesen des körperlichen Ausdrucks wird oft durch sogenannte kompensatorische Körperhaltungen erschwert. Manche Menschen, deren Position (zum Beispiel durch zusammengekniffene Gesäßbacken) masochistische Neigungen verrät, kompensieren dieses Signal, indem sie mit der oberen Hälfte ihres Körpers Trotz und Widerstand ausdrücken – sie schieben zum Beispiel Unterkiefer und Brust vor. Damit wollen sie die masochistische Unterwerfungsbereitschaft kaschieren, die ihr Unterkörper ausdrückt.

Entsprechend kann übertriebene Aggressivität dazu dienen, die prinzipielle Passivität und Gefügigkeit eines Menschen zu verdecken. Mit Rücksichtslosigkeit kann man das Gefühl kompensieren, daß man immer wieder Schläge einstecken muß, und Erniedrigung leugnet man, indem man Unempfindlichkeit – ein »dickes Fell« – zur Schau trägt. In solchen Fällen sprechen wir von Sadomasochismus. Ein wacher Beobachter läßt sich nämlich nicht täuschen: Das kompensatorische Verhalten lenkt seine Aufmerksamkeit förmlich auf die Schwäche, die kaschiert werden soll.

Um die Körpersprache zu verstehen, muß man in ständigem Kontakt mit dem eigenen Körper sein und seine Botschaften – seinen Ausdruck – empfangen können. Aus diesem Grund lassen sich bioenergetische Therapeuten selbst behandeln; um erst mal mit ihrem eigenen Körper in Berührung zu kommen. In unserer Kultur sind nur wenige Menschen frei von Muskelverspannungen, die ihre Reaktionen strukturieren und die Rolle prägen, die sie im Leben spielen. Diese Spannungsmuster widerspiegeln die Traumata ihrer Kindheit und Jugend – Zurückweisung, Entzug, Verführung, Unterdrückung und Frustration bzw. Versagung. Nicht jeder hat diese Traumata gleich intensiv erlebt. Wenn die Lebenserfahrung eines Kindes beispielsweise durch Zurückweisung gefärbt wurde, wird es ein schizoides Verhaltensmuster entwickeln, das seine Persönlichkeit nicht nur physisch, sondern auch psychologisch strukturiert. Dieses Verhaltensmuster wird ihm als Erwachsenem allmählich zur zweiten Natur und kann nur geändert oder rückgängig gemacht werden, wenn man die »erste Natur« wiederherstellt. Entsprechend ist es bei allen anderen Verhaltensmustern.

Die Bezeichnung »zweite Natur« wird oft gebraucht, um psychologische und physische Haltungen zu beschreiben, die zwar »unnatürlich« sind, aber so sehr zum Bestandteil des Menschen wurden, daß sie ihm ganz natürlich vorkommen. Der Ausdruck impliziert, daß es auch eine »erste Natur« gibt, die frei von den strukturierten Haltungen bzw. Einstellungen ist. Wir können diese erste Natur negativ oder positiv definieren. Sie ist auf der körperlichen Ebene vorhanden, wenn es keine chronischen Muskelspannungen gibt, die Gefühle und Bewegungen behindern, und sie ist auf der psychologischen Ebene vorhanden, wenn die betreffende Persönlichkeit keine Leugnungsmechanismen, Rationalisierungen und Projektionen entwickelt hat.* Positiv ausgedrückt, muß es eine Natur sein, die die Schönheit und Anmut behält, mit denen normalerweise alle Geschöpfe auf die Welt kommen. Es ist sehr wichtig, sich über den Unterschied zwischen der ersten und der zweiten Natur klarzuwerden, denn zu viele Leute akzeptieren ihre körperlichen Spannungen und Verzerrungen als »natürlich« und begreifen nicht, daß sie in die Kategorie »zweite Natur« fallen, die einem nur wegen der langen Gewöhnung natürlich vorkommt. Ich bin überzeugt, daß ein gesundes Leben und eine gesunde Kultur nur auf dem Fundament der ersten Natur des Menschen möglich sind.

* Eine Rationalisierung ist ein verstandesmäßig begründeter Abwehrmechanismus gegen übermächtige Selbstanklage bzw. Schuldgefühle; mit Projektion bezeichnet man den Vorgang, anderen Menschen eigene Fehler oder Wünsche zuzuschreiben, was in der Psychoanalyse als Ausdruck bestehender Schuldgefühle oder ähnlicher Empfindungen gewertet wird. (Anm. d. Übers.)

4 Die bioenergetische Therapie

Eine Expedition zum eigenen Ich

Der Bioenergetik geht es nicht nur um Therapie, genau wie sich die Psychoanalyse nicht auf die analytische Behandlung emotionaler Störungen beschränkt. Beide Lehren interessieren sich außerdem für die Entwicklung der menschlichen Persönlichkeit und versuchen, diese Entwicklung mit der sozialen Umwelt zu erklären, in der sie stattfindet. Dennoch bilden Therapie und Analyse die Eckpfeiler für die Erklärung und das daraus resultierende Verständnis der Persönlichkeit, indem man die Probleme des betreffenden Menschen sorgfältig durcharbeitet. Außerdem liefert die Behandlung Kriterien, mit denen man Einblicke, die sonst vielleicht reine Spekulation blieben, auf ihre Richtigkeit prüfen kann. Aus diesem Grund ist die Bioenergetik unlösbar mit der bioenergetischen Therapie verbunden.

Wie ich meine, macht der Patient bei der Behandlung eine Expedition zum eigenen Ich. Diese Expedition ist allerdings keine kurze und einfache Reise, und sie ist nicht frei von Strapazen. Sie hat ihre Gefahren und Risiken, aber auch das Leben selbst besteht ja aus vielen Fährnissen, es stellt ebenfalls eine Expedition dar – eine Reise in die unbekannte Zukunft. Die bioenergetische Behandlung bringt uns in eine vergessen geglaubte Vergangenheit zurück. Auch sie war keine sichere und sorglose Zeit, denn sonst wären wir nicht von Narben gezeichnet und durch Abwehrmechanismen gepanzert aus ihr hervorgegangen. Es ist keine Expedition, die man allein machen sollte. Es gibt allerdings einige tapfere Leute, die den Weg ohne fremde Hilfe schafften. Ein Therapeut dient als Führer oder Steuermann. Er ist darauf trainiert, die Gefahren zu erkennen, und weiß, wie man mit ihnen fertig wird; er ist außerdem ein Freund, der dem Reisenden in besonders bedrohlichen Situationen mit Rat und Tat zur Seite steht.

Ein bioenergetischer Therapeut wird, da er diese Reise – wenigstens zum großen Teil – schon selbst gemacht hat, so fest auf dem Boden seiner eigenen Seinswirklichkeit stehen, daß er seinem Patienten bei stürmischer See als Ankerplatz dienen kann. Wer als

Therapeut arbeiten will, muß einige grundlegende Voraussetzungen erfüllen. Er muß sich in der Persönlichkeitstheorie auskennen und wissen, auf welche Weise man therapeutische Probleme wie Widerstand und Übertragung bewältigt. Er braucht überdies ein »Gefühl« für den Körper, damit er dessen Sprache genau versteht. Er ist allerdings auch nicht vollkommen (gibt es überhaupt jemanden, der das ist?), und es wäre weltfremd, wenn man erwartete, daß er keine persönlichen Konflikte hätte.

Die Expedition zum eigenen Ich geht nie zu Ende, und kein Gelobtes Land winkt als Ziel. Unsere erste Natur wird uns immer wieder entwischen, obwohl wir ihr ständig näherkommen. Diese paradoxe Erscheinung beruht teilweise darauf, daß wir in einer hochtechnisierten und hochzivilisierten Gesellschaft leben, die uns schnell von dem Lebensstadium fortträgt, in dem unsere erste Natur entstand. Selbst eine erfolgreiche Therapie befreit uns nicht von sämtlichen Muskelverspannungen, da uns die modernen Lebensbedingungen laufend unter neue Spannung setzen. Es ist zweifelhaft, ob es irgendeiner Therapie gelingen kann, die Wirkungen aller Traumata vollständig zu beseitigen, die wir im Laufe unseres Heranwachsens und unserer Entwicklung erlebten.

Man könnte natürlich fragen, wozu man überhaupt eine Therapie machen soll, wenn sie einen nicht völlig von Spannungen befreit und wenn die Expedition nie zu Ende ist. Zum Glück suchen die meisten Menschen, die zum Therapeuten kommen, kein Nirwana, keinen Garten Eden. Sie haben Schwierigkeiten, sind vielleicht gar verzweifelt, und sie brauchen jemanden, der ihnen auf der Reise durchs Leben beisteht. Wenn man sie in die Vergangenheit zurückführt, kann man ihnen beistehen – vorausgesetzt, die Rückfahrt vergrößert ihr Selbst-Bewußtsein, fördert ihren Selbst-Ausdruck und verbessert ihre Selbst-Beherrschung. Mit einem besseren *Selbst-Gespür* können sie besser mit dem Leben fertig werden. Die Therapie kann einem Menschen dabei helfen, weil sie ihn von den Restriktionen und Verzerrungen seiner neurotischen zweiten Natur befreit und ihn ein wenig näher zu seiner ersten Natur bringt, die die Quelle seiner Kraft und Zuversicht darstellt.

Wenn uns die Therapie nicht zu unserer ersten Natur, dem Zustand der Gnade, zurückbringen kann, so kann sie uns doch wenigstens an sie heranführen und dadurch die Entfremdung lindern, unter der die meisten von uns leiden. Das Wort »Entfremdung« charakterisiert die Lage des modernen Menschen besser als jede andere Vokabel. Der moderne Mensch ist wie »ein Fremder in einem fremden Land« und wird ständig von den Fragen gequält: »Wofür lebe ich? Was soll das Ganze überhaupt?« Er kämpft gegen die Sinnentleerung seines Lebens, gegen ein unbestimmtes, aber hartnäckiges Gefühl der Unwirklichkeit, gegen ein durchdringendes Gefühl der Einsamkeit, das er unbedingt besiegen oder unterdrücken will, und gegen die tiefwurzelnde Angst, das Leben werde ihm unter den Händen zerrinnen, bevor er die Chance hat, es zu leben. Als Psychiater richte ich meine Aufmerksamkeit zwar auf die vorhandenen Symptome und Beschwerden des Patienten, beschränke die Therapie aber nicht auf diesen spezifischen Bereich. Wenn ich dem Patienten nicht helfen kann, einen besseren Kontakt zu sich (also zu seinem Körper und durch seinen Körper zu seiner Umwelt) herzustellen, habe ich Grund zu der Annahme, daß es mir nicht gelungen ist, ihm bei der Bewältigung seiner Entfremdung zu helfen. Dann ist die Therapie wahrscheinlich erfolglos.

Obgleich wir unter Entfremdung meist die Entfremdung des Menschen von der Natur und von seinen Mitmenschen verstehen, handelt es sich im Grunde um die Entfremdung von seinem Körper. Man erlebt oder erfährt das Leben und das Sein in der Welt nur durch den Körper. Es reicht allerdings nicht, mit seinem Körper in Kontakt zu kommen. Man muß auch mit ihm in Kontakt *bleiben*, und dazu gehört tätiges Engagement für das Leben des Körpers. Ein solches Engagement schließt den Geist natürlich nicht aus – aber der Geist oder Intellekt darf nicht vom Körper getrennt oder abgekapselt sein. Nur wenn man sich für das Leben des Körpers engagiert, hat man die Gewähr, daß die Expedition zur Entdeckung des Ichs führt.

Wenn man die Therapie so, das heißt, als unendlichen Prozeß, betrachtet, ergibt sich natürlich eine ganz konkrete Frage. »Wie lange«, wollen meine Patienten von mir wissen, »wie lange muß ich zu Ihnen kommen?« Eine ganz konkrete Antwort lautet: »Sie werden so lange zur Therapie kommen, wie sich der zeitliche, kräftemäßige und finanzielle Aufwand Ihrer Ansicht nach lohnt.« Man sollte auch darauf hinweisen, daß viele Behandlungen aus Gründen abgebrochen werden, die nicht beim Therapeuten oder Patienten liegen – beispielsweise Umzug in eine andere Stadt. Ich kann eine Therapie auch beenden, wenn ich das Gefühl habe, daß sie nirgendwo hinführt und vom Patienten nur noch als permanente Krücke benutzt wird. Der Patient wird die therapeutische Beziehung abbrechen, wenn er meint, daß er die Verantwortung für sein weiteres Wachstum selbst übernehmen kann oder, anders ausgedrückt, imstande ist, die Expedition ohne fremde Hilfe fortzusetzen.

Bewegung ist die Substanz des Lebens; sie vollzieht sich unter den beiden entgegengesetzten Prinzipien des Wachstums und Niedergangs. In der Wirklichkeit gibt es keinen Stillstand. Wenn das Wachstum der Persönlichkeit aufhört, beginnt ein Niedergang, der zunächst kaum wahrnehmbar sein mag, aber im Laufe der Zeit immer deutlicher wird. Das wahre Kriterium einer erfolgreichen Behandlung liegt darin, daß sie beim Patienten einen Wachstumsprozeß auslöst und fördert, der auch ohne die Hilfe des Therapeuten weitergehen wird.

Im ersten Kapitel habe ich über meine persönlichen therapeutischen Erfahrungen mit Wilhelm Reich und über meine spätere Therapie mit John Pierrakos berichtet, die das Fundament zur bioenergetischen Methode legten. Obwohl ich mein Selbst-Gespür (Selbst-Bewußtsein, Selbst-Ausdruck und Selbst-Beherrschung) ungeheuer verbesserte, war ich nicht der Meinung, meine Expedition abgeschlossen zu haben. Im Augenblick segelte mein Schiff glatt dahin, und ich hatte nicht das Gefühl, daß neue Schwierigkeiten oder Gefahren auf mich zukamen, aber ein derartiger Zustand währt nicht ewig. In den folgenden Jahren machte ich mehrere persönliche Krisen durch, mit denen ich dank meiner Therapie recht gut fertig werden konnte. Eine persönliche Krise entsteht, wenn ein gespannter oder starrer Teil der Persönlichkeit stark belastet wird. Sie ist deshalb gleichzeitig eine Gefahr und eine Chance für weitere Befreiung und weiteres Wachstum. Zum Glück wurde mein späteres Leben durch das »Prinzip Wachstum« bestimmt. Ich brauche die Krisen hier nicht zu schildern, möchte aber eine Reihe von persönlichen Erfahrungen beschreiben, wie sie jeder Patient bei der Therapie machen kann.

Vor ungefähr fünf Jahren stellte ich fest, daß ich Schmerzen im Nacken hatte. Zuerst »erfuhr« ich den Schmerz nur gelegentlich, doch mit der Zeit diagnostizierte ich ihn immer dann, wenn ich schnell den Kopf wandte. Ich hatte in den Jahren nach der aktiven Therapie keineswegs aufgehört, meinen Körper zu beachten. Ich hatte mit einiger Regelmäßigkeit die bioenergetischen Übungen gemacht, mit denen auch meine Patienten arbeiten, und sie halfen mir auch, führten jedoch nicht zur Linderung der Schmerzen, hinter denen ich eine Halsarthritis vermutete. Da ich diesem Verdacht nie durch eine Röntgenuntersuchung nachging, ist er bis heute eine Hypothese geblieben.

Ob der Schmerz nun von einer Arthritis herrührte oder nicht, ich konnte jedenfalls einige ziemlich stark verspannte Nackenmuskeln ertasten, die mit ihm zusammenhingen. Auch im oberen Teil meines Rückens und in meinen Schultern waren Muskelspannungen zu spüren. Filmaufnahmen zeigten mir auch, daß ich meinen Kopf manchmal längere Zeit vorgebeugt hielt. Diese Stellung führte zu einer leichten Rundung des Rückens zwischen den Schulterblättern.

Etwa anderthalb Jahre lang machte ich regelmäßig Übungen, um den Schmerz zu lindern und meinen Rücken zu strecken. Außerdem ließ ich mich von einem bioenergetischen Therapeuten massieren. Er konnte die gespannten Muskeln spüren und bearbeitete sie intensiv, um sie zu lockern. Die Übungen und die Massage halfen vorübergehend. Ich fühlte mich anschließend freier und besser, aber der Schmerz blieb, und die Spannung kehrte zurück.

In dieser Zeit machte ich eine andere Erfahrung, die meiner Meinung nach zur Lösung des Problems beitrug. Am Ende eines praktischen Seminars mit Kollegen und anderen Medizinern erklärten mir zwei Teilnehmer, beide ausgebildete bioenergetische Therapeuten, nun sei ich an der Reihe, und boten mir an, mit mir zu arbeiten. Normalerweise mache ich so etwas nicht, aber bei jener Gelegenheit willigte ich ein. Der eine Kollege arbeitete an den Spannungen in meiner Kehle. Der andere beschäftigte sich mit meinen Füßen. Ich spürte plötzlich einen durchdringenden Schmerz, als hätte man mir mit dem Messer die Kehle durchgeschnitten. Ich hatte sofort das Gefühl, meine Mutter hätte es getan – ich meine natürlich im übertragenen Sinn. Mir wurde klar, daß ich daran gehindert werden sollte, etwas hinauszuschreien oder hinauszuweinen. Ich hatte schon immer Schwierigkeiten gehabt, meine Gefühle verbal auszudrücken, doch im Laufe der Jahre war dieses Problem immer mehr in den Hintergrund getreten. Wenn es sich trotzdem wieder äußerte, bekam ich Halsschmerzen, besonders wenn ich gleichzeitig müde war. Als ich den Schmerz fühlte, stieß ich die beiden Kollegen beiseite und schrie vor Wut auf. Dann spürte ich eine tiefe Erleichterung.

Kurz nach diesem Vorfall hatte ich zwei Träume, die das Problem zuspitzten. Sie kamen in zwei aufeinanderfolgenden Nächten. Zuerst träumte ich, ich würde bald an einem Herzanfall sterben, was aber nicht weiter schlimm sei, da ich mit Würde sterben könnte. Seltsamerweise hatte ich beim Träumen keine Angst, und ich war auch nicht beunruhigt, als mir der Traum morgens, nach dem Aufwachen, wieder einfiel.

In der Nacht darauf träumte ich, ich sei der persönliche Berater eines infantilen Königs, also eines Königs, der noch Kind war. Dieser König glaubte, ich hätte ihn verraten, und befahl, man solle mich enthaupten. In dem Traum wußte ich, daß ich ihn nicht verraten hatte, und rechnete fest damit, er würde seinen Irrtum einsehen, mich begnadigen und wieder in mein Amt einsetzen. Der Zeitpunkt der Hinrichtung rückte immer näher, aber ich blieb zuversichtlich. Als der Tag endlich kam und ich zum Schafott geführt wurde, war ich immer noch überzeugt, begnadigt zu werden, vielleicht erst in letzter Minute. Ich spürte, wie der Scharfrichter mit einem großen Beil in der Hand neben mir stand. Trotzdem erwartete ich meine Begnadigung. Dann beugte sich der Henker nach unten, um die Kette zu lösen, mit der man meine Beine gefesselt hatte. Es ging sehr schnell, denn die Fesseln um meine Knöchel bestanden nur aus dünnem Draht. Ich begriff plötzlich, daß ich es selbst hätte tun können, und erwachte. Auch bei diesem Traum hatte ich keine Angst vor dem nahen Tod.

Da ich mich nicht gefürchtet hatte, meinte ich, die Träume hätten eine positive Bedeutung. Aus diesem Grund gab ich mir keine allzu große Mühe, sie zu interpretieren. Der erste schien gar keiner Interpretation zu bedürfen, weil ich mich kurz vorher mit der Möglichkeit beschäftigt hatte, an einer Herzattacke zu sterben. Ich ging auf die sechzig, war also in einem Alter, in dem derartige Anfälle häufig auftreten, und ich wußte, daß mein Herz mein »wunder Punkt« war. Seit meinen ersten Sitzungen bei Reich war ich mir einer Starre in meiner Brust bewußt gewesen, und ich hatte diese Starre nie vollständig lösen können. Außerdem war ich ein leidenschaftlicher Pfeifenraucher, inhalierte den Rauch allerdings nicht. Der Traum spiegelte mir keineswegs vor, nicht an Herzversagen zu sterben; er machte den Herztod vielmehr zu einem nebensächlichen Ereignis. Es kam darauf an, mit Würde zu sterben, aber das bedeutete – wie ich sofort begriff –, daß ich auch mit Würde leben mußte. Diese Erkenntnis schien zu bewirken, daß ich keine Angst vor dem Tod hatte.

Zunächst erzählte ich die Träume niemandem. Ein paar Monate später berichtete ich sie jedoch mehreren Kollegen bei einem Seminar in Kalifornien. Damals beschäftigten wir uns nicht weiter mit der Interpretation des zweiten Traums. Ich hatte das Gefühl, er wollte mir sagen, daß ich zu lange irgendeinem infantilen Hang nachgegeben hätte, woraus für mich Schwierigkeiten entstehen würden. Ich sollte endlich meinen rechtmäßigen Platz als Herrscher meines Königreiches (meiner Persönlichkeit, meiner Arbeit) einnehmen, da ich auch die Verantwortung dafür trüge. Ich folgte dem inneren Befehl und war erleichtert.

Ungefähr anderthalb Monate darauf traf ich an der amerikanischen Ostküste mit anderen Bioenergetik-Therapeuten zusammen und erzählte ihnen die Träume ebenfalls. Ich hatte inzwischen weiter über den zweiten Traum nachgedacht. Ich spürte, daß er mit den Schmerzen in meinem Nacken zusammenhing. In dem Traum sollte mir der Kopf abgeschlagen werden; das Beil würde also auf meinen Nacken treffen. Deshalb beschrieb ich zunächst die chronischen Schmerzen in meinem Nacken, die, wie ich jetzt meinte, etwas damit zu tun hatten, daß ich den Kopf fast nie richtig hochhielt. Wenn ich es aber einmal tat, verschwand der Schmerz. Ich wußte, daß ich ihn nicht bewußt, also kraft meines Willens, hochhalten durfte, weil es gekünstelt wirken und ich nicht imstande sein würde, diese Positur durchzuhalten. Es müßte ein natürlicher Ausdruck der Würde sein, die der Bedeutung meines ersten Traumes entspräche.

Als ich die Träume erzählt hatte, berichtete ich von einigen Kindheitseindrücken. Ich war das erste Kind und der einzige Sohn meiner Eltern. Meine Mutter liebte mich abgöttisch, ich war ihr Augapfel. Sie betrachtete mich in vieler Hinsicht als einen jungen Prinzen. Andererseits bestand sie aber auf ihrer Autorität und konnte sehr grausam sein, wenn ich unartig oder widerspenstig war. Sie war ehrgeizig und übertrug diese Einstellung auf mich. Mein Vater liebte mich ebenfalls sehr. Seine Persönlichkeit war fast das Gegenteil von der meiner Mutter. Er war ein unbekümmerter Genießer. Er arbeitete zwar hart, hatte aber nicht viel Erfolg in seiner kleinen Firma. Ich pflegte ihm bei seinen Abrechnungen zu helfen, denn ich konnte gut kopfrechnen. Meine Eltern zankten sich während meiner ganzen Kindheit oft wegen Geld, und ich wurde jedesmal in die Auseinandersetzung hineingezogen. Einerseits fühlte ich mich meinem Vater überlegen, aber andererseits war er größer und stärker als ich, so daß ich Angst vor ihm hatte. Ich glaube nicht, daß mein Vater mir einen realen Anlaß zu dieser Furcht gegeben hat. Er war nicht grausam, und er verprügelte mich nur ein einziges Mal. Aber meine Mutter hatte mich irgendwie darauf abgerichtet, mit ihm zu konkurrieren, und bei diesem Kampf mit ungleichen Waffen muß jeder kleine Junge scheitern.

Ich begriff, daß ich die Ödipussituation, denn darum handelte es sich eindeutig, nie richtig bewältigt hatte. Mein Vater war der infantile König, den ich nicht entthronen konnte, und deshalb mußte ich der junge Prinz bleiben, zwar begabt und vielversprechend, aber zu einer Nebenrolle verdammt.

Als ich diese Situation und ihre Auswirkungen auf mich schilderte, wußte ich plötzlich, daß ich alles hinter mir hatte. Es war Vergangenheit. Ich brauchte nur den dünnen Draht zu entwirren, der meine Knöchel fesselte. Mein Vater war vor einigen Jahren gestorben. Ohne an diese Tatsache zu denken, wußte ich, daß ich nun König war, und konnte den Kopf hochhalten, da das für einen König ganz natürlich ist.

In diesem Sinne endete die Traumdeutung, und ich dachte nicht weiter darüber nach, weil ich jetzt wußte, wo ich stand. Doch obwohl ich nicht mehr daran dachte, stellte ich eines Tages fest, daß die Schmerzen in meinem Nacken verschwunden waren. Und sie sind seitdem nicht wieder aufgetaucht.

Inzwischen habe ich gemerkt, daß ich im Umgang mit Menschen eine andere Einstellung entwickelt habe. Diese Änderung fiel auch Außenstehenden auf. Sie sagen, ich sei sanfter, unbekümmerter, friedfertiger geworden und bestehe nicht mehr so sehr darauf, meine Ansichten durchzusetzen. Vorher hatte ich um Anerkennung gekämpft – um Anerkennung als Mann, nicht als Knabe, als König, nicht als Prinz. Aber niemand konnte mir die Anerkennung verschaffen, die ich mir selbst versagte. Jetzt brauchte ich nicht mehr zu kämpfen.

Ich fand dieses Ergebnis sehr erfreulich, aber es bedeutete freilich nicht das Ende meiner Expedition. Als sich die Spannung in meinem Nacken gelöst hatte, wurde ich mir der Spannung in meinen Schultern und in meiner Brust stärker bewußt. Diese Spannungen erreichten zwar nicht die Schmerzschwelle, aber ich fuhr trotzdem mit der bioenergetischen Arbeit an mir selbst fort, machte Atemübungen, Stehübungen (nach dem Bodenkonzept) und drosch auf einen Sandsack ein, um meine Schultern zu lockern. Die Stehübungen zielten darauf ab, Gefühl in die Füße zu bekommen. Mein Traum hatte mir gesagt, ich sei an den Knöcheln gefesselt.

In diesen Zusammenhang gehört noch ein weiteres Erlebnis. Vor rund zwei Jahren lernte ich eine Gesanglehrerin kennen, die mit der Bioenergetik vertraut war und wußte, welche Rolle die Stimme für den Selbst-Ausdruck spielt. Ich sprach bereits davon, daß ich das Gefühl hatte, meine Mutter hätte mir die Kehle durchgeschnitten. Dadurch hatte ich manchmal Schwierigkeiten beim Sprechen, beim Weinen und besonders beim Singen. Ich hatte oft den

Wunsch zu singen, tat es aber kaum. Ich fürchtete, meine Stimme würde umkippen, und ich würde anfangen zu schreien. In meiner Familie hatte niemand gesungen, als ich Kind war. Ich beschloß also, bei dieser Lehrerin einige Gesangstunden zu nehmen – schon um zu sehen, was ich damit erreichen würde. Sie versicherte mir, sie verstehe mein Problem, und da es Privatunterricht sei, solle ich einfach drauflos singen oder schreien.

Ich ging sehr aufgeregt zur ersten Gesangstunde. Die Lehrerin forderte mich auf, irgendwelche Töne zu singen, irgendwelche freien und spontanen Töne. Ich sang das Wort »Diabolo«, weil es mir erlaubte, die Kehle zu öffnen und meiner Stimme freien Lauf zu lassen. Ich sang einfach drauflos, ließ mich gehen. Ich sang das Wort sekundenlang. Es klang sicher furchtbar stümperhaft. Meine Stimme wurde freier. Plötzlich sang ich einen Ton, der so mühelos und rund aus mir herauskam, daß es schien, als sei ich der Ton, als sei der Ton ich. Er pflanzte sich in meinem ganzen Körper fort. Mein Körper vibrierte mit.

Zu meiner Überraschung hatte ich kein einziges Mal den Drang, zu schreien. Ich öffnete mich einfach und ließ meine Stimme heraus. Nun wußte ich, daß ich singen konnte, denn einige Töne klangen wundervoll und sehr musikalisch. Als die Stunde zu Ende war, spürte ich eine Freude, wie ich sie nur bei wenigen Gelegenheiten erlebt habe. Selbstverständlich nahm ich weiterhin Gesangunterricht. Ich erwähne dieses Erlebnis, weil ich überzeugt bin, daß es beim nächsten Schritt eine Rolle spielte. Im folgenden Jahr schenkte ich meinen Träumen keine große Beachtung, obgleich sie nicht weit von meinem Bewußtsein entfernt waren. Ich dachte nur dann und wann über sie nach. Gelegentlich dachte ich auch über meine Eltern nach. Dann traf es mich eines Tages wie ein Blitz. Ich wußte plötzlich, wer der infantile König *wirklich* war. Es war mein Herz. Der zweite Traum gewann plötzlich eine völlig andere Bedeutung: Ich hatte mein Herz verraten. Ich hatte ihm nicht vertraut und es deshalb in einen besonders engen, starren Brustkorb gesperrt. Das »Ich« des Traumes war mein Ego, mein bewußter Geist, mein Intellekt. Dieses »Ich«, der Intellekt, war der persönliche Berater, der die Dinge für den eingesperrten infantilen König in die Hand nahm.

Als ich einmal begriffen hatte, wer der König war, zweifelte ich nie mehr an der Richtigkeit dieser Interpretation. Natürlich ist das Herz König oder sollte es wenigstens sein. Jahrelang hatte ich erklärt, man solle auf sein Herz horchen und ihm folgen. Das Herz ist der Mittelpunkt oder Kern des Lebens, und seine Herrschaft ist Liebe. Da es nie alt wird, ist es ein Kind. Die Gefühle im Herzen eines Kindes und im Herzen eines älteren Menschen sind gleich – es sind die Gefühle der Liebe und des Schmerzes. Ich verkündete zwar dieses Prinzip, befolgte es aber selbst nicht hundertprozentig. Ich hatte die abwertende Bezeichnung »infantiler König« benutzt, als sei Reife eine Funktion des Intellekts. Außerdem hatte ich meiner Mutter nicht den Schmerz vergeben, den sie mir zugefügt hatte – mein Herz hätte ihr jedoch umgehend verziehen. O ja: Ich hatte den König verraten, und er hatte gezeigt, daß er der wahre Souverän war. »Kopf ab!« befahl er. »Ich brauche keine falschen Ratgeber.«

Aber irgendwie hatte ich ebenfalls recht gehabt. Ich hatte ihn nicht wirklich verraten, weil ich ihn im Grunde beschützte und seine Interessen wahrnahm. Ich hatte als kleines Kind erfahren, wie herzzerreißend es ist, wenn man betrogen oder verraten wird. Ich hatte erlebt, daß meine Mutter wütend auf mich wurde, obgleich ich sie nur darum bat, in meiner Nähe zu bleiben. Ich beschützte mein Herz, damit es nie wieder so verletzt würde. Leider nahm dieser Schutz den Charakter einer Einkerkerung an, denn ich blockierte den Kommunikationsweg zwischen meinem Herzen und der Welt, und mein Herz siechte dahin. Ich war für den Herzanfall prädestiniert.

Mein Kopf rollte nicht vor die Füße des Henkers, und mein Herz bekam keinen Infarkt. Ich wurde frei, als ich im Traum erkannte, daß meine Fußeisen nicht aus Stahl waren, daß es nur Einbildung war, was mich fesselte. Ich hätte mich jederzeit selbst befreien können. Solange wir unsere Einbildung jedoch nicht von der Wirklichkeit unterscheiden können, nimmt sie deren Platz ein.

Jeder König braucht einen Ratgeber. Jedes Herz braucht einen Kopf, der ihm Augen und Ohren schenkt, damit es mit der Wirklichkeit in Kontakt bleiben kann. Man darf aber nicht zulassen, daß der Kopf die Macht übernimmt; das wäre Verrat am Herzen.

Man kann diese neue Interpretation meines Traums als bioenergetische Deutung bezeichnen, weil sie sich auf das dynamische Wechselspiel zwischen den einzelnen Teilen meines Körpers bezieht, die verschiedene Aspekte meiner Persönlichkeit darstellen. Bei der ersten Interpretation handelte es sich eher um eine Freudsche Analyse. Ich betrachtete beide Deutungen als richtig; die zweite geht lediglich tiefer als die erste. Ich habe begriffen, daß man Träume unterschiedlich interpretieren kann, und jede Interpretation trifft in dem Ausmaß zu, in dem sie Licht auf das Verhalten und die Lebenseinstellung des Träumenden wirft.

Die Einsichten, die mir die beiden Träume verschafften, berührten allerdings nicht das Problem der Starre in meiner Brust. Ich mußte die Muskelverspannungen abbauen, wenn ich mein Herz befreien wollte. Die Erkenntnisse, die der Traum geliefert hatte, konnten mein Herz nicht erschließen; sie erschlossen aber wenigstens den Weg dazu.

Eine wichtige These der Bioenergetik lautet, daß Änderungen der Persönlichkeit durch Änderungen im Ablauf der körperlichen Funktionen ermöglicht werden – nämlich durch tieferes Durchatmen, erhöhte Motilität, umfassenderen und freieren Selbst-Ausdruck. In dieser Hinsicht war die Starre meiner Brust eine Seinsbeschränkung. Sie verkrampfte sich schon beim kleinsten Druck, und ich konnte einfach nicht »nachgeben«, so sehr ich es mir auch wünschte. Diese Situation begann sich im letzten Jahr zu ändern.

Ich spürte, daß ich jetzt nachgeben konnte, wenn man Druck ausübte. Deshalb bat ich einen bioenergetischen Therapeuten, meine Brust leicht und rhythmisch zu drücken, während ich auf dem Atemschemel lag. Er tat es, und ich begann laut zu weinen; die Töne entwickelten sich allmählich zu einem ungezügelten, verzweifelten Aufheulen. Ich spürte, daß sie aus meinem schmerzenden Herzen, aus meinem Verlangen nach aktiver und passiver Liebe kamen, das ich in all diesen Jahren rigoros gezügelt hatte. Zu meiner Überraschung dauerte das verzweifelte Schluchzen nicht sehr lange. Ich fing plötzlich an zu lachen, und ein Gefühl der Freude durchflutete meinen Körper. Dieses Erlebnis machte mir bewußt, daß Lachen und Weinen dicht beieinander wohnen. Die Freude drückte die Tatsache aus, daß meine Brust in jenem Moment weich geworden war und daß mein Herz sich geöffnet hatte.

Doch eine Schwalbe macht noch keinen Sommer, und eine Erfahrung macht noch keinen neuen Menschen. Der Prozeß mußte wiederholt werden, unter Umständen viele Male. Kurz danach reagierte ich in einer anderen Situation ganz ähnlich. Meine Frau und ich machten an einem Sonntagnachmittag bioenergetische Übungen. Da sich meine Schultern verkrampft anfühlten, bat ich sie, daran zu arbeiten. Am meisten schmerzte es an dem Winkel, der von Nacken und Schulter gebildet wird, in der Nähe der Stelle, wo der *Musculus scalenus* oder Rippenhalter in die oberen Rippen mündet. Ich saß auf dem Fußboden, und meine Frau stand über mir. Sie drückte auf die Partie mit ihren Fäusten, und ich hatte beinahe unerträgliche Schmerzen. Ich mußte weinen, und mein Schluchzen kam aus tiefster Kehle. Doch abermals brach sich das erlösende Lachen Bahn, und zwar nach ungefähr einer Minute. Ich spürte erneut das Gefühl der Freude.

Wenn ich alle Erfahrungen berücksichtige, die ich in den letzten fünf Jahren gemacht habe, kann ich mehrere Schlußfolgerungen ziehen. Die erste stützt die bereits erwähnte These, daß die Therapie einen Wachstums- und Entwicklungsprozeß einleitet, der nie endet; die Arbeit mit dem Therapeuten legt das Fundament für diesen Prozeß. Außerdem setzt sie innerhalb der Persönlichkeit Kräfte in Gang, die alle Aspekte des Ichs – Selbst-Bewußtsein, Selbst-Ausdruck und Selbst-Beherrschung – intensivieren und erweitern; die Kräfte wirken nicht nur auf der bewußten, sondern auch auf der unbewußten Ebene. Träume stellen eine Manifestation dieser Kräfte auf unbewußter Ebene dar. Auf der bewußten Ebene muß sich der Betreffende um stetigen Wandel – das heißt, um fortgesetztes Wachstum und kontinuierliche Entwicklung – bemühen.

Die zweite Schlußfolgerung lautet, daß man sich nur um Wachstum bemühen kann, wenn man sich für seinen Körper engagiert. Das Konzept des Wachstums fasziniert heute viele Leute, so zum Beispiel die Anhänger der Kreativitätslehre, die das menschliche Potential nutzen und ausbauen will. Ihre Aktivitäten zielen alle darauf ab, das Wachstum der Persönlichkeit zu fördern. Derartige Aktivitäten können eine positive Wirkung haben, doch wenn der Körper dabei ignoriert wird, werden sie manchmal zu Spielen, die ganz interessant sein mögen, unter Umständen sogar Spaß machen, aber keine echten Wachstumsprozesse darstellen.

Die dritte Schlußfolgerung sagt uns, daß wir bescheiden und geduldig sein müssen. Es ist unmöglich, sich durch bloße Willensanstrengungen zu ändern. Ebensogut könnten wir versuchen, uns an den Schnürsenkeln in die Luft zu ziehen. Die Änderung wird erst dann eintreten, wenn man wirklich bereit, willens und imstande ist, sich zu ändern. Sie läßt sich nicht erzwingen. Sie beginnt mit Selbst-Anerkennung und Selbst-Bewußtsein und natürlich mit dem Wunsch, sich zu ändern. Die Angst vor dem Wandel kann allerdings sehr folgenschwer sein. Das verdeutlicht meine Furcht vor einem tödlichen Herzanfall. Man muß Geduld haben und empfänglich werden. Das ist ein körperliches Phänomen. Der Körper entwickelt allmählich eine Empfänglichkeit für energetische Störungen und gewinnt dadurch die Fähigkeit, stärker zu fühlen und sich ungehinderter und umfassender auszudrücken.

Ich begann die Expedition zu meinem Ich bei der ersten therapeutischen Sitzung mit Reich und habe sie bis heute fortgesetzt. Sie dauert nun schon dreißig Jahre. Wenn man die Erfahrungen bedenkt, die ich eben geschildert habe, könnte man sagen, ich hätte dreißig Jahre gebraucht, um zu meinem Herzen zu kommen. Genaugenommen stimmt das allerdings nicht. Ich habe mein Herz in dieser langen Zeit sehr oft erreicht. Es öffnete sich, verschloß sich dann jedoch wieder, weil ich Angst hatte und glaubte, ich müsse es beschützen. Heute ist die Angst verschwunden, und mein Herz steht relativ offen.

Die dreißig Jahre, in denen ich als Bioenergetik-Therapeut praktizierte, haben mir auch eine ganze Menge über die Menschen beigebracht. Während ich mit Menschen arbeite, habe ich *aus* ihnen gelernt. Ihre Kämpfe und Konflikte ähnelten in mancher Hinsicht den meinen, und indem ich ihnen half, half ich auch mir. Wir verfolgten alle das gleiche Ziel, obwohl wir uns in den meisten Fällen nicht darüber klar waren. Wir sprachen von unseren Ängsten, unseren Problemen und unseren sexuellen Schwierigkeiten, erwähnten aber nicht, daß wir uns davor fürchteten, unser Herz zu öffnen und es offenstehen zu lassen. Meine Arbeit mit Reich hatte mich auf das Ziel der orgastischen Potenz – das zweifellos sehr wichtig ist – ausgerichtet, aber der Zusammenhang zwischen einem offenen Herzen, der Fähigkeit, umfassend zu lieben, und der orgastischen Potenz wurde nicht genügend betont.

Dieser Zusammenhang ist mir schon seit Jahren bekannt. Im Mittelpunkt meines 1965 erschienenen Buches *Love and Orgasm* steht die These, daß Liebe der Zustand der umfassenden orgastischen Reaktion ist. Ich habe Liebe und Sex darin gleichgesetzt, weil ich Sex als einen Ausdruck der Liebe betrachte. Das Buch dreht sich jedoch in erster Linie um sexuelle Probleme und streift die Angst des Menschen, sein Herz zu öffnen, nur am Rande. Ich bezweifle nicht, daß es meine eigene Angst war, die mich daran hinderte, diesem Aspekt des Themas weiter nachzugehen. Ich mußte erst meine Furcht »lösen«, bevor ich den Kern des therapeutischen Problems behandeln konnte.

Der Kern ist das Herz. Wir müssen uns darüber klarwerden, daß das Herz wahrscheinlich das sensibelste – also »fühlendste« – Organ des Körpers ist. Unsere Existenz hängt von seiner kontinuierlichen, rhythmischen Tätigkeit ab. Wenn dieser Rhythmus auch nur momentan gestört ist, wenn das Herz beispielsweise einen Schlag aussetzt oder zu schnell schlägt, spüren wir Angst im Kern unseres Seins. Ein Mensch, der in seinen jungen Jahren eine solche Angst erlebt hat, wird viele Abwehrmechanismen entwickeln, um sein Herz vor der Gefahr von Funktionsstörungen zu schützen. Er wird nicht leicht zulassen, daß man sein Herz anrührt, und er wird nicht vom Herzen aus auf die Welt reagieren. Diese Abwehrmechanismen werden im Laufe der Jahre immer mehr ausgebaut, bis sie schließlich eine wirksame Barriere gegen jeden Kontaktversuch bilden. Bei einer erfolgreichen Therapie werden die Mechanismen untersucht, in Zusammenhang mit den Lebenserfahrungen des Patienten analysiert und sorgfältig durchgearbeitet, bis man das Herz erreicht hat.

Zu diesem Zweck muß man die Abwehrmechanismen allerdings als Entwicklungsprozeß begreifen. Das läßt sich am besten mit einer schematischen Darstellung erklären, auf der die Abwehrschichten als konzentrische Kreise erscheinen:

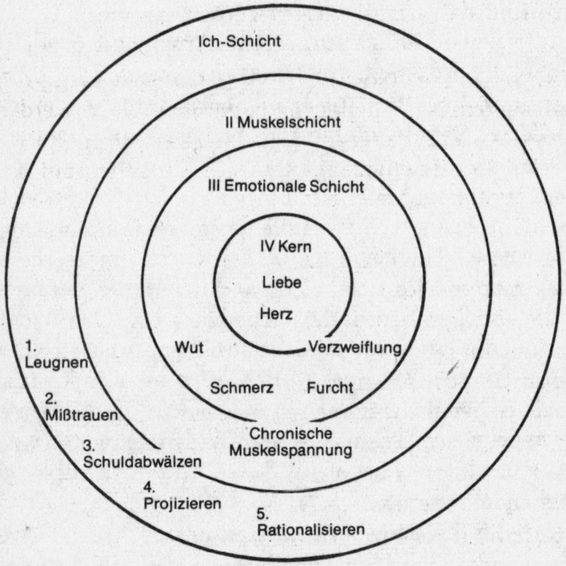

Die Schichten lassen sich von außen nach innen folgendermaßen charakterisieren: Die *Ich-Schicht* enthält die psychischen Abwehrmechanismen und ist die äußere Persönlichkeitsschicht. Typische Ich-Abwehrmechanismen sind:

A. Leugnen
B. Projizieren
C. Schuldabwälzen
D. Mißtrauen
E. Rationalisieren und Intellektualisieren

In der *Muskelschicht* liegen die chronischen Muskelspannungen, die die Abwehrmechanismen stützen und rechtfertigen. Gleichzeitig schützen sie den Betreffenden vor der darunterliegenden Schicht unterdrückter Gefühle, die er nicht zu äußern wagt.

Die *emotionale Schicht* der Gefühle enthält unter anderem unterdrückte Empfindungen wie Wut, Panik oder Schrecken, Verzweiflung, Trauer und Schmerz.

Der *Kern* oder das *Herz* ist die Quelle des Gefühls, zu lieben oder geliebt zu werden.

Der therapeutische Ansatz darf sich nicht allein auf die erste Schicht beschränken, so wichtig diese auch sein mag. Wir können einem Menschen zwar helfen, sich darüber klarzuwerden, daß er zum Leugnen, Projizieren, Schuldabwälzen oder Rationalisieren neigt, aber dieses Bewußtsein wirkt sich nur selten auf die Muskelverspannungen aus und läßt fast nie die unterdrückten Gefühle an die Oberfläche kommen. Die Schwäche des rein verbalen Ansatzes besteht darin, daß er zwangsläufig auf die erste Schicht beschränkt ist. Wenn die Muskelverspannungen nicht beeinflußt werden, kann das Bewußtsein der Abwehrmechanismen leicht zu einer anderen Art von Rationalisierung mit den dazugehörigen Formen des Leugnens und Projizierens führen.

Da es mit verbalen Therapien nicht gelungen ist, entscheidende Änderungen der Persönlichkeit zu erzielen, haben sich immer mehr Leute den nichtverbalen und körperlichen Ansätzen zugewandt. Viele dieser neuen therapeutischen Methoden sollen die unterdrückten Gefühle wachrufen und entladen. Sie zielen oft in erster Linie darauf ab, Schreie hervorzulocken. Nicht selten »erfährt« der Patient auch seine Wut und Trauer und drückt seine Sehnsucht oder sein Verlangen nach etwas aus.

Schreien hat einen durchschlagenden Reinigungseffekt auf die Persönlichkeit. Es gehörte lange Zeit zu den Standardmitteln der Bioenergetik. Der Schrei ist wie eine Explosion in der Persönlichkeit und bewirkt vorübergehend zweierlei: Er löst die von den chronischen Muskelspannungen geschaffene Starre und durchbricht die Ich-Abwehren in der ersten Schicht. Weinen und tiefes Schluchzen haben eine ganz ähnliche Wirkung, denn sie lockern und lösen körperliche Verkrampfungen. Das Entladen von Wut kann ebenfalls sehr nützlich sein, vorausgesetzt, die Wut wird unter Kontrolle und in der therapeutischen Situation ausgedrückt. Unter diesen Umständen stellt sie keine negative Reaktion dar und kann in das Ich des Betreffenden integriert werden; sie ist dann auf die Ich-Frequenz abgestimmt. Furcht muß ebenfalls wachgerufen werden, was allerdings schwieriger ist. Der Reinigungseffekt der Schreie, der entladenen Wut und der ausgedrückten Trauer ist nämlich nur kurzlebig, wenn es nicht gelingt, die Furcht oder den Schrecken an die Oberfläche zu bringen und auszutragen. Solange ein Patient davor zurückschreckt, sich seiner Furcht zu stellen und die Gründe für sie zu verstehen, wird er weiterhin schreien, weinen und wüten, ohne seine Persönlichkeit merklich zu beeinflussen. Er wird zwar einen hemmenden Prozeß durch einen Reinigungsprozeß ersetzt haben, aber die Richtung des Wachstums nicht entscheidend ändern. Er wird weiterhin von den Kräften gehemmt, die er weder verstanden noch durchgearbeitet hat. Trotzdem ist es für die Therapie wichtig, daß die unterdrückten Empfindungen geäußert werden. Man muß die Gefühle immer wieder anzapfen, um Wachstumsenergie zu beschaffen.

Meiner Ansicht nach wird man die gewünschten Ergebnisse auch dann nicht erzielen, wenn man allein mit der dritten Schicht arbeitet. Man kann die ersten beiden Schichten nicht entschärfen, indem man sie umgeht. Sie sind momentan untätig – aber nur, solange der Reinigungseffekt anhält. Wenn der Betreffende aber wieder in die Welt hinausgehen und als verantwortungs- und pflichtbewußter Erwachsener agieren muß, wird er seine Abwehrmechanismen erneut einschalten. Er kann gar nicht anders, weil die regressive oder reinigende Methode nur in der therapeutischen Situation funktioniert. Es scheint logisch, mit der ersten und der dritten Schicht zu arbeiten, weil sie sich gegenseitig ergänzen – die erste enthält intellektuelle und die dritte emotionale Abwehrmechanismen. Schwierig ist es, eine Verbindung zwischen ihnen herzustellen, da sie von verspannten Muskeln getrennt werden.

Wenn man unmittelbar mit der zweiten Schicht arbeitet, kann man jederzeit in die erste oder dritte Schicht eindringen. Durch die Arbeit an den Muskelverspannungen kann man einem Menschen also zeigen, wie seine psychologische Haltung von dem Panzer oder der Starre seines Körpers determiniert wird. Wenn es wünschenswert ist, kann man die unterdrückten Gefühle erreichen und öffnen, indem man die verkrampften Muskeln mobilisiert, die ihren Ausdruck zurückhalten und blockieren. Schreien wird zum Beispiel von Muskelverspannungen in der Kehle blockiert. Wenn man die vorderen Rippenhaltermuskeln an der Seite des Nackens fest mit den Fingern drückt, während der Betreffende einen lauten Ton von sich gibt, wird sich der Ton oft in einen Schrei verwandeln. Wenn man aufhört zu drücken, wird der Schrei gewöhnlich anhalten; das ist besonders dann der Fall, wenn der Betreffende das Bedürfnis hat zu schreien. Nach dem Schrei dringt man in die erste Schicht ein, um festzustellen, weshalb der Schrei auftrat und weshalb der Patient ihn bisher unterdrücken mußte. Auf diese Weise erfaßt man bei der Analyse und beim Durcharbeiten der Abwehrhaltung alle drei Schichten. Da man das körperliche Problem, in diesem Fall die verkrampfte und zugeschnürte Kehle, in den Mittelpunkt stellt, nimmt man nicht mehr eine bloße Reinigungsprozedur vor, sondern leitet einen öffnenden, wachstumsorientierten Prozeß ein.

Es ist natürlich keine echte Therapie, wenn man sich allein mit Muskelverspannungen beschäftigt, ohne die psychischen Abwehrmechanismen zu analysieren oder die unterdrückten Gefühle wachzurufen. Körpermassage und Yoga-Übungen sind durchaus nützlich, wirken aber nicht spezifisch therapeutisch. Wir meinen jedoch, daß jeder Mensch mit seinem Körper in Kontakt bleiben und dessen Spannungen abbauen muß, und fordern unsere Patienten deshalb auf, sich regelmäßig massieren zu lassen und ihre bioenergetischen Übungen zu machen, sei es allein oder in Arbeitsgruppen.

Lassen Sie uns einmal annehmen, es sei möglich, sämtliche Abwehrhaltungen der Persönlichkeit zu beseitigen. Wie würde ein gesunder Mensch funktionieren? Wie würde unsere graphische Darstellung aussehen?

Die vier Schichten würden weiterhin vorhanden sein – aber nicht mehr als abwehrende, sondern als harmonisierende (koordinierende) und ausdrückende (expressive) Schichten. Alle Impulse würden vom Herzen fließen, das heißt, der Betreffende würde bei allem, was er tut, »mit dem Herzen dabei sein«. Er würde alles gern tun, ob es sich um Arbeit, Freizeitgestaltung oder Sex handelt. Außerdem würde er in allen Situationen emotional reagieren: Seine Reaktionen würden immer ein Gefühlsfundament haben. Er könnte, je nach den Umständen, zornig, traurig, ängstlich oder freudig sein. Diese Gefühle würden echte Reaktionen darstellen, weil sie nicht mehr von unterdrückten, auf Kindheitserfahrungen beruhenden Empfindungen vergiftet werden könnten. Außerdem würden seine Aktionen und Bewegungen anmutig und zielsicher sein, da die chronischen Spannungen aus seiner Muskelschicht gewichen wären. Einerseits würden sie seine Gefühle widerspiegeln, andererseits der Steuerung seines Ichs unterliegen. Sie wären also harmonisch und angemessen. Das Grund*merkmal* dieses Menschen würde Ausgeglichenheit sein, nicht mehr Unausgeglichenheit; seine Grund*stimmung* würde Wohlbefinden sein. Er würde je nach den Umständen Freude oder Kummer empfinden können, wäre aber in all seinen Reaktionen ein im wahrsten Sinne des Wortes »herzlicher« Mensch.

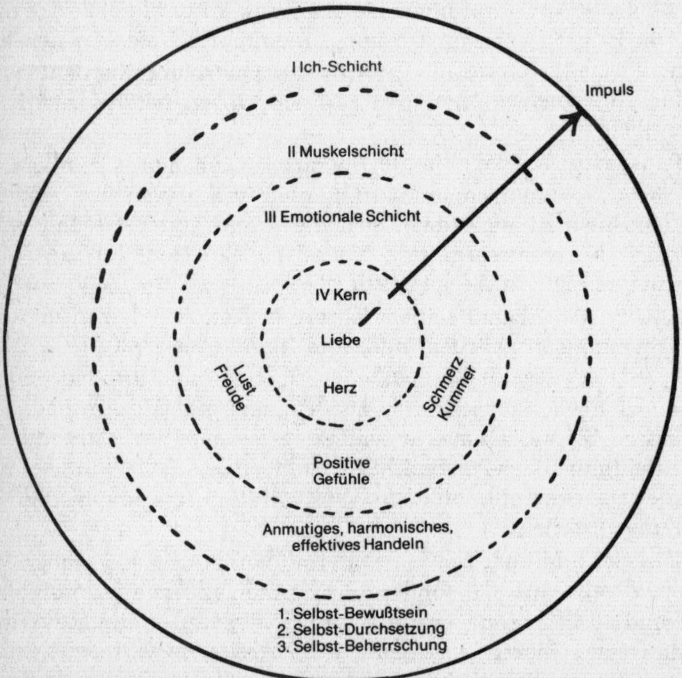

Das ist natürlich ein Idealbild. Man kann den idealen Zustand zwar nie so vollständig erreichen, ist aber auch nicht so von seinem Herzen abgekapselt, daß man keinen freudigen Augenblick empfindet, wenn es sich öffnet und frei ist. Wenn sich ein Herz völlig von der Welt abschließt, wird es aufhören zu schlagen, und der Mensch muß sterben. Es ist eine traurige Tatsache, daß viele Menschen mehr tot als lebend durch das irdische Dasein gehen.

Angst

Die psychischen und körperlichen Abwehrmechanismen, die ich eben schilderte, haben die Aufgabe, den Menschen vor Angst zu schützen. Schwerwiegende Angst ist mit Störungen der Herzfunktion verbunden. Ich erwähnte bereits, daß fast alle Unregelmäßigkeiten im Herzrhythmus Angst auslösen. Es ist aber auch so, daß jede Behinderung des Atmungsprozesses Angst erzeugt. Wer einmal miterlebt hat, wie ein Asthmatiker nach Luft ringt, kennt die intensive Angst, die aus Atemnot oder Schwierigkeiten beim Atmen resultiert. Wir können also die allgemeine These aufstellen, daß alle Umstände, die die Funktionen eines lebenswichtigen Organismus behindern, Angst herbeiführen. Die Atmung ist für das Leben eines Organismus wohl ebenso wichtig wie der Blutkreislauf.

Auch Freud kannte den Zusammenhang zwischen Atmungsschwierigkeiten und Angst. In meinem Buch *Depression and the Body* zitierte ich eine Beobachtung des Freud-Biographen Ernest Jones, die diese Tatsache beweist. »Ein Jahr später sagt Freud in einem Brief: ›Angst ist die Empfindung der Anhäufung eines anderen endogenen Reizes, des Reizes zur Atmung, der keine psychische Verarbeitung sonst kennt, könnte also für angehäufte physische Spannung überhaupt in Verwendung kommen.‹«*

Einfacher ausgedrückt, bedeutet das folgendes: Die Spannung, die sich anhäuft, führt zu einer Behinderung des Atmungsprozesses und ruft Angst wach. Leider gingen weder Freud noch die traditionelle Psychoanalyse der Sache weiter nach. Sonst hätten sie vielleicht einen Weg zum biologischen Verständnis von Persönlichkeitsstörungen gefunden. Reich untersuchte den Zusammenhang eingehend. Er sah in ihm das Fundament seiner therapeutischen Methode, aus der sich dann die Bioenergetik entwickelte.

* Jones: *Das Leben und Werk von Sigmund Freud*, Bd. 1, Bern/Stuttgart 1960.

Ein anderer Anhaltspunkt für das Wesen der Angst wurde von dem Psychoanalytiker Rollo May geliefert, der auf die indogermanische Wurzel des Wortes hinwies: *angh*, gleichbedeutend mit unserem Wort »eng«. Man könnte also sagen, daß Angst auf einem Gefühl der Enge beruht, was auch in dem Wort »Beklemmung« zum Ausdruck kommt. Angst ist laut May nichts anderes als eine »Beklemmung in den Engen des Körpers«. Mit Enge kann beispielsweise der Gebärtrakt gemeint sein, den wir auf unserem Weg in eine unabhängige Existenz passieren müssen. Dabei entsteht unter Umständen Angst, weil der Organismus von nun an ohne Hilfe atmen muß. Außerdem entsteht natürlich Angst, wenn der Organismus Schwierigkeiten beim Übergang zur unabhängigen Atmung hat, die sein Leben bedrohen. Die Enge kann sich aber auch auf den Hals beziehen – also auf den engen Kanal zwischen dem Kopf und dem übrigen Körper, durch den die Luft zu den Lungen gelangt und das Blut zum Gehirn strömt. Verengungen in dieser Partie sind ebenfalls lebensgefährlich und erzeugen Angst.

Ich hatte einmal Gelegenheit, einen spontanen Erstickungsanfall mitzuerleben und die intensive Angst zu beobachten, die er hervorrief. Er ereignete sich bei der ersten Sitzung mit einer Patientin. Sie lag auf dem Atemschemel und versuchte, tiefer und intensiver durchzuatmen. Plötzlich richtete sie sich in panischem Entsetzen auf und erklärte mit versagender Stimme: »Ich kann nicht mehr atmen. Ich kann nicht mehr atmen.« Ich beruhigte sie und antwortete, es werde gleich wieder gehen, und bereits nach knapp einer Minute begann sie aus tiefster Seele zu schluchzen. Sobald aber das Weinen eingesetzt hatte, atmete sie wieder leicht. Mir war völlig klar, was sich abgespielt hatte: Nicht mit einer emotionalen Entladung rechnend, hatte sie ihre Brust entspannt und ihre Kehle geöffnet. Daraufhin brach sich ein übermächtiger Wein-Impuls Bahn. Dieser Impuls kam aus einer tiefen Traurigkeit, die sie in der Brust verschlossen hatte. Sie reagierte unbewußt, indem sie sich bemühte, den Impuls abzuwürgen – und statt dessen ihren Atem abwürgte.

Im ersten Kapitel habe ich berichtet, wie sich mir bei der Therapie mit Reich unter ganz ähnlichen Umständen ein Schrei entrang. Wenn ich versucht hätte, den Schrei zu blockieren, hätte ich ihn sicherlich ebenfalls abgewürgt. Dadurch hätte sich wahrscheinlich eine unerträgliche Angst entwickelt. Ich habe viele Patienten erlebt, die sich bemühten, aufwallende Gefühle abzuwürgen, wenn sie ihre Kehle öffneten und tiefer durchatmeten. Das Würgen war jedesmal mit Angst verbunden. Diese Beobachtungen bestätigen

Mays Definition der Angst und zeigen den Mechanismus, durch den Spannungen in Hals und Kehle den Atmungsprozeß stören, wodurch wiederum Angst entsteht.

Eine ähnliche Kategorie von Muskelspannungen am Zwerchfell und in der Taillengegend kann die Atmung ebenfalls behindern, weil sie die Beweglichkeit des Zwerchfells einschränkt. Das ist durch radiologische Untersuchungen belegt worden.* Das Zwerchfell ist der wichtigste Atemmuskel, und seine Tätigkeit wird stark durch emotionale Belastungen beeinflußt. Auf Angstzustände reagiert es, indem es sich zusammenzieht oder verkrampft. Wenn die Verkrampfung chronisch wird, entsteht eine Prädisposition für Angst. Ich habe diese Angst als »Angst vor dem Fallen« definiert und werde später noch darauf zurückkommen.

Das Zwerchfell befindet sich über einem anderen Kanal, der eine Enge darstellt – über der Taille. Er verbindet den Brustkorb mit dem Unterleib und dem Becken. Jeder Impuls zum unteren Teil des Körpers muß die Enge durchfließen. Behinderungen in dieser Partie würden den Fluß von Blut und Gefühl zu den Geschlechtsorganen und Beinen abwürgen und Furcht auslösen. Man hat dann unwillkürlich Angst vor dem Fallen und hält infolgedessen den Atem an.

Dabei ergibt sich die Frage, *welche* Impulse in der Taillengegend vor allem abgewürgt werden. Die Antwort heißt natürlich: die sexuellen Impulse. Kinder lernen ihre sexuellen Impulse zu kontrollieren, indem sie den Bauch einziehen und das Zwerchfell heben. Die Damen der viktorianischen Epoche erreichten dasselbe Ziel, indem sie sich in Korsetts schnürten, die die Taille einengten und die Zwerchfellbewegungen behinderten. Sexuelle Angst hängt also eng mit Atmungsstörungen oder, um nochmals Rollo Mays Definition zu gebrauchen, mit Beklemmungen in den Engen des Körpers zusammen.

Eine der grundlegenden Thesen Reichs lautete, daß sexuelle Ängste bei allen neurotischen Problemen eine Rolle spielen. Wie die Bioenergetiker feststellen konnten, hat sich diese Theorie in zahlreichen Fällen bestätigt. In unserem Zeitalter des »sexuellen Fortschritts« gibt es nicht mehr so viele Patienten, die wegen sexueller Ängste zur Therapie kommen. Gleichwohl sind sexuelle Störungen weiterhin sehr verbreitet. Diesem Problem liegt eine tiefwurzelnde Angst zugrunde, die einem erst dann bewußt wird,

* Carl Strough: *Breath*, New York 1970. In diesem Buch wird eingehend geschildert, welche Rolle Zwerchfellspannungen bei Atmungsstörungen spielen.

wenn man die Spannung in seiner Taillengegend abbaut. Ähnlich ist es mit der Atmungsangst – die meisten Patienten sind sich ihrer nicht bewußt. Die eben erwähnte Patientin war sich nicht darüber klar gewesen, daß sie Atemängste hatte. Sie hatte es geschafft, diese Angst zu unterdrücken, indem sie ihre Kehle nicht ganz öffnete und nicht voll durchatmete. Erst als sie das versuchte, äußerte sich die Angst. Entsprechend kann man sexuelle Angst abwehren, indem man nicht zuläßt, daß das Becken von sexuellen Gefühlen durchflutet wird. Man verkrampft die Muskeln in der Taillengegend und schneidet das vom Herzen kommende Gefühl der Liebe auf diese Weise von jeder direkten Verbindung zu der Regung in den Geschlechtsorganen ab. So werden die sexuellen Gefühle auf die Genitalpartie begrenzt. Das Ich rationalisiert die Abkapselung mit der Behauptung, Sex sei etwas anderes als Liebe.

Manchmal kommt es vor, daß sich starke sexuelle Gefühle, die auf das Herz zurückgehen, spontan entwickeln, obgleich die Abwehrmechanismen noch intakt zu sein scheinen. Das kann in der Therapie und im täglichen Leben geschehen. Ich wies bereits darauf hin, daß ein Mensch unter ungewöhnlichen Umständen »aus der Haut fahren« oder »sich vergessen« kann. Dieser Durchbruch von Energie und Gefühl stellt eine transzendentale Erfahrung dar. Die Abwehrmechanismen treten vorübergehend außer Kraft und erlauben den sexuellen Gefühlen, frei zu fließen; dadurch kommt es zu einer umfassenden orgastischen Entspannung, verbunden mit intensiver Lust und voller Befriedigung. In den meisten Fällen versucht man jedoch, diese Gefühle abzuwürgen, da man nicht imstande ist, seine Abwehrmechanismen abzuschalten. Man entwickelt also eine – sehr schwerwiegende – Angst, die Reich »Orgasmusangst« nannte.

Ich habe zu Beginn dieses Abschnitts gesagt, daß Abwehrmechanismen die Aufgabe haben, einen Menschen vor Angst zu schützen. Anschließend erläuterte ich die Natur der Angst und den Zusammenhang zwischen Angst und Störungen der körperlichen Funktionen. Ferner haben wir erfahren, daß man keine Angst mehr empfindet, wenn man keine Abwehrmechanismen hat oder wenn die Abwehrmechanismen außer Kraft treten. Dann spürt man Lust. Wir müssen also die Schlußfolgerung ziehen, daß es die Abwehrmechanismen sind, die einen Menschen zur Angst prädestinieren oder, anders gesagt, die Voraussetzung für Angst schaffen.

Wie ist es möglich, daß die Abwehrmechanismen zwei Funktionen ausüben, die auf den ersten Blick so entgegengesetzt sind –

daß sie vor Angst schützen und gleichzeitig die Voraussetzung für die Angst schaffen? Um diese Frage zu beantworten, müssen wir uns darüber klar sein, daß sich die Abwehrhaltung oder -stellung ursprünglich nicht entwickelte, um den Menschen vor Angst zu schützen (was sie im Augenblick tut); sie sollte ihn vielmehr davor schützen, durch Angriffe oder Zurückweisungen verletzt zu werden. Wenn ein Mensch wiederholt angegriffen wurde, errichtet er Abwehrbastionen, die ihn in Zukunft vor dieser Gefahr bewahren sollen. Nationen machen dasselbe – sie errichten militärische Bastionen. Mit der Zeit wird die Unterhaltung der Abwehrbastionen sowohl auf der persönlichen als auch auf der nationalen Ebene zum Bestandteil des täglichen Lebens, zu einer Lebensgewohnheit. Da die Abwehrbastionen bleiben, bleibt aber auch die Furcht vor Angriffen, und man fühlt sich automatisch berechtigt, die Bastionen weiter auszubauen. Sie schließen einen gleichzeitig jedoch ein und werden schließlich zum Gefängnis der eigenen Persönlichkeit. Wenn man sich nicht bemüht, aus diesem Gefängnis herauszukommen, wird man hinter seinen Mauern weitgehend vor Angst geschützt sein.

Es wird erst dann gefährlich – und Angst ist ein Gefahrensignal! –, wenn man versucht, sich zu öffnen, herauszukommen oder seine Abwehrmechanismen auszuschalten. Unter Umständen ist die Gefahr gar nicht real, was einem auch bewußt sein mag, aber sie *fühlt* sich real an. Jeder Patient, der sich öffnet oder seine Abwehr fallenläßt, sagt sinngemäß: »Ich komme mir so verwundbar vor.« Er ist tatsächlich verwundbar, das sind wir alle, denn es gehört zum Leben, aber wir *fühlen* uns nicht verwundbar, solange wir keine Angst vor Angriffen haben. Wir sind alle sterblich, aber wir *fühlen* erst dann, daß wir sterben werden, wenn wir spüren, daß unserem Körper etwas Wichtiges fehlt. Die vermeintliche Verwundbarkeit kann Angst entstehen lassen. Wenn ein Mensch in Panik gerät, sich verschließt und versucht, seine Abwehrmechanismen wieder anzuschalten, wird er Angst »erleben«.

Lassen Sie uns diesen Prozeß bioenergetisch betrachten. Die wichtigsten Kommunikationswege des Herzens führen durch die Engen des Halses und der Taillengegend zu den peripheren Kontaktpunkten mit der Welt. Wenn diese Wege frei sind, ist der Mensch offen, und sein Herz erschließt sich der Welt. Wir errichten unsere Abwehrbastionen natürlich an den strategisch günstigsten Stellen, also an den genannten Engen. Sie blockieren nicht den gesamten Kontakt und nicht die gesamte Kommunikation, denn das wäre der Tod. Aber sie beschränken den Durchgang und den Zugang. Solange man sich innerhalb dieser Schranken hält, bleibt man frei von Angst – doch das Leben ist eingeengt und begrenzt. Wir alle möchten dem Leben offener gegenüberstehen.

Unser Fühlen hat verschiedene Ebenen oder Intensitätsstufen. Wenn die nach außen fließende Gefühlsmenge die von den Muskelverspannungen gebildeten Schranken beachtet, entsteht keine Angst. Die Angst entwickelt sich erst, wenn ein stärkeres Gefühl durchzubrechen versucht und in panischem Schrecken abgewürgt wird. Die Panik veranlaßt einen, sich fast hundertprozentig zu verschließen und dadurch das Leben des Organismus zu gefährden.

Das macht plausibel, weshalb bestimmte therapeutische Manöver gewöhnlich zum Angsterlebnis führen. Es erklärt aber auch, weshalb die Entwicklung von Angst in der Therapie oft als positives Zeichen gilt. Sie zwingt den Betreffenden nämlich, seine Abwehrbastionen objektiver zu betrachten, und erleichtert ihm, seine Ängste auf der psychischen und muskulären Stufe durchzuarbeiten.

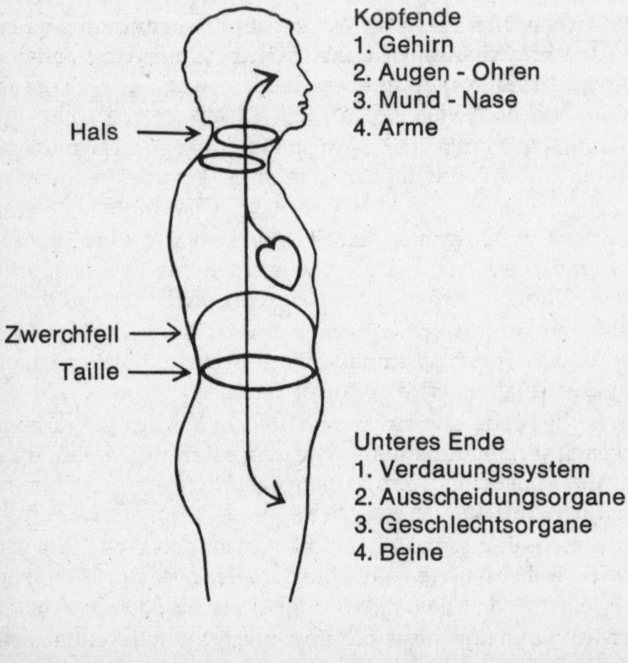

Ein therapeutischer Fortschritt läßt sich an drei Kriterien nachweisen: Der Patient empfindet mehr Gefühl, mehr Angst und schließlich mehr Lust.

Diese Einsichten in das Wesen der Angst kann man in einer Zeichnung darstellen, die den Gefühlsfluß vom Herzen durch die Körperengen zu den äußeren Organen und Teilen des Körpers zeigt. Das Schaubild (Seite 112) läßt erkennen, das das Gefühl parallel zum Blutkreislauf fließt, der alle Körperzellen mit lebenswichtigem Sauerstoff und mit den notwendigen Nährstoffen versorgt.

Die wichtigsten Organe des Kopfes sind das Gehirn, die Augen und Ohren sowie Nase und Mund. Abgesehen vom Gehirn besteht die Hauptfunktion dieser Organe im Aufnehmen. Die Arme stützen diese Funktion. Sauerstoff, Nahrung und Sinnesreize werden durch den Kopf aufgenommen. Unterleib und Becken haben die Aufgabe, freizusetzen – nämlich die Exkremente und die sexuelle Erregung. In der Bioenergetik betrachtet man auch die Beine als freisetzende Organe, da sie den Organismus bewegen oder mit dem Boden verbinden. Diese Polarität der Körperfunktionen liegt dem Konzept zugrunde, daß sich das Kopfende des Körpers mit Prozessen beschäftigt, die der Freisetzung von Energie dienen.

Das Leben hängt nicht nur von einer kontinuierlichen Versorgung mit Energie (Sauerstoff, Nahrung und Reizen) ab, sondern auch von der Entladung oder Freisetzung einer entsprechenden Energiemenge. Ich erinnere an den Grundsatz der Bioenergetik, daß die Gesundheit ein relatives Gleichgewichtsstadium bzw. einen ausgeglichenen Energiehaushalt darstellt, in dem noch genügend Extra-Energie für das Wachstum und die Fortpflanzungsfunktionen zur Verfügung steht. Eine ungenügende Energieaufnahme führt zum Raubbau an den Energiereserven und zur Verlangsamung der Lebensprozesse. Wenn andererseits zuwenig oder zuviel Energie freigesetzt wird, entsteht zunächst Angst. Das geschieht manchmal in der Therapie, wenn die Energie oder Erregung des Organismus als Folge des tieferen Durchatmens zunimmt und der Betreffende die Erregung nicht emotional entladen kann, weil er in seinem Selbst-Ausdruck gehemmt ist. Er wird nervös und fühlt sich unbehaglich, eine Verfassung, die sofort beendet wird, wenn er sich durch Weinen oder Zorn effektiv entlädt. Wenn man nicht imstande ist, sich effektiv zu entladen, muß man seine Atmung einschränken.

Bei den meisten Menschen ist Angst ein vorübergehender Zustand, hervorgerufen durch eine Situation, die den Körper zu sehr erregt. Man sorgt im allgemeinen dafür, daß der Energiehaushalt relativ ausgeglichen bleibt. Leider liegt der Energiespiegel dieses ausgeglichenen Haushalts ziemlich niedrig, so daß sehr viele Leute über chronische Müdigkeit und Erschöpfungszustände klagen. Eine Anhebung des Energiespiegels bringt ein gewisses Angstrisiko mit sich, das gewöhnliche Menschen nicht ohne therapeutische Hilfe tragen können. Man hilft ihnen, indem man ihnen zeigt, wie sie ihre Angst verstehen und die Erregung durch das Ausdrücken von Gefühlen entladen können. Menschen, deren Selbst-Ausdruck nicht beeinträchtigt ist, können einen hohen Energiespiegel verkraften. Er führt dazu, daß ihr Körper vor Lebenskraft vibriert und voll auf das Leben reagiert.

Wir müssen noch einen weiteren Punkt unterstreichen. Das Leben ist kein passiver Vorgang. Ein Organismus muß *sich öffnen und greifen*, um alles zu bekommen und aufzunehmen, was er braucht. Das gilt ebenso für Sauerstoff wie für Nahrung. Ein Kleinkind benutzt für die beiden Funktionen des Atmens und Essens bzw. Trinkens einen und denselben physiologischen Mechanismus – das Saugen. Ein Baby saugt Luft in die Lungen und Milch in den Mund und das Verdauungssystems. Da beide Funktionen mit demselben Mechanismus arbeiten, wird sich eine Störung in einer Funktion auch auf die andere auswirken.

Stellen Sie sich einmal vor, was mit einem Kleinkind passiert, das sehr früh der Mutterbrust entwöhnt wird. Die meisten Kinder finden sich nicht freiwillig mit dem Verlust ihres ersten Liebesobjekts ab. Sie weinen oder schreien und greifen mit Mund und Händen nach der Brust. Das ist ihre Art, Liebe auszudrücken. Da ihr Versuch scheitert, werden sie unruhig und launisch und schreien vor Zorn. Dieses Verhalten löst häufig eine feindselige Reaktion der Mutter aus, und das Baby oder Kind begreift schnell, daß es sein Verlangen zügeln muß. Das tut es, indem es den Greif- und Weinimpuls abwürgt. Die Muskeln an Hals und Kehle ziehen sich zusammen, um die Öffnung zu verengen und den Impuls zu blockieren. Dabei wird der Atmungsprozeß ebenfalls behindert, denn die zusammengezogene Kehle blockiert auch den Impuls, Luft zu »greifen« und einzusaugen. Margaret Ribble hat den engen Zusammenhang zwischen Stillbeschwerden und Atmen in ihrem Buch *The Rights of Infants* (»Die Rechte der Kleinkinder«) dokumentiert.*

* Margaret Ribble: *The Rights of Infants*, New York 1948.

Ich habe das Stillen als Beispiel für den aktiven Prozeß des Öffnens und Greifens benutzt, in dessen Verlauf man aufnimmt. Sich-Öffnen und Greifen sind eine Expansionsbewegung, die der Organismus ausführt, um eine Energie- oder Lustquelle zu erreichen. Der grundlegende Vorgang bleibt derselbe, ob man nun als Kind nach seiner Mutter bzw. einem Spielzeug greift oder ob man später, als Erwachsener, nach einem geliebten Menschen greift. Ein zärtlicher Kuß ist eine ganz ähnliche Tätigkeit. Wenn ein Kind diese Handlungen blockieren muß, bildet es psychische und muskuläre Abwehrmechanismen, die alle entsprechenden Impulse hemmen. Mit der Zeit strukturieren sich die Mechanismen körperlich als chronische Muskelspannungen und psychisch als charakterliche Verkrampfungen. Gleichzeitig wird die Erinnerung an das auslösende Erlebnis verdrängt, und man schafft sich ein Ideal-Ich, welches das Individuum über das Verlangen nach Kontakt, Intimität, Saugen und Lieben stellt.

In diesem Beispiel können wir die Verbindungen zwischen den verschiedenen Persönlichkeitsstufen sehen. An der Oberfläche – das heißt, auf der Ich-Stufe – erscheint der Abwehrmechanismus als Ideal-Ich, das ständig rationalisiert (»Ein Mann weint nicht«) und leugnet (»Ich möchte eigentlich gar nicht«). Dieser Abwehrmechanismus steht in engem Zusammenhang mit den Muskelverspannungen in Kehle und Armen, die den Impuls blockieren, sich zu öffnen und zu greifen. Auf der körperlichen Stufe geht es nicht mehr darum, ob ein Mann weinen darf oder nicht. Wenn die Spannungen sehr stark sind, ist es dem Betreffenden fast unmöglich zu weinen. Ähnliche Verspannungen treten in den Schultern auf. Sie führen dazu, daß man Schwierigkeiten hat, die Arme ganz auszustrecken und mit ihnen zu greifen. Auf der tieferen emotionalen Stufe gibt es unterdrückte Gefühle wie Trauer, Verzweiflung, Wut (beide mit Beißimpulsen verbunden) sowie Angst und Sehnsucht. All das muß durchgearbeitet werden, bevor sich das Herz eines Menschen wieder völlig öffnen kann.

Wenn der Mensch einen ernsthaften Schritt in diese Richtung macht, werden seine Abwehrmechanismen den Impuls abwürgen und die Psyche mit Angst überfluten. In den meisten Fällen ist diese Angst so stark, daß er den Rückzug antritt und sich verschließt, selbst wenn er zu diesem Zweck seinen Energiespiegel niedrig halten, sein Verlangen auf ein Mindestmaß reduzieren und sein Leben stagnieren lassen muß. Das Dasein der meisten Menschen ist von der Angst davor geprägt, ihr Leben voll zu entfalten.

5 Lust – eine Primärorientierung

Das Lustprinzip

Das Leben hat eine Primärorientierung: Es flieht den Schmerz und strebt nach Lust. Diese Orientierung ist biologischer Natur, weil die Lust körperlich gesehen das Leben und Wohlergehen des Organismus fördert. Wie wir alle wissen, wird Schmerz als Bedrohung der Integrität des Organismus empfunden. Wir öffnen uns und greifen spontan nach der Lust, und wir kapseln uns ab und ziehen uns zurück, wenn wir uns in einer schmerzlichen Lage befinden. Wenn eine Situation jedoch Lust verspricht und gleichzeitig Schmerz androht, empfinden wir Angst.

Diese besondere Art der Angst läßt sich durchaus mit unserem bisherigen Angstbegriff vereinbaren. Das Lustversprechen regt den Organismus zu dem Impuls an, nach der Lustquelle zu greifen, doch der drohende Schmerz zwingt ihn, diesen Impuls abzuwürgen, wodurch ein Angstzustand entsteht. Die Arbeit des russischen Physiologen Iwan Pawlow über konditionierte oder bedingte Reflexe bei Hunden hat deutlich gemacht, daß man Angst wecken kann, indem man einen schmerzenden Reiz mit einem angenehmen Reiz verbindet. Pawlows diesbezügliches Experiment war sehr einfach. Zunächst richtete er einen Hund ab, auf Klingelzeichen zu reagieren, indem er ihm jedesmal nach Ertönen der Klingel ein bißchen Futter gab. Schon nach sehr kurzer Zeit reagierte der Hund beim bloßen Klingeln – er wurde erregt und sonderte Speichel ab, weil der Lustgewinn des Fressens winkte.

Als sich der Reflex kontinuierlich einstellte, änderte Pawlow die Versuchsanordnung, also die Situation, indem er dem Hund bei jedem Klingeln einen Elektroschock versetzte. Das Klingeln verband sich im Geist des Hundes von nun an mit dem Nahrungsversprechen und dem drohenden Schmerz. Er befand sich in einer Zwangslage, denn er wollte losspringen, fürchtete sich aber gleichzeitig davor. So geriet er in einen schwerwiegenden Angstzustand.

Die Zwangslage, in die man durch entgegengesetzte Signale gerät, ist die Ursache jener Angst, die allen neurotischen und psychotischen Persönlichkeitsstörungen zugrunde liegt. Die Umstände, die zur Zwangslage führen, ergeben sich in der Kindheit zwischen Eltern und Kindern. Babys und Kinder betrachten ihre Eltern als Quelle der Lust und greifen liebevoll nach ihnen. Das ist das normale biologische Verhaltensmuster, da Eltern die Quelle von Nahrung, Kontakt und sensorischer Stimulierung darstellen, die kleine und größere Kinder brauchen. Solange ein Kleinkind nicht enttäuscht wird und keinen Entzug erleidet, ist es ganz Herz. In unserer Kultur, in der Enttäuschungen und Entzug von emotionalem Kontakt an der Tagesordnung sind, in der das Erwachsenwerden mit Strafen und Drohungen einhergeht, dauert dieser glückliche Zustand allerdings nicht lange. Eltern sind leider nicht nur eine Quelle der Lust: Der kindliche Geist assoziiert sie schon bald mit der Möglichkeit des Schmerzes. Die daraus resultierende Angst ist meiner Meinung nach für die Unruhe und Hyperaktivität – die »Zappeligkeit« – verantwortlich, die man bei vielen Kindern beobachten kann. Früher oder später werden Abwehrbastionen errichtet, um die Angst einzudämmen, aber sie dämmen auch das Leben und die Vitalität des ganzen Organismus ein.

Diese Reihenfolge – Griff nach Lust → Entzug, Enttäuschung oder Strafe → Angst und schließlich → Abwehrmechanismus – ist ein Schema, mit dem man alle Persönlichkeitsprobleme erklären kann. Um einen individuellen Fall zu verstehen, muß man es durch Kenntnis der spezifischen Situationen ergänzen, die die Angst erzeugten; außerdem muß man die Abwehrmechanismen kennen, die der Betreffende bildete, um mit dem Leben fertig zu werden. Ein anderer wichtiger Faktor ist die Zeit, denn je früher im Leben die Angst entsteht, desto durchdringender ist sie und desto mehr strukturieren sich die Abwehrmechanismen im Körper. Auch die Art und Intensität des drohenden Schmerzes entscheiden darüber, welche Abwehrhaltung man einnimmt.

Fast alle Menschen unserer Gesellschaft entwickeln Abwehrmechanismen gegen das Streben nach Lust, weil es in ihrem bisherigen Leben die Ursache für schwere Angst gewesen ist. Die Abwehrmechanismen blockieren jedoch nicht alle Impulse, nach Lust zu greifen. Wenn sie es täten, würde der Mensch daran sterben. Denn letzten Endes ist der Tod der totale Abwehrmechanismus gegen Angst. Da aber jede Abwehr das Leben hemmt, läuft sie auf einen partiellen Tod hinaus.

Wie ich bereits erwähnt habe, entwickeln die Menschen unterschiedliche Abwehrmechanismen, die sich allerdings in Gruppen zusammenfassen lassen. In der Bioenergetik werden die verschiedenen Typen von Abwehrmechanismen unter dem Oberbegriff »Charakterstrukturen« geführt. Der Charakter eines Menschen wird als feststehendes Verhaltensmuster definiert – als die typische Art, wie der Betreffende sein Streben nach Lust gestaltet. Der Charakter strukturiert sich im Körper als chronische, gewöhnlich unbewußte Muskelspannungen, die nach außen gerichtete, greifende Impulse blockieren oder eindämmen. Charakter ist auch eine psychische Haltung, die durch ein System von Leugnungen, Rationalisierungen und Projektionen gestützt und auf ein Ideal-Ich abgestimmt wird; das Ideal-Ich hat die Aufgabe, den Wert des Charakters zu bestätigen. Die funktionelle Übereinstimmung von psychischem Charakter und Körperbau oder Muskelhaltung ist der Schlüssel zum Verständnis der Persönlichkeit. Er ermöglicht uns, den Charakter am Körper abzulesen und eine Körperhaltung mit ihren psychischen Aussagen – bzw. eine psychische Haltung mit ihren körperlichen Aussagen – zu erklären.

Bioenergetik-Therapeuten fassen den Patienten natürlich nicht als Charaktertyp auf. Wir sehen ihn als einzigartiges Individuum, dessen Streben nach Lust mit Angst einhergeht, gegen die er bestimmte typische Abwehrbastionen errichtet hat. Die Aufdeckung seiner Charakterstruktur ermöglicht uns jedoch, seine tieferen Probleme zu sehen. Ehe ich die verschiedenen Charaktertypen beschreibe, möchte ich noch einige Bemerkungen über das Wesen der Lust machen und den theoretischen Rahmen für die Beschreibungen abstecken.

Für die Lust gibt es eine ganze Reihe von Definitionen. Beispielsweise läßt das glatte und reibungslose Funktionieren unseres Organismus ein Gefühl der Lust entstehen. Wir spüren auch dann ein Gefühl der Lust, wenn wir »nach außen greifen«. Wir greifen natürlich nach Dingen, die wir für angenehm halten, aber ich möchte behaupten, daß schon der bloße Vorgang des Greifens das Fundament für das Erleben von Lust legt. Er stellt eine Expansion des gesamten Organismus, einen Fluß von Gefühl und Energie zur Peripherie des Körpers und zur Welt dar. Gefühle sind letzten Endes Wahrnehmungen von Bewegungen im Organismus. Wenn wir zum Beispiel sagen, daß jemand Lust oder Freude empfindet, implizieren wir, daß die Bewegungen seines Körpers, besonders seine inneren Bewegungen, rhythmisch, ungehindert und nach außen gerichtet sind.

Wir können das Gefühl der Lust deshalb auch als Wahrnehmung einer expansiven Bewegung im Körper – Öffnen, Greifen,

Kontaktherstellen – definieren. Schließen, Zurückziehen, Eindämmen oder Zurückhalten werden nicht als Lust erlebt, sondern eher als Schmerz oder Angst. Schmerz entsteht durch den Druck, der sich anstaut, wenn die Energie eines Impulses blockiert wird. Das einzige Mittel, den Schmerz oder die Angst zu vermeiden, besteht darin, eine Abwehrbastion gegen den Impuls zu errichten. Wenn der Impuls unterdrückt wird, empfindet der Betreffende weder Schmerz noch Angst, aber auch keine Lust.

Man kann diese Vorgänge am Ausdruck des Körpers ablesen: Wenn ein Mensch Lust oder Freude empfindet, glänzen seine Augen, seine Haut hat eine satte, warme Färbung, er gibt sich lebhaft und unbeschwert, und seine Haltung strahlt Ausgeglichenheit und Behagen aus. Mit diesen sichtbaren Zeichen äußert sich der Fluß von Gefühl, Blut und Energie zur Peripherie des Körpers; sie sind also die physiologischen Begleiterscheinungen einer nach außen gerichteten, expansiven Bewegung bzw. eines nach außen gerichteten, expansiven Impulses im Körper. Wenn diese Zeichen nicht vorhanden sind, empfindet der Betreffende keine Lust, sondern Schmerz, ob er sich dessen nun bewußt ist oder nicht. In meinem Buch *Pleasure* (»Lust«) wies ich darauf hin, daß Schmerz die Abwesenheit von Lust ist. Es gibt körperliche Zeichen, die diese Aussage stützen. Glanzlose Augen zeigen an, daß das Gefühl aus ihnen zurückgezogen wurde. Eine kalte, weiße Haut entsteht, wenn die Kapillargefäße und kleinen Arterien zusammengezogen werden, und läßt erkennen, daß der Betreffende das Blut von der Oberfläche des Körpers fernhält. Steifheit und Mangel an Spontaneität lassen darauf schließen, daß die energetische Ladung nicht ungehindert in das Muskelsystem fließt. Im gesamten Organismus herrscht also ein Kontraktionszustand, der den somatischen – das heißt körperlichen – Aspekt des Schmerzes darstellt.

Ich muß an dieser Stelle bemerken, daß manche Körper ein widersprüchliches Bild aufweisen: die eine Partie ist warm, weich und strahlend, während eine andere kalt, gespannt und farblos wirkt. Die Trennungslinie ist nicht immer deutlich, aber man kann den Unterschied sehen und fühlen. Bei vielen Menschen hat der obere Teil des Körpers eine gesunde Farbe und einen ausgezeichneten Muskeltonus, während der untere Teil, von der Taille abwärts, völlig anders aussieht – beinahe kränklich fahl wirkende oder gelbliche Farbe, schlechter Muskeltonus und eine allgemeine Schwerfälligkeit, die nicht zu dem harmonischen Oberkörper passen. Dieses Körperbild besagt, daß der Gefühlsfluß, besonders der

Fluß sexueller Gefühle in den Unterkörper, blockiert wird und daß sich dieser Teil des Körpers in einem Zustand der Abkapselung oder Kontraktion befindet. Häufig begegnet man auch einem warmen Körper mit kalten Händen und Füßen. In diesem Fall liegt die Spannung oder Kontraktion in den peripheren Körperteilen, die den Kontakt zur Umwelt herstellen.

Wenn wir einen Körper betrachten, wollen wir zunächst feststellen, in welchem Ausmaß der Organismus imstande ist, aus sich herauszugehen oder positiv – lustverschaffend – auf die Umgebung zu reagieren. Wie ich schon sagte, zieht eine solche Reaktion einen Fluß von Gefühl, Erregung oder Energie vom Kern oder Herzen des Betreffenden zu seinen peripheren Körperteilen und Organen nach sich. Die positive oder lustverschaffende Reaktion ist gleichzeitig eine warme und liebevolle Reaktion, denn bei ihr kommuniziert das Herz unmittelbar mit der äußeren Welt. Ein Mensch mit chronischen Muskelverspannungen, die die Kommunikationswege des Herzens blockieren und den Energiefluß zur Peripherie des Körpers hemmen, leidet in verschiedener Hinsicht. Er kann ein Gefühl der Enttäuschung und Unzufriedenheit mit dem Leben empfinden, er kann unter Depressionen leiden, er kann sich isoliert und entfremdet fühlen, und er kann bestimmte somatische Störungen entwickeln. Da dies die häufigsten Beschwerden sind, mit denen man zum Psychiater geht, sollten wir uns darüber klar sein, wie wichtig es ist, das Lustpotential zu erschließen. Sonst sind die Beschwerden unheilbar.

Der menschliche Körper hat sechs Hauptmedien, die den Kontakt zur Außenwelt herstellen: das Gesicht mit seinen Sinnesorganen; die beiden Hände; die Geschlechtsorgane; die beiden Füße. Daneben gibt es noch kleinere Kontaktmedien wie die weiblichen Brüste, die Haut im allgemeinen und das Gesäß (beim Sitzen). Die sechs Hauptmedien bilden eine interessante Konfiguration, die am deutlichsten wird, wenn ein Mensch mit gespreizten Beinen und ausgestreckten Armen dasteht. Wenn wir diese Haltung in ein dynamisches Diagramm umsetzen, stellen die sechs Medien, energetisch gesehen, die Körperteile dar, die am weitesten ausgestreckt sind.

Punkt 1 des Diagramms ist der Kopf, also der Sitz der Ich-Funktionen und der Sinnesorgane für Hören, Schmecken, Sehen und Riechen. Die Punkte 2 und 3 sind die Hände, die die Umwelt berühren und »handhaben«; die Punkte 4 und 5 sind die Füße, die den lebenswichtigen Kontakt mit dem Boden liefern; Punkt 6 ist das Geschlechtsorgan, das wichtigste Werkzeug für den Kontakt zum anderen Geschlecht.

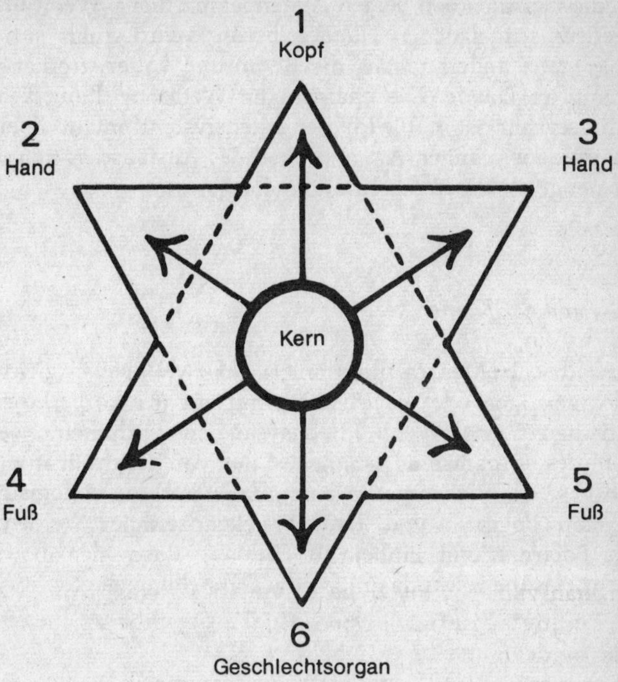

Bei einer expansiven oder lustverschaffenden Reaktion fließt Ladung vom Kern zu allen sechs Punkten. Man kann die sechs Punkte als Fortsetzungen des Organismus betrachten und mit den Pseudopodien oder Scheinfüßchen einer Amöbe vergleichen. Trotz der Tatsache, daß sie feste Körperteile sind, ist ein gewisses Maß an Verlängerung bzw. Ausdehnung möglich. So kann man die Lippen etwas vorstülpen oder einziehen und die Arme – je nachdem, wie weit man greift – verlängern oder verkürzen; außerdem funktionieren die männlichen und weiblichen Geschlechtsorgane natürlich wie wahre Pseudopodien, wenn sie sich mit Blut füllen, mit Gefühl aufladen und ausdehnen. Die unteren Gliedmaßen sind starrer und weniger variabel. Da der Hals ein flexibles Organ ist, kann man den Kopf vorschieben, hoch halten oder (zwischen die Schultern) einziehen. Bei einem starken Kontakt mit der Umwelt ist die energetische Wechselwirkung an diesen Punkten sehr intensiv. Wenn sich zum Beispiel zwei erregte Menschen in die Augen blicken – Augenkontakt schließen –, spürt man förmlich die Ladung, die zwischen den beiden Augenpaaren fließt. Wenn man von energetisch aufgeladenen Händen berührt wird, fühlt sich dieser Kontakt ganz anders an als die Berührung kalter, trockener oder verkrampfter Hände. Die energetische Wechselwirkung beim Geschlechtsverkehr ist natürlich der intensivste Kontakt überhaupt, aber auch dabei hängen Art und Grad des Austausches von der Ladungsmenge ab, die in das Kontaktgebiet strömt.

Das Ich und der Körper

Ein erwachsener Mensch funktioniert auf zwei Ebenen gleichzeitig: auf der geistigen oder psychischen und auf der körperlichen oder somatischen Ebene. Wenn ich das sage, will ich keineswegs die Einheit des Organismus leugnen. Eine von Reich übernommene Grundthese der Bioenergetik lautet, daß sämtliche biologische Prozesse von Polarität und Einheit gekennzeichnet werden. Man bringt Polarität und Einheit in Einklang durch das dialektische Konzept, das die folgende graphische Darstellung zeigt.

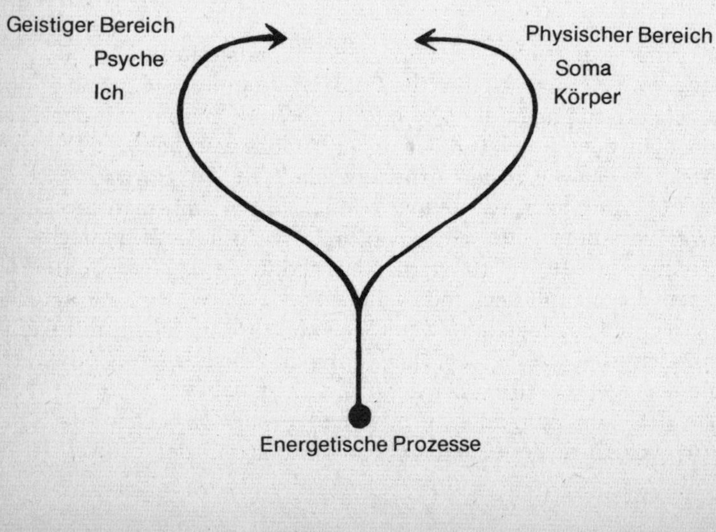

In einer gesunden Persönlichkeit arbeiten die geistige und die körperliche Funktionsebene zusammen, um das Wohlbefinden zu steigern. In einer gestörten Persönlichkeit gibt es Gefühls- und Verhaltensbereiche, wo diese Funktionsebenen oder Persönlichkeitsaspekte gegeneinander wirken. Ein Konfliktbereich sperrt automatisch den ungehinderten Ausdruck von Impulsen und Gefühlen. Ich meine hier nicht die willkürliche Ausdruckshemmung, die der bewußten Steuerung unterliegt. Die Sperren, von denen ich spreche, sind unbewußte Einschränkungen von Bewegung und Gefühl. Sie beschneiden die Fähigkeit des Menschen, in die Welt zu greifen, und stellen damit eine Verkleinerung seines Lustpotentials dar.

Wenn wir den Gegensatz zwischen der geistigen und körperlichen Ebene als Polarität von Ich und Körper sehen, können wir mit den Begriffen Ideal-Ich und Selbst-Vorstellung (»Selbst-Image«) arbeiten. Ideal-Ich und Selbst-Vorstellung behindern oft das Streben des Körpers nach Lust. Sie beruhen auf der Rolle des Ichs als integrierende Kraft. Das Ich dient als Vermittler zwischen der inneren und äußeren Welt, zwischen dem Subjekt und den anderen. Diese Funktion leitet sich aus seiner Lage an der Oberfläche des Körpers und an der Oberfläche des Geistes ab.

Sie läßt ein Bild von der Außenwelt entstehen, dem sich der Organismus anpassen muß, und formt dabei die Selbst-Vorstellung des Individuums. Die Selbst-Vorstellung wiederum diktiert, welche Gefühle und Impulse ausgedrückt werden dürfen. Innerhalb der Persönlichkeit dient das Ich als Repräsentant der Wirklichkeit.

Aber was ist »Wirklichkeit«? Unsere geistige Vorstellung von der Realität entspricht nicht immer der realen Situation. Wir entwickelten diese Vorstellung, während wir heranwuchsen, und sie widerspiegelt die Welt unserer Kindheit und Familie stärker als die Welt der Erwachsenen und der Gesellschaft. Die beiden Welten unterscheiden sich durchaus nicht in jeder Beziehung, weil die Welt der Familie die größere Welt der Gesellschaft reflektiert. Der Unterschied liegt in der Tatsache, daß die größere Welt eine Auswahl von menschlichen Beziehungen bietet, die in der begrenzten Welt der Familie nicht möglich war. Als Kind kann einem zum Beispiel beigebracht worden sein, daß es ein Zeichen von Schwäche und Unselbständigkeit ist, wenn man um Hilfe bittet. Wenn sich die Erwachsenen bei diesem »Unterricht« noch dazu über das Gefühl von Hilflosigkeit und Unselbständigkeit lustig machten, wird es einem immer schwerfallen, um Hilfe zu bitten – selbst in Situationen, in denen andere nur darauf warten, einem helfen zu können.

Man entwickelt die Selbst-Vorstellung eines selbständigen Menschen, der alles allein schaffen muß, und fühlt sich verhöhnt und erniedrigt, wenn man dieser Vorstellung nicht gerecht wird. Unbewußt sucht man sich Beziehungen zu Menschen aus, die diese Pseudoselbständigkeit bewundern und fördern, und baut die unrealistische Selbst-Vorstellung damit weiter aus.

Um die Entstehung des Charakters zu begreifen, müssen wir wissen, daß bei der Wechselwirkung zwischen dem Ich und dem Körper ein dialektischer Prozeß stattfindet. Die Selbst-Vorstellung formt den Körper, weil das Ich die bewußt gesteuerte Muskulatur kontrolliert. So hemmt man den Impuls, zu weinen, indem man die Zähne zusammenbeißt, die Kehle zuschnürt, den Atem anhält und den Bauch verkrampft. Zorn, wie er sich in Schlägen ausdrücken würde, kann gehemmt werden, indem man die Muskeln des Schultergürtels anspannt, wodurch die Schultern nach hinten gezogen werden. Die Hemmung erfolgt zunächst bewußt und zielt darauf ab, sich Schmerz und Konflikt zu ersparen. Das bewußte und willkürliche Zusammenziehen der Muskeln erfordert jedoch Energie und kann nicht unendlich fortgesetzt werden. Wenn man ein Gefühl auf unbegrenzte Zeit hemmen muß, weil sein Ausdruck nicht von der Welt des Kindes akzeptiert wird, delegiert das Ich die Kontrolle über die verbotene Aktion an die Abwehrmechanismen und zieht seine Energie aus dem Impuls zurück. Die Abwehr des Impulses erfolgt dann unbewußt, und der Muskel – oder die Muskeln – bleibt angespannt, weil ihm die Energie zur Expansion und Lockerung fehlt. Man kann die Energie jetzt in Aktionen investieren, die akzeptabel sind, und dieser Prozeß läßt die Selbst-Vorstellung entstehen.

Die Delegierung der Kontrollbefugnisse hat zwei Folgen. Erstens wird der Teil der Muskulatur, dem die Energie genommen worden ist, permanent zusammengezogen oder verspannt, ein Zustand, der den Ausdruck des gehemmten Gefühls unmöglich macht. Der Impuls ist also effektiv unterdrückt, und der Betreffende fühlt das gehemmte Verlangen nicht mehr. Ein unterdrückter Impuls ist allerdings noch lange nicht beseitigt. Er besteht unterschwellig – unter der Oberfläche des Körpers – weiter, kann nur nicht mehr auf das Bewußtsein einwirken. Wenn der Mensch unter starkem Streß steht oder entsprechend herausgefordert wird, kann sich der Impuls jedoch so stark aufladen, daß er die Hemmung oder Sperre durchbricht. Das äußert sich zum Beispiel in einem hysterischen Ausbruch oder in blindem Jähzorn. Die zweite Folge ist eine Verminderung des Energie-Stoffwechsels im Organismus. Die chronischen Muskelspannungen verhindern eine umfassende natürliche Atmung und senken damit den Energiespiegel. Für gewöhnliche Aktivitäten reicht der eingeatmete Sauerstoff vielleicht noch aus, weshalb der Grundumsatz normal erscheinen kann. In Streß-Situationen wird sich die Atemstörung jedoch äußern – entweder als Unvermögen, mehr Luft einzuatmen, oder (wahrscheinlicher) als Unfähigkeit, mit dem Streß selbst fertig zu werden.

Der körperliche Zustand führt nun zu einer Umkehrung der Dialektik. Die physischen Umstände formen das Denken und die Selbst-Vorstellung des Menschen. Ein niedrigerer Energiespiegel zwingt ihn, seine Lebensgewohnheiten darauf abzustellen. Er wird also Situationen vermeiden, die seine unterdrückten Gefühle wachrufen könnten. Und er wird diese Haltung rechtfertigen, indem er Rationalisierungen über das Wesen der Realität entwickelt. Solche Manöver sind Mittel, mit denen das Ich verhindert, daß der emotionale Konflikt ins Bewußtsein dringt. Wir nennen sie deshalb Ich-Abwehrmechanismen. Andere Ich-Abwehren sind Leugnen, Projizieren, Herausfordern und Schuldabwälzen. Man nährt seine Abwehrmechanismen mit der Energie, die man vom Konflikt fernhält. Der betreffende Mensch ist jetzt charakterlich gegen die unterdrückten Impulse gepanzert. Auf der körperlichen Ebene wird er von chronischen Muskelspannungen geschützt. Zwar wird sein Spielraum durch diesen Prozeß eingeengt, doch er kann weiterhin auf beschränkte Weise oder auf begrenzten Gebieten funktionieren.

Wenn das Ich ein gewisses Maß an Stabilität und Sicherheit erreicht hat, ist es stolz auf diese Leistung. Das Individuum leitet aus seinen Anpassungen und Kompensationen Ich-Befriedigung ab. Ein Mann, der nicht weinen kann, betrachtet diese Unfähigkeit als Zeichen für Stärke und Mut. Vielleicht macht er sich sogar über Männer lustig, die leicht weinen, und stellt sein neurotisches Charaktermerkmal auf diese Weise als Tugend und Souveränität hin. Der Mensch, der nicht in Zorn geraten oder im übertragenen Sinn zuschlagen kann, macht aus diesem Handikap ebenfalls eine Tugend, indem er behauptet, man erkenne einen vernünftigen Menschen daran, daß er die Dinge von allen Seiten betrachte und nicht gleich bei jedem Anlaß aufbrause. Eine Frau, die unfähig ist, Liebe auszudrücken, wird sich durch Sex und Unterwürfigkeit Kontakte verschaffen und meinen, sie sei besonders anziehend und feminin.

Jede Muskelverspannung hindert das Individuum, unmittelbar

»nach der Welt zu greifen« und sich Lust zu verschaffen. Wegen dieser Sperren muß das Ich die Umwelt manipulieren, um das Bedürfnis seines Körpers nach Kontakt und Lust befriedigen zu helfen. Es wird seine Manipulationen dann als notwendig und normal hinstellen, weil es den emotionalen Konflikt, der es in diese Position zwang, aus dem Bewußtsein verdrängt hat. Der Konflikt hat sich im Körper strukturiert und liegt nun außerhalb der Reichweite des Ichs. Man kann zwar die ernstliche Absicht haben, sich zu ändern, doch wenn man sein Problem nicht auf der körperlichen Ebene angeht, hat man kaum eine Chance, es zu schaffen.

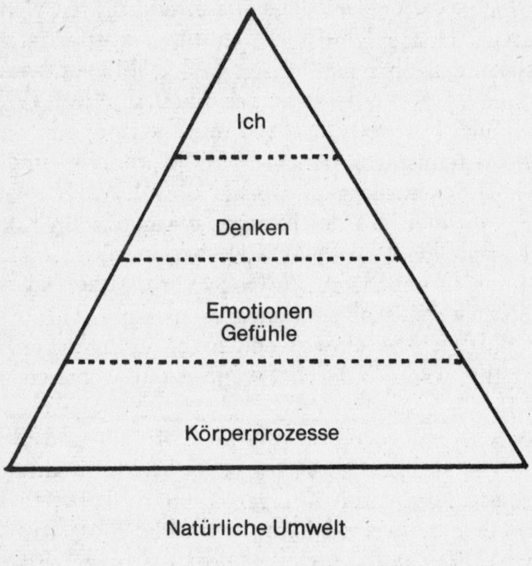

Um die vielschichtige Beziehung zwischen dem Ich und dem Körper zu verstehen, müssen wir zwei unterschiedliche Betrachtungsweisen der menschlichen Persönlichkeit miteinander vereinbaren. Die erste Betrachtungsweise ist von unten nach oben gerichtet. Die Hierarchie der Persönlichkeitsfunktionen erscheint als Pyramide, wie das obige Schaubild zeigt.

Die Basis der Pyramide besteht aus den Körperprozessen, die das Leben erhalten und die Persönlichkeit stützen. Sie beruhen auf dem ständigen Kontakt mit der Erde oder der natürlichen Umwelt.

Die Körperprozesse lassen Gefühle und Emotionen entstehen, die wiederum zu Denkprozessen führen. An der Spitze der Pyramide liegt das Ich, das in der Bioenergetik mit dem Kopf identifiziert wird. Die gestrichelten Linien zeigen, daß sämtliche Funktionen miteinander verbunden sind und voneinander abhängen.

Man kann die Beziehung zwischen dem Ich und dem Körper mit der Beziehung zwischen einem General und seinen Truppen vergleichen. Ohne einen General oder einen anderen Oberkommandierenden bilden Truppen keine Armee, sondern eine wilde Meute. Ohne Truppen wiederum ist ein General nur eine Galionsfigur. Wenn der Generalstab und die Truppen harmonisch zusammenarbeiten und auf dem Boden der Realität stehen, bilden sie eine reibungslos funktionierende Armee. Wenn sie aneinandergeraten, kommt es zu Schwierigkeiten und Funktionsstörungen. Das kann zum Beispiel passieren, wenn der General seine Truppen lediglich als Schachfiguren des Kriegsspiels sieht, das er gewinnen möchte. Er kann vergessen, daß ein Krieg nicht nur mit den Truppen, sondern auch *für* die Truppen und nicht für seinen persönlichen Ruhm ausgetragen wird. Entsprechend kann auch das Ich die Tatsache aus den Augen verlieren, daß der Körper zählt und nicht die Vorstellung, die es gern erwecken möchte.

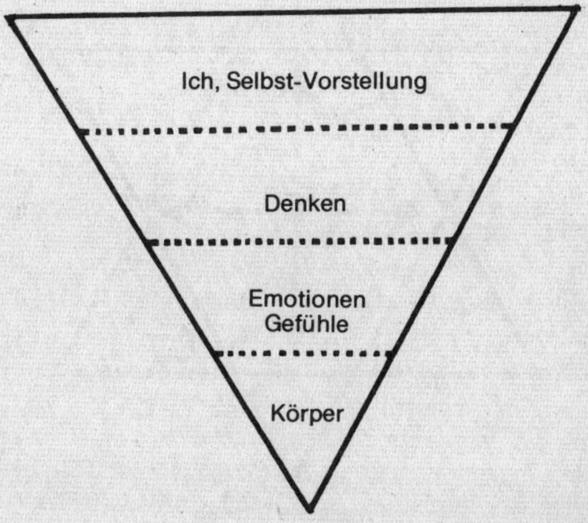

Ein General sieht die normalen hierarchischen Strukturen in der Armee von oben nach unten. Er wird aber nicht richtig »funktionieren«, wenn er sich zu wichtig nimmt. Das gleiche gilt für das Ich und den Körper. Von oben – also vom Ich her – gesehen, steht die Pyramide der Persönlichkeitsfunktionen auf der Spitze. Bei der Betrachtungsweise von oben nach unten wird das Ausmaß an Bewußtsein und Kontrolle gemessen. In das Ich wird mehr Bewußtsein investiert als in die anderen Funktionen. Infolgedessen sind wir uns unserer Gedanken stärker bewußt als unserer Gefühle; unserer körperlichen Prozesse sind wir uns bei dieser Betrachtungsweise am wenigsten bewußt. Sie entspricht dem Standpunkt des Generals in bezug auf die hierarchischen Strukturen in der Armee. Man könnte sagen, daß die Persönlichkeitsfunktionen in diesem Fall unter dem Gesichtspunkt des Wissens, einer Tätigkeit des Ichs, betrachtet werden. Aber der Körper besitzt eine Weisheit, die älter ist als das erworbene Wissen. Sie hat den Vorrang.

Man kann die beiden Betrachtungsweisen der menschlichen Persönlichkeit vereinbaren, wenn man die beiden Dreiecke übereinan-

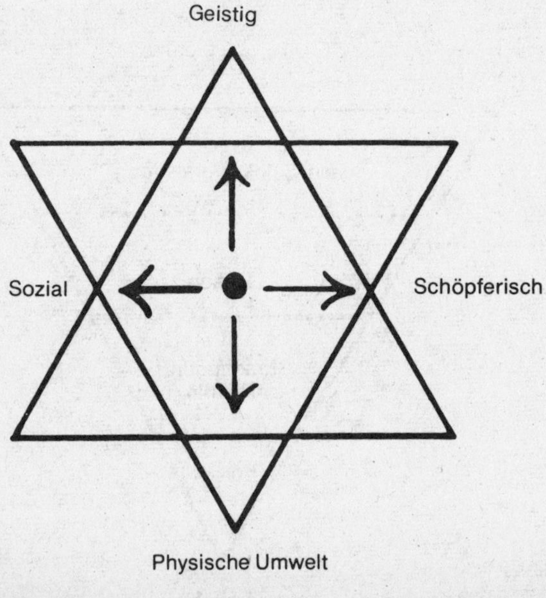

der legt. Wir erhalten dann einen sechszackigen Stern, wie er im vorangegangenen Abschnitt für die Darstellung des ganzen Körpers benutzt wurde. Die unterbrochene Linie der Abbildung auf Seite 121 zeigt, wo der Konflikt am intensivsten ist – am Zwerchfell oder in der Taillengegend, wo sich die beiden Körperhälften treffen. Die beiden Dreiecke können aber auch viele andere entgegengesetzte Beziehungen darstellen – Himmel und Erde, Tag und Nacht, männlich und weiblich, Feuer und Wasser.

Die Lebenskräfte beeinflussen sich erstens innerhalb des Organismus und erzeugen dabei den Vorwärtsdrang, der das Leben in der westlichen Zivilisation kennzeichnet. Zweitens zwingen sie den Organismus zu einem aggressiven Wechselspiel mit seiner Umwelt. Ich benutze das Wort »aggressiv« hier nicht in seiner negativen Bedeutung, sondern als Gegensatz zu »passiv«. Die Aggressivität hat ja durchaus positive Aspekte. In jedem zielt sie auf Änderung und Wandel ab. Lassen Sie mich die menschlichen Aktivitäten der Einfachheit halber in vier Gruppen zusammenfassen: intellektuell, sozial, schöpferisch und körperlich (einschließlich sexuell). Der Begriff Wechselspiel wird deutlich, wenn wir diese Gruppen den vier Seiten des folgenden Schaubilds zuordnen:

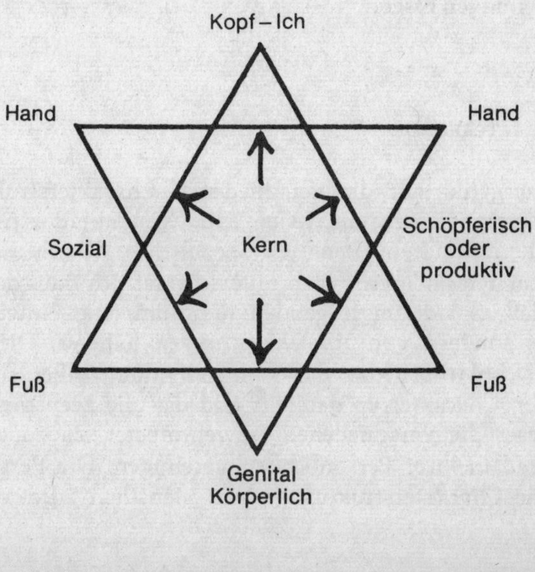

Wenn wir beide Diagramme miteinander kombinieren, bekommen wir ein Bild der dynamischen Kräfte, die in der menschlichen Persönlichkeit arbeiten:

Die Stärke der Impulse – also der nach außen gerichteten Kräfte, die das Wechselspiel des Individuums mit der Welt um ihn herum lenken – richtet sich nach der Stärke der bioenergetischen Prozesse im Körper. Ob sie die Bedürfnisse des Betreffenden befriedigen können, hängt davon ab, inwieweit er sie ausdrücken kann. Eindämmungsverhalten und chronische Muskelspannungen, die den Fluß von Impulsen und Gefühlen blockieren, vermindern nicht nur die Effektivität als Mensch, sondern auch den Kontakt und das Wechselspiel mit der Welt. Sie reduzieren das Zugehörigkeitsgefühl zur Welt und die seelische Fülle des Menschen.

Ich habe nicht die Absicht, mich hier für oder gegen die westliche Lebensart auszusprechen. Mit unserer Überaggressivität, die im Grunde eine Ausbeutungs- und Manipulationshaltung darstellt, haben wir das lebenswichtige Gefühl der Ausgeglichenheit, der Lebensbalance verloren. Wir haben dem Ich erlaubt, den Körper zu entthronen, und wir haben zugelassen, daß sich das erworbene Wissen über die Weisheit des Körpers hinwegsetzt. Wir müssen die Balance wiederherstellen, und zwar nicht nur in uns selbst, sondern auch in unserer Beziehung zu der Welt, in der wir leben. Ich bezweifle allerdings, daß man die Balance wiederherstellen kann, indem man einfach westliche Einstellungen durch orientalische Einstellungen ersetzt.

Eine Charakterkunde

Die Bioenergetik teilt die verschiedenen Charakterstrukturen in fünf allgemeine Typen ein. Jeder Typ weist auf der psychologischen und muskulären Ebene ein spezifisches Abwehrmuster auf, das ihn von den anderen Typen unterscheidet. Ich muß darauf hinweisen, daß es sich im folgenden nicht um eine Einteilung von *Menschen*, sondern von *Abwehrhaltungen* handelt. Die Wissenschaft ist sich darüber klar, daß kein Individuum einen reinen, unverfälschten Charaktertyp darstellt und daß die Menschen unseres Kulturkreises die verschiedenen Abwehrmuster bis zu einem gewissen Grad in ihrer Persönlichkeit vereinigen. Die Persönlichkeit – nicht die Charakterstruktur – eines Menschen wird von seiner

Vitalität bestimmt, das heißt, von der Stärke seiner Impulse und von den Abwehrbastionen, die er errichtet hat, um diese Impulse zu steuern. Jeder Mensch hat eine spezifische innere Vitalität, und jeder Mensch hat aus seinen persönlichen Lebenserfahrungen ein spezifisches Abwehrmuster entwickelt. Es gibt also keine zwei Menschen, die in Vitalität und Abwehrmuster genau übereinstimmen. Trotzdem müssen wir von Typen sprechen, um uns besser verständigen und verstehen zu können.

Die fünf Typen heißen »schizoid«, »oral«, »psychopathisch«, »masochistisch« und »rigid« (bzw. »starr«). Wir haben diese Bezeichnungen benutzt, weil sie in der Psychiatrie als Definition für Persönlichkeitsstörungen bekannt und anerkannt sind. Unsere Einteilung entspricht den gebräuchlichen wissenschaftlichen Kriterien.

Die folgenden Beschreibungen der einzelnen Typen sind skizzenhaft, weil es in dieser allgemeinen Darstellung der Bioenergetik nicht möglich ist, alle Störungen eingehend zu erörtern. Da die Charaktertypen ziemlich vielschichtig sind, können wir nur ihre allgemeinen Aspekte behandeln.

Die schizoide Charakterstruktur

Beschreibung: Der Terminus »schizoid« ist von »Schizophrenie« abgeleitet und bezeichnet einen Menschen, in dessen Persönlichkeit Neigungen zu einem schizophrenen Zustand bestehen. Bei diesen Neigungen handelt es sich um 1.) Spaltung der ganzheitlichen Funktion der Persönlichkeit. Der Betreffende tendiert beispielsweise dazu, Denken von Fühlen zu trennen. Was er denkt, scheint kaum einen Zusammenhang damit zu haben, was er fühlt und wie er sich verhält. 2.) Rückzug nach innen, Unterbrechung oder Verlust des Kontakts zur Außenwelt oder zur Realität. Der schizoide Mensch ist nicht schizophren und braucht es niemals zu werden, aber die betreffenden Tendenzen sind in seiner Persönlichkeit vorhanden. Sie werden meist gut kompensiert.

Der Fachausdruck »schizoid« kennzeichnet also einen Menschen, der ein begrenztes Selbst-Gefühl, ein schwaches Ich und einen stark reduzierten Kontakt zu seinem Körper und dessen Gefühlen hat.

Bioenergetischer Zustand: Die Energie wird von den äußeren Teilen des Körpers zurückgehalten – nämlich von den Organen bzw.

Körperteilen, die den Kontakt zur Außenwelt herstellen: Gesicht, Hände, Genitalien und Füße. Diese Organe haben eine unzureichende bioenergetische Verbindung zum Kern, das heißt, die Kernerregung fließt nicht ungehindert zu ihnen, sondern wird von chronischen Muskelspannungen an der Kopfbasis, den Schultern, dem Becken und den Hüftgelenken blockiert. Die Funktionen dieser Organe werden also von den Gefühlen im Zentrum getrennt.

Die innere Ladung wird mehr oder weniger im Kerngebiet gestaut und eingefroren. Infolgedessen ist die Impulsbildung schwach. Wegen der Anstauung ist die Ladung jedoch explosiv und kann sich durch Gewalttätigkeiten, gelegentlich sogar durch Mord Bahn brechen. Das geschieht, wenn die Abwehrbastionen nicht halten und der Organismus mit einer Energiemenge überflutet wird, die er nicht bewältigen kann. Die Persönlichkeit spaltet sich, und ein schizophrener Zustand entsteht. Mord ist unter diesen Umständen nichts Ungewöhnliches.

Das Problem liegt also in den Abwehrmechanismen. Der Körper spaltet sich energetisch in der Taillengegend, wodurch die Integration der oberen und unteren Körperhälfte stark beeinträchtigt wird. Folgende Zeichnung stellt diese bioenergetische Analyse dar:

Die doppelten Linien markieren die zusammengezogene – also nach innen verlegte – Energiegrenze des schizoiden Charakters. Die unterbrochenen Linien bezeichnen den Ladungsmangel in den äußeren Organen und Körperteilen und deren mangelhafte Verbindung zum Kern. Die unterbrochene Linie in der Mitte der schizoiden Körperstruktur bezeichnet die Spaltung der beiden Körperhälften.

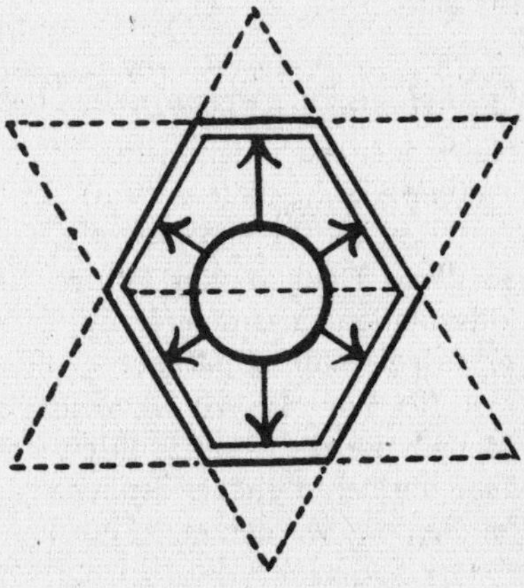

Körperliche Erscheinung: In den meisten Fällen ist der Körper schmal und wirkt zusammengezogen, verkrampft. Wenn die Persönlichkeit auch paranoide Züge hat, ist der Körper voller und athletischer.

Die Hauptspannungsgebiete liegen an der Schädelbasis, den Schultergelenken, den Beingelenken, den Beckengelenken und in der Zwerchfellgegend. Die Spannung in der Zwerchfellgegend ist gewöhnlich so ausgeprägt, daß sie den Körper in zwei Hälften zu spalten droht. Die dominierenden Verspannungen treten in den kleinen Muskeln auf, die die Sprechwerkzeuge umgeben. Man beobachtet bei diesem Charaktertyp entweder extreme Inflexibilität oder Hyperflexibilität der Gelenke.

Das Gesicht ist maskenhaft. Die Augen wirken zwar nicht so leer wie bei Schizophrenen, sind aber auch nicht lebhaft und schließen keinen Kontakt. Die Arme scheinen keine Fortsetzung des Körpers zu sein, sondern hängen wie Wurmfortsätze herunter. Die Füße sind verkrampft und kalt, häufig nach außen gerichtet. Das Körpergewicht lastet auf der Außenkante der Füße.

Zwischen den beiden Körperhälften besteht oft eine deutliche Diskrepanz. In vielen Fällen hat man den Eindruck, sie gehörten zu zwei verschiedenen Menschen.

Wenn der Betreffende zum Beispiel unter Streß steht und eine leicht gebeugte Haltung einnimmt, wirkt die Körperlinie häufig gebrochen. Kopf, Rumpf und Beine sind einander oft winklig zugeordnet (siehe Abbildung Seite 63).

Psychologische Begleitmerkmale: Das Selbst-Gespür ist unzureichend, weil sich der Betreffende nicht genügend mit seinem Körper identifiziert. Er fühlt sich nicht verbunden oder integriert.

Die Tendenz zur Loslösung oder Abkapselung, die sich körperlich in der mangelhaften energetischen Verbindung zwischen dem Kopf und dem restlichen Körper äußert, führt zu einer gewissen Spaltung der Persönlichkeit in entgegengesetzte Einstellungen. Man findet also eine arrogante Haltung, die mit einem Gefühl der Minderwertigkeit oder Erniedrigung einhergeht – schizoide Frauen können sich beispielsweise für eine Jungfrau und Hure zugleich halten. Dieses Phänomen spiegelt ebenfalls die Spaltung der beiden Körperhälften wider.

Der schizoide Charakter ist überempfindlich, was auf eine schwache Ich-Abgrenzung, das psychologische Gegenstück zur mangelhaften äußeren Ladung, zurückgeht. Diese Schwäche vermindert seine Widerstandskraft gegen äußeren Druck und zwingt ihn, sich hinter seine Abwehrbastionen zurückzuziehen.

Der schizoide Charakter hat die ausgeprägte Tendenz, intime, gefühlsbetonte Beziehungen zu vermeiden. Es fällt ihm überdies sehr schwer, derartige Beziehungen herzustellen, weil seine peripheren Organe und Körperteile ungenügend geladen sind.

Aktionen und Taten werden mit dem Verstand motiviert, was dem schizoiden Verhalten einen unnatürlichen oder unaufrichtigen Anschein gibt. Man hat dieses Phänomen »Als-ob-Verhalten« genannt – es scheint auf Gefühl zu basieren, aber die Aktionen selbst drücken kein Gefühl aus.

Ursächliche und historische Faktoren: An dieser Stelle sollte auf einige zeitliche Fakten über die Entstehung der schizoiden Charakterstruktur hingewiesen werden. Die folgenden Bemerkungen gehen auf Beobachtungen von Fachleuten zurück, die sich mit dem Problem beschäftigt und viele Menschen mit dieser Persönlichkeitsstörung behandelt und analysiert haben:

In allen Fällen sind deutliche Indizien dafür vorhanden, daß der Patient schon frühzeitig von seiner Mutter zurückgewiesen wurde, was er als Bedrohung seiner Existenz empfand. Die Zurückweisung war mit versteckter, häufig mit offener Feindseligkeit der Mutter verbunden.

Die Zurückweisung und Feindseligkeit erzeugten im Patienten die Furcht, er würde seine Existenz auslöschen, sobald er versuchte, nach Lustgewinn zu greifen, etwas zu fordern oder sich durchzusetzen.

Die Fallgeschichten offenbaren einen Mangel an jedem starken positiven Gefühl der Sicherheit oder Freude. In der Kindheit kam es häufig zu nächtlichen Alpträumen und Angstzuständen.

Typisch war Rückzugsverhalten oder nichtemotionales Verhalten, begleitet von gelegentlichen Wutausbrüchen, ein Phänomen, das man »autistisches Verhalten« nennt.

Wenn ein Elternteil dem Kind in dessen Ödipusperiode sexuelles Interesse entgegenbrachte – eine ziemlich verbreitete Erscheinung –, erhielt die Persönlichkeit einen paranoiden Zug. Das erlaubte dem Betreffenden, sich später als größeres Kind oder Erwachsener bis zu einem gewissen Grad abzureagieren oder seine Konflikte auszutragen.

In Anbetracht dieser Faktoren hatte das Kind keine andere Wahl, als sich von der Realität zu lösen (ausgeprägtes Phantasieleben) und von seinem Körper abzukapseln (abstrakte Intelligenz), um zu überleben. Da die dominierenden Gefühle panische Angst und blinde Wut waren, dämmte es alles Fühlen durch Abwehrbastionen ein.

Die orale Charakterstruktur

Beschreibung: Eine Persönlichkeit hat eine orale Charakterstruktur, wenn sie viele Züge aufweist, die für die orale Lebensphase – das Babyalter – typisch sind. Bei diesen Zügen handelt es sich um mangelnde Selbständigkeit, die Neigung, sich an andere zu klammern, verminderte Aggressivität und das innere Gefühl, man müsse gehalten, gestützt und behütet werden. Sie weisen auf fehlende Befriedigung im Babyalter hin und stellen eine gewisse Fixierung auf jene Entwicklungsstufe dar. Bei manchen Menschen werden diese Züge durch bewußt angenommene kompensatorische Haltungen kaschiert. Sie tun übertrieben selbständig, doch in Streß-Situationen bricht diese Fassade zusammen. Die zugrunde liegende Lebenserfahrung des oralen Charakters ist Deprivation, also Entzug, während es sich bei der schizoiden Struktur um Zurückweisung handelt.

Bioenergetischer Zustand: Energetisch gesehen ist die orale Struktur ein Stadium ungenügender Ladung. Die Energie ist nicht im Kern eingefroren wie beim schizoiden Zustand; sie fließt zur Peripherie des Körpers, aber nur schwach.

Aus Gründen, die noch nicht vollständig geklärt sind, wird das Längenwachstum betont. Der Körper ist also lang und dünn. Eine mögliche Erklärung lautet, daß die Knochen wegen der verzögerten Reife unverhältnismäßig stark wachsen können. Ein anderer Faktor ist vielleicht die Unfähigkeit der zu schwach entwickelten Muskeln, das Knochenwachstum unter Kontrolle zu halten.

Der Mangel an Energie und Kraft ist im unteren Teil des Körpers am deutlichsten zu beobachten, da die körperliche Entwicklung des Kindes vom Kopf nach unten verläuft.

Die Kontaktpunkte zur Umwelt sind ungenügend geladen. Die Augen sind schwach und neigen zur Kurzsichtigkeit. Die Geschlechtsorgane sind nicht voll erregungsfähig.

Dieser bioenergetische Zustand sieht in der graphischen Darstellung so aus:

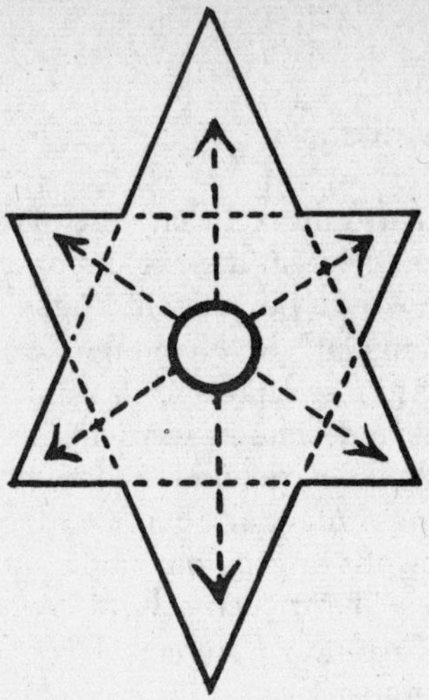

Körperliche Erscheinung: Der Körper ist gewöhnlich lang und dünn; er entspricht Sheldons* ektomorphem Typus. Er unterscheidet sich insofern vom schizoiden Erscheinungsbild, als er nicht zusammengezogen oder verkrampft wirkt.

Die Muskulatur ist unterentwickelt, aber nicht so sehnig oder dünn wie beim schizoiden Körper. Diese Entwicklungsschwäche ist in Armen und Beinen am auffälligsten. Lange, spindeldürre Arme sind bei dieser Struktur weitverbreitet. Die Füße sind ebenfalls dünn und relativ knochig. Die Beine machen den Eindruck, sie könnten den Körper nicht gut tragen. Die Knie werden im allgemeinen geschlossen gehalten, um den Beinen mehr Standfestigkeit zu verleihen. Der Körper wirkt, als fiele er in sich zusammen, was zum Teil durch die Schwäche des Muskelsystems bedingt ist.

Oft beobachtet man körperliche Anzeichen für Unreife. Nicht

* Der amerikanische Psychologe William H. Sheldon widmete sich vor allem der Erforschung von Typen menschlicher Konstitution und ihrer Beziehungen zu bestimmten Temperamentsformen.

nur bei Frauen, sondern auch bei Männern kann das Becken ungewöhnlich klein sein. Die Körperbehaarung ist häufig sehr spärlich. Bei Frauen ist manchmal der ganze Wachstumsprozeß verzögert, was ihren Körper kindlich aussehen läßt.

Menschen mit einem oralen Charakter atmen nicht richtig durch, was den niedrigen Energiespiegel ihrer Persönlichkeit erklärt. Der Entzug der oralen Triebbefriedigung verminderte die Kraft des Saugimpulses. Gute Atmung hängt von der Fähigkeit ab, die Luft tief einzusaugen.

Psychologische Begleitmerkmale: Dem oralen Charakter fällt es im wörtlichen und übertragenen Sinn schwer, auf eigenen Füßen zu stehen. Er neigt dazu, sich an andere zu klammern oder anzulehnen. Wie ich bereits erwähnte, wird diese Tendenz manchmal durch eine übertrieben selbständige Haltung kaschiert. Das Anklammern widerspiegelt sich auch darin, daß der orale Charakter nicht gut oder überhaupt nicht allein sein kann. Es besteht ein übertriebenes Bedürfnis nach Kontakt mit anderen Menschen, nach deren Wärme und Hilfe.

Der orale Charakter leidet unter einem inneren Gefühl der Leere. Er erwartet ständig von anderen, daß sie ihn ausfüllen, obgleich er manchmal so tut, als wäre er es, der ihnen Halt gibt. Die innere Leere widerspiegelt die Unterdrückung starker Sehnsuchts- oder Wunschgefühle, die zu befreiendem Weinen und tieferem Durchatmen führen würden, wenn man es fertigbrächte, sie auszudrücken.

Wegen eines niedrigen Energiespiegels unterliegt der orale Charakter Stimmungsschwankungen von starken Depressionen bis zu grundloser Freude. Die Neigung zur Depression ist ein symptomatisches Merkmal der oralen Persönlichkeit.

Ein anderes typisches Merkmal des oralen Menschen ist die Einstellung, »man« schulde ihm etwas. Das kann in der Meinung ausgedrückt werden, die Welt sei ihm ein besseres Leben schuldig. Dieses Merkmal geht auf das frühe Entzugserlebnis zurück.

Ursächliche und historische Faktoren: Der frühzeitige Entzug kann darin bestanden haben, daß der Betreffende die Mutter tatsächlich verlor oder zu lange auf sie verzichten mußte – weil sie starb, krank war oder mitverdienen mußte. Auch eine Mutter, die selbst an Depressionen leidet, steht ihrem Kind nicht voll zur Verfügung.

Die Fallgeschichte zeigt oft eine frühreife Entwicklung: Das Kind lernte ungewöhnlich früh sprechen und laufen. Ich erkläre diese

Entwicklung als den Versuch, das Gefühl, etwas verloren zu haben, durch schnelle Selbständigkeit zu überwinden.

Orale Menschen hatten als Kind oft Enttäuschungs- oder Frustrationserlebnisse, als sie nach der Mutter, dem Vater oder den Geschwistern griffen, um sich Wärme, Kontakt und Halt zu verschaffen. Solche Enttäuschungen können ein Gefühl der Bitterkeit in der Persönlichkeit hinterlassen.

Typisch sind depressive Phasen in der späten Kindheit oder frühen Jugend. Das orale Kind weist allerdings nicht das autistische Verhalten auf, das schizoide Kinder kennzeichnet. Im übrigen müssen wir uns darüber klar sein, daß eine orale Persönlichkeit schizoide Merkmale haben kann und umgekehrt.

Die psychopathische Charakterstruktur

Beschreibung: Ein Kennzeichen der psychopathischen Haltung ist das Leugnen von Gefühlen. Diese Einstellung steht im Gegensatz zum schizoiden Charakter, der sich von seinen Gefühlen *löst*. Bei der psychopathischen Persönlichkeit wendet sich das Ich oder der Geist gegen den Körper und seine Gefühle, besonders seine sexuellen Gefühle. Normalerweise besteht die Funktion des Ichs darin, das Streben des Körpers nach Lust zu unterstützen, statt es zu untergraben. Der andere Aspekt der Persönlichkeit ist der Drang nach Macht und das Bedürfnis, andere Menschen zu steuern oder gar zu beherrschen.

Der psychopathische Charaktertyp ist nicht zuletzt deshalb so vielschichtig, weil es zwei Methoden gibt, mit denen man Macht über andere erlangen kann. Die eine Methode besteht darin, andere Menschen einzuschüchtern oder zu tyrannisieren. Wenn sie sich nicht gegen die Einschüchterung wehren, werden sie in gewisser Beziehung zu Opfern. Die zweite Methode besteht darin, andere Menschen zu bezwingen, indem man sich in ihr Vertrauen einschleicht, sie gewissermaßen verführt. Sie wirkt besonders bei naiven oder leichtgläubigen Menschen, die dem Psychopathen begegnen.

Bioenergetischer Zustand: Den beiden psychopathischen Strukturen entsprechen zwei Körpertypen. Der tyrannisierende Typ läßt sich bioenergetisch leichter erklären, und deshalb werde ich ihn für meine Schilderung heranziehen. Man gewinnt Macht über einen anderen Menschen, indem man sich über ihn erhebt. Bei diesem Typ strömt außergewöhnlich viel Energie zum Kopfende des Körpers, wodurch die untere Körperhälfte nur mangelhaft geladen wird. Die beiden Körperhälften stehen in einem auffallenden Mißverhältnis zueinander; die obere ist besser entwickelt und beherrscht das Erscheinungsbild.

In der Zwerchfell- und Taillengegend sind gewöhnlich Verkrampfungen vorhanden, die den Fluß von Energie und Gefühl nach unten blockieren.

Der Kopf ist energetisch zu stark geladen, was zu einer Hypererregung des geistigen Systems führt: Der Betreffende überlegt ständig, wie er Situationen unter seine Kontrolle bekommen und beherrschen kann.

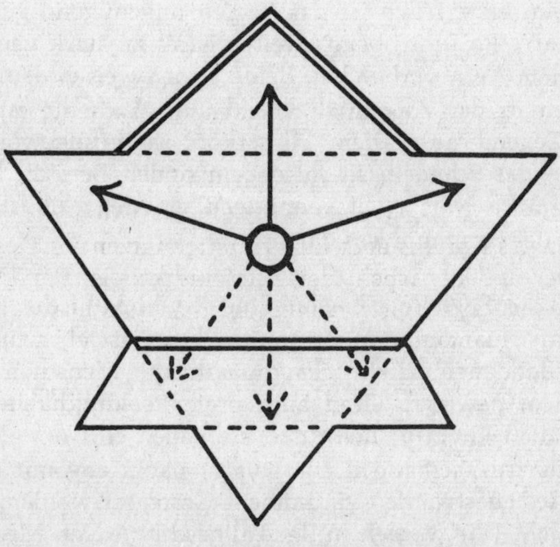

Die Augen sind besonders wach oder mißtrauisch. Sie haben keinen Blick für gegenseitige Beziehungen. Es ist typisch für alle psychopathischen Persönlichkeiten, daß sie vor bestimmten Dingen und Einsichten die Augen schließen.

Das Bedürfnis nach Macht und Kontrolle ist auch auf sich selbst gerichtet. Der Kopf wird sehr steif gehalten (um ihn nicht zu verlieren) und hat den Körper »fest im Griff«.

Diese energetischen Beziehungen zeigt das Diagramm auf Seite 139.

Körperliche Erscheinung: Der Körper des tyrannisierenden Typs ist in der oberen Hälfte unverhältnismäßig stark entwickelt. Sie wirkt aufgebläht, was der aufgeblähten Selbst-Vorstellung des Betreffenden entspricht. Man könnte sagen, daß der Körperbau kopflastig ist. Er ist außerdem starr. Die untere Körperhälfte ist schmaler und weist in vielen Fällen die typische Schwäche der oralen Charakterstruktur auf.

Der Körper des zweiten Typs, der andere Menschen bezwingt, indem er sich in ihr Vertrauen einschleicht, sie verführt, ist besser proportioniert und wirkt nicht aufgebläht. Sein Rücken ist gewöhnlich hyperflexibel.

In beiden Fällen ist der Fluß zwischen den zwei Körperhälften gestört. Beim ersten Typ ist das Becken ungenügend geladen und hat eine starre Position; beim zweiten ist es zu stark geladen, aber nicht mit dem Kern verbunden. Beide Typen weisen deutliche Verspannungen in der Zwerchfellgegend auf. Auch die Augenpartie und die Gegend unter dem Hinterkopf sind ungewöhnlich gespannt. An der Schädelbasis, also dem oralen Bereich, kann man ebenfalls starke Muskelverspannungen ertasten; sie stellen eine Hemmung des Saugimpulses dar.

Psychologische Begleitmerkmale: Eine psychopathische Persönlichkeit braucht jemanden, den sie steuern kann, ist aber zugleich von dem Betreffenden abhängig. Psychopathische Menschen sind also bis zu einem gewissen Grad auch orale Persönlichkeiten. In der psychiatrischen Literatur heißt das, sie haben eine orale Fixierung.

Das Bedürfnis, jemanden zu steuern, hängt eng mit der Furcht vor dem Gesteuertwerden zusammen. Gesteuert werden, heißt benutzt werden. Wir werden in der Fallgeschichte von Menschen mit dieser Charakterstruktur sehen, daß sie als Kinder mit ihren Eltern um Herrschaft und Steuerung kämpften.

Der Trieb, die Oberhand zu gewinnen oder Erfolg zu haben, ist so stark, daß der Betreffende alles tut, um Niederlagen zu verhindern. Eine Niederlage würde ihn zum Opfer machen; aus diesem Grund muß er in jeder Konkurrenzsituation Sieger bleiben.

Um Macht zu erlangen, arbeitet er immer mit Sexualität. Er übt seine scheinbare Kontrolle mit einschmeichelnden Verführungskünsten aus. Bei der sexuellen Betätigung steht er ebenfalls unter Leistungszwang, und die Lust spielt nur eine sekundäre Rolle.

Das Leugnen von Gefühl bedeutet im Grunde, daß er sein Bedürfnis nach anderen Menschen leugnet. Mit seinen psychopathischen Manövern will er andere dahin bringen, daß sie ihn brauchen, damit er sein Verlangen nach ihnen nicht ausdrücken muß. Auf diese Weise möchte er der ganzen Welt immer eine Nasenlänge voraus sein.

Ursächliche und historische Faktoren: Wie bei den anderen Charaktertypen erklärt die Lebens- oder Fallgeschichte auch hier das Verhalten. Ich möchte sogar verallgemeinernd sagen, daß kein Mensch sein Verhalten verstehen kann, wenn er seine »Geschichte« nicht kennt. Eine der Hauptaufgaben jeder Therapie liegt also darin, die Lebenserfahrungen des Patienten herauszubekommen und zu erläutern.

Das ist bei diesem Persönlichkeitstypus oft sehr schwierig, weil die psychopathische Tendenz, Gefühl zu leugnen, auch das Leugnen von Erfahrungen einschließt. Trotz dieser Schwierigkeit hat die Bioenergetik den Hintergrund des Problems weitgehend erhellt.

Der wichtigste ursächliche Faktor für die Entwicklung des psychopathischen Zustands ist ein sexuell verführender Elternteil. Die Verführung erfolgt unterschwellig und soll die narzißtischen Bedürfnisse des Elternteils befriedigen. Sie zielt darauf ab, das Kind an sich zu binden.

Ein verführender Elternteil ist unweigerlich ein zurückweisender Elternteil, was das Bedürfnis des Kindes nach Halt und körperlichem Kontakt betrifft. Dieser Mangel an Kontakt und Halt führt zu den oralen Elementen in der Charakterstruktur.

Die Verführungsbeziehung läßt ein Dreiecksverhältnis entstehen, bei dem das Kind gezwungen wird, den Elternteil herauszufordern oder anzugreifen, der das gleiche Geschlecht hat wie es selbst. Dadurch wird eine Schranke geschaffen, die die notwendige Identifikation mit dem Elternteil vom gleichen Geschlecht verhindert und die Identifikation mit dem Elternteil vom anderen Geschlecht begünstigt.

In dieser Situation wird das Kind außerordentlich verwundbar, wenn es nach Kontakt greift. Deshalb wird es sich entweder über das Bedürfnis hinwegsetzen (Transposition nach oben) oder das Bedürfnis befriedigen, indem es die Eltern manipuliert (verführerischer Typ).

Die psychopathische Persönlichkeit hat auch ein masochistisches Element, das auf die Unterwerfung unter den verführenden Elternteil zurückgeht. Das Kind konnte nicht gegen die Situation rebellieren oder sich ihr entziehen; seine einzige Abwehr war innerlich. Die Unterwerfung ist nur oberflächlich; dennoch erreicht es eine gewisse Nähe zu dem betreffenden Elternteil, und zwar in dem Grad, in dem es sich offen unterwirft.

Das masochistische Element ist bei der einschmeichelnden oder verführerischen Variante der psychopathischen Charakterstruktur am stärksten ausgebildet. Der erste Schritt besteht darin, eine Beziehung herzustellen, in der man eine masochistisch unterwürfige Rolle spielt. Wenn die Verführung erfolgreich war und die Bindung des betreffenden Menschen gesichert ist, werden die Rollen umgekehrt, und es entwickelt sich ein sadistischer Zug.

Die masochistische Charakterstruktur

Beschreibung: Die meisten glauben, Masochismus sei gleichbedeutend mit dem Verlangen zu leiden. Meiner Ansicht nach kann man das bei Menschen mit masochistischer Charakterstruktur nicht sagen. Er leidet tatsächlich, und da er nicht imstande ist, die Situation zu ändern, folgert man, er wolle diesen Zustand zementieren. Ich spreche hier nicht von Menschen mit einer masochistischen Perversion, also von Menschen, die geschlagen werden müssen, um geschlechtliche Befriedigung zu empfinden. Mit dem Terminus masochistische Charakterstruktur bezeichnet man Menschen, die leiden und klagen, aber unterwürfig bleiben. Unterwürfigkeit ist die beherrschende masochistische Tendenz.

Der Mensch mit masochistischem Charakter zeigt in seinem äußeren Verhalten zwar eine unterwürfige Einstellung, ist aber innerlich ganz konträr angelegt. Auf der tieferen emotionalen Ebene hat er ausgeprägte Haß-, Negativismus-, Feindseligkeits- und Überlegenheitsgefühle. Diese Gefühle werden jedoch von der Furcht blockiert, er könnte in gewalttätiges Verhalten ausbrechen. Diese »Explosionsgefahr« bekämpft er durch eine eindämmende Muskelstruktur. Dicke, starke Muskeln verhindern jede direkte Selbstbehauptung und lassen nur Klagen oder Beschwerden durchkommen.

Bioenergetischer Zustand: Im Gegensatz zur oralen Struktur ist die masochistische Struktur stark aufgeladen. Diese Ladung wird zwar nicht eingefroren, aber mit allen Mitteln zurückgehalten oder eingedämmt.

Wegen der starken Eindämmung sind die äußeren Organe und Körperteile ungenügend geladen, was eine wirksame Entladung und Entspannung unmöglich macht – das heißt, die expressive Aktion ist begrenzt.

Die Eindämmung ist so stark, daß sie zur Kompression und zum Kollaps des Organismus führt. Der Kollaps tritt in der Taillengegend auf, wenn sich der Körper unter der Last seiner Spannungen beugt.

Impulse, die nach oben und unten strömen, werden im Hals und in der Taillengegend abgewürgt. Das erklärt die ausgeprägte Angsttendenz. Die körperliche Ausdehnung oder Entwicklung ist ernstlich beeinträchtigt. Diese Beeinträchtigung trägt zur oben erwähnten Schwächung der äußeren Strukturen bei. Die schematische Darstellung des masochistischen Körpers sieht so aus:

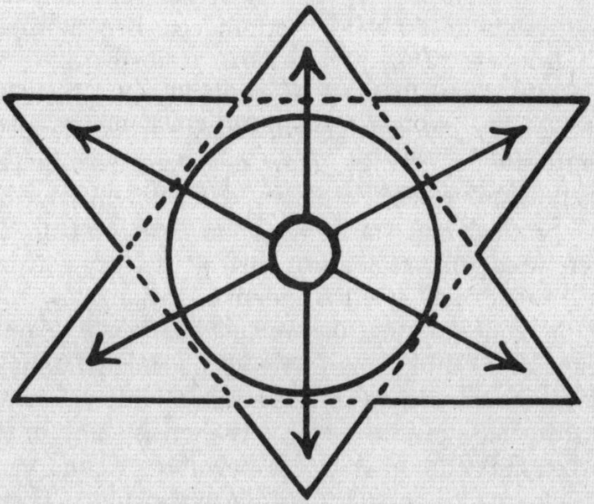

Körperliche Erscheinung: Ein kurzer, dicklicher, muskulöser Körper ist für die masochistische Charakterstruktur typisch. Aus bisher unbekannten Gründen ist im allgemeinen eine ungewöhnlich starke Körperbehaarung zu beobachten. Besonders bezeichnend ist ein kurzer, dicker Hals. Er zeigt an, daß der Betreffende im wörtlichen und übertragenen Sinn den Kopf einzieht. Auch die Taille ist entsprechend kürzer und dicker.

Ein anderes wichtiges Merkmal ist das vorgeschobene Becken. Die Gesäßpartie wird dadurch verkleinert und abgeflacht. Diese Position erinnert an die Haltung eines Hundes mit eingezogenem Schwanz.

Das abgeflachte oder nach vorn gedrückte Gesäß ist zusammen mit den im oberen Teil des Körpers herrschenden Spannungen dafür verantwortlich, daß der Körper in der Taille einknickt.

Bei manchen Frauen ist die obere Hälfte des Körpers rigid oder starr, während die untere masochistisch wirkt – schwere Schenkel und Gesäßbacken, hochgezogener Beckenboden und, als Folge der stagnierenden Ladung, dunkel getönte Haut.

Bei allen Menschen mit masochistischer Charakterstruktur tendiert die Haut zu einer bräunlichen Grundtönung, eine Folge der stagnierenden Ladung.

Psychologische Begleitmerkmale: Wegen der starken Eindämmung ist die Aggressivität erheblich vermindert. Die Selbst-Durchsetzung ist ähnlich beschränkt.

An die Stelle der Selbst-Durchsetzung treten Klagen und Jammern. Jammern ist der einzige vokale Ausdruck, der leicht durch die blockierte Kehle gelangt. Statt der Aggressivität beobachtet man ein herausforderndes Verhalten, das bei dem jeweiligen Partner oder Gegenüber eine starke Reaktion auslösen soll, die es dem Masochisten wiederum ermöglicht, heftig und explosiv zu reagieren. Das gilt für sexuelle wie für andere Situationen.

Die stagnierende Ladung, die auf der starken Eindämmung beruht, erzeugt das Gefühl, man »stecke in einem Sumpf« und sei nicht mehr fähig, sich frei zu bewegen.

Typisch für das masochistische Verhalten ist eine unterwürfige, gefallsüchtige Einstellung. Auf der bewußten Ebene versucht der Masochist, anderen zu gefallen; auf der unbewußten Ebene leugnet er diese Haltung jedoch durch Auflehnung, Negativismus und Feindseligkeit. Diese unterdrückten Gefühle müssen entladen werden, bevor der masochistische Mensch voll und ungehindert auf Situationen des täglichen Lebens reagieren kann.

Ursächliche und historische Faktoren: Die masochistische Charakterstruktur entwickelt sich in einer Familie, wo Liebe und Anerkennung mit starkem Druck einhergehen. Die Mutter dominiert und opfert sich auf; der Vater ist passiv und unterwürfig.

Die dominierende, sich aufopfernde Mutter erstickt das Kind förmlich. Als Ergebnis empfindet das Kind bei jedem Versuch, seine Selbständigkeit zu beweisen oder eine entgegengesetzte Einstellung durchzusetzen, starke Schuldgefühle.

Typisch ist eine starke Fixierung auf Essen und Defäkation. Das geht auf starken Druck von unten und oben zurück. »Sei ein braver Junge. Mach deiner Mutter Freude. Iß brav deinen Teller leer ... Und geh schön aufs Töpfchen. Laß Mami zugucken« usw.

Alle Bemühungen, sich zu wehren, auch Wutanfälle, wurden im Keim erstickt. Menschen mit einer masochistischen Struktur hatten als Kinder ausnahmslos Wutanfälle, die sie abwürgen mußten.

Sie hatten häufig das Gefühl, in der Falle zu sitzen, und konnten nur mit Haß oder Groll darauf reagieren. Diese Reaktionen endeten jedoch mit einer Niederlage.

Der Patient hatte als Kind mit tiefen Erniedrigungsgefühlen zu kämpfen, sobald er seinen Gefühlen »freien Lauf gelassen hatte« – in Form von Erbrechen, Besudeln oder Trotz.

Der Masochist hat Angst, aus sich herauszugehen oder (das gilt auch für sein Geschlechtsorgan) nach etwas zu greifen, weil er befürchtet, verstümmelt zu werden. Viele Masochisten leiden unter Kastrationsangst. Am bezeichnendsten ist die Furcht, von den Beziehungen zu den Eltern, die – allerdings nur zu einem bestimmten Preis – Liebe liefern, abgeschnitten zu werden. Die Bedeutung dieser Furcht werden wir im nächsten Teil des Buches eingehender untersuchen.

Die rigide Charakterstruktur

Beschreibung: Der Begriff der Rigidität oder Starrheit geht auf die Tendenz der betreffenden Menschen zurück, sich steif zu halten – aus Stolz oder Unnahbarkeit. Sie tragen den Kopf ziemlich hoch und haben ein betont gerades Rückgrat. Wenn der Stolz nicht abwehrend und die Starrheit nicht inflexibel wäre, würde es sich um durchaus positive Züge handeln. Der rigide Charakter fürchtet sich davor, nachzugeben, da er jedes Nachgeben mit Unterwerfung und

Kollaps gleichsetzt. Die Rigidität wird zum Abwehrmechanismus, der eine unterschwellige masochistische Tendenz bekämpfen soll.

Der rigide Charakter ist ständig auf der Hut, daß man ihn nicht ausnutzt, manipuliert oder hereinlegt. Seine Wachsamkeit führt dazu, daß er Impulse, sich zu öffnen und nach etwas zu greifen, zurückhält bzw. eindämmt. Die Fähigkeit des Eindämmens beruht auf einer starken Ich-Position mit einem hohen Maß an Verhaltenskontrolle. Sie wird auch durch eine ähnlich stark ausgeprägte Genitalposition gestützt. Auf diese Weise wird die Persönlichkeit an beiden Enden des Körpers verankert, wodurch ein guter Kontakt mit der Realität gewährleistet ist. Leider wird die Betonung der Realität als Abwehrbastion gegen das Streben nach Lust – nach dem Sich-gehen-Lassen – benutzt, und das ist der eigentliche Konflikt dieser Persönlichkeit.

Bioenergetischer Zustand: Bei Menschen mit einer rigiden Charakterstruktur sind die äußeren Kontaktgebiete mit der Umwelt ziemlich stark geladen, was die Fähigkeit verbessert, die Realität zu prüfen, bevor man handelt.

Das Eindämmen geschieht an der Peripherie des Körpers. Das Gefühl kann also fließen, wird jedoch nur beschränkt ausgedrückt. Die Hauptspannungsgebiete sind die langen Muskeln des Körpers. Verspannungen in den Streck- und Beugemuskeln wirken zusammen, um die Rigidität zu schaffen.

Es gibt natürlich verschiedene Grade von Rigidität. Wenn das Eindämmen oder Zurückhalten nur schwach ausgeprägt ist, ist die Persönlichkeit lebhaft und vibriert vor Spannkraft.

Körperliche Erscheinung: Der Körper des rigiden Charakters ist gut proportioniert, die einzelnen Teile sind harmonisch aufeinander abgestimmt. Der Körper wirkt integriert und zusammenhängend, und er fühlt sich auch so an. Trotzdem beobachtet man manchmal auch einige der Störungen und Verzerrungen, die bei den anderen Charaktertypen beschrieben wurden.

Ein wichtiges Merkmal ist die Lebhaftigkeit des Körpers: glänzende Augen; gute Hautfarbe; temperamentvolle Gesten und Bewegungen.

Wenn die Rigidität stark ausgeprägt ist, sind die oben genannten Merkmale entsprechend reduziert – Harmonie und Anmut der Bewegungen sind schwächer, die Augen wirken glanzloser, und die Haut kann eine blasse oder graue Tönung haben.

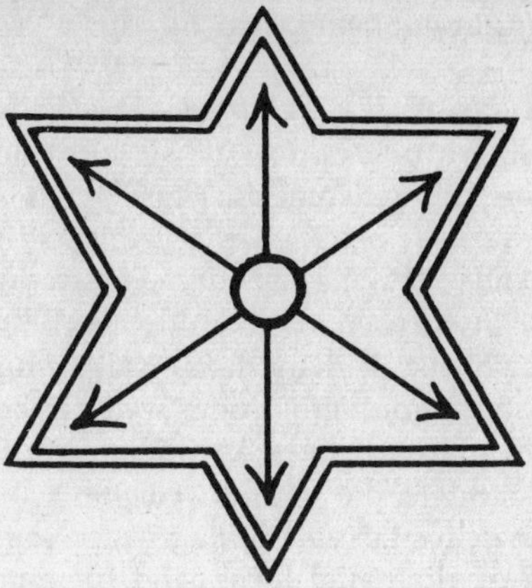

Psychologische Begleitmerkmale: Menschen mit einer rigiden Charakterstruktur sind im allgemeinen weltorientiert, ehrgeizig, kämpferisch und aggressiv. Passivität wird als Verwundbarkeit empfunden.

Der rigide Charakter kann eigensinnig oder störrisch sein, ist aber nur selten gehässig. Sein Eigensinn beruht zum Teil auf seinem Stolz; er befürchtet, lächerlich oder dumm zu wirken, wenn er sich gehenläßt, und hält deshalb seine Gefühle und Impulse zurück. Das ist teilweise mit seiner Furcht zu erklären, Unterwerfung würde Freiheitsverlust bedeuten.

Die Bioenergetik verwendet die Bezeichnung »rigider Charakter«, um den gemeinsamen Faktor verschiedener Persönlichkeiten zu beschreiben. In diese Gruppe gehört nicht nur der phallisch disponierte narzißtische Mann, bei dem sich alles um die sexuelle Potenz dreht, sondern auch der viktorianische Typ der hysterischen Frau, die Sex als Abwehrbastion gegen Sexualität benutzt; diesen Typ hat Reich in seinem Werk *Charakteranalyse* geschildert. Das Charakterbild, das man früher »zwanghafter Charakter« nannte, gehört ebenfalls in diese breitgefächerte Gruppe.

Die Rigidität des Charakters ist stahlhart. Auch bei der schizoiden Struktur beobachtet man eine gewisse Rigidität, die auf den eingefrorenen Energiezustand zurückgeht; die schizoide Starrheit ist jedoch wie Eis – also nicht stahlhart, sondern spröde und brüchig. Menschen mit einer rigiden Charakterstruktur kommen im allgemeinen recht gut mit dem Leben zurecht.

Ursächliche und historische Faktoren: Die Fallgeschichte solcher Menschen ist insofern interessant, als sie nicht die schweren Traumata aufweist, die die anderen, ausgeprägteren Abwehrhaltungen auslösen.

Das bezeichnende Trauma ist das Frustrations- oder Versagungserlebnis beim Streben nach erotischer Befriedigung, besonders auf genitaler Ebene. Es kam dazu, weil man dem Betreffenden als Kind die Masturbation verbot oder weil die Beziehung zum andersgeschlechtlichen Elternteil gestört war.

Das Kind betrachtete die Zurückweisung seines Strebens nach erotischer und sexueller Lust als Schlag gegen sein Liebesbedürfnis. Erotische Lust, Sexualität und Liebe sind für den kindlichen Geist synonym.

Wegen seiner starken Ich-Entwicklung hat der rigide Charakter dieses Bewußtsein nicht unterdrückt oder verdrängt. Wie unser Schaubild zeigt, ist sein Herz nicht von der Peripherie des Körpers abgeschnitten. Er – bzw. sie – ist ein Mensch, der mit dem Herzen handelt, wenn auch kontrolliert und maßvoll. Insgeheim wünscht er sich, auf Kontrolle verzichten und ganz dem Herzen folgen zu können.

Da der ungehinderte Ausdruck von Liebe als Verlangen nach körperlicher Intimität und erotischer Lust von den Eltern zurückgewiesen wurde, versucht der rigide Charakter, dieses Ziel auf indirektem Weg zu erreichen, wobei er ständig auf der Hut bleibt. Im Gegensatz zum psychopathischen Charakter *manipuliert* er nicht; er *manövriert* vielmehr, um körperliche Nähe zu erreichen.

Sein Stolz ist insofern bedeutsam, als er an das Gefühl der Liebe geknüpft ist. Die Zurückweisung seiner sexuellen Liebe stellt eine Verletzung seines Stolzes dar. Entsprechend ist eine Beleidigung seines Stolzes gleichbedeutend mit Zurückweisung seiner Liebe.

Noch eine abschließende Bemerkung: Ich habe nicht über die *Behandlung* dieser Probleme gesprochen, weil ein Therapeut keine Charaktertypen, sondern Individuen behandelt. Die Therapie konzentriert sich auf den einzelnen Menschen mit seinen unmittelbaren Beziehungen: zu seinem Körper; zu dem Grund, auf dem er steht; zu den Leuten, für die er sich engagiert; und zu seinem Therapeuten. Das ist der Vordergrund des therapeutischen Ansatzes. Der Hintergrund ist die *Kenntnis* seines Charakters, ohne die man den Patienten und seine Probleme nicht verstehen kann. Ein erfahrener Therapeut kann ständig zwischen diesen beiden Bereichen hin und her pendeln, ohne einen davon aus den Augen zu verlieren.

Die Hierarchie der Charaktertypen und einige unveräußerliche Persönlichkeitsrechte: Die Charakterstruktur entscheidet darüber, wie ein Mensch mit seinem Bedürfnis nach Liebe, seinem Bemühen um Intimität und körperliche Nähe und seinem Streben nach Lust fertig wird. Unter diesem Blickwinkel bilden die verschiedenen Charaktertypen ein Spektrum oder eine Hierarchie: Man kann die verschiedenen Charaktertypen in die Hierarchie einordnen; Kriterium ist das Ausmaß, in dem sie Intimität und Kontakt zulassen. Ich gehe dabei in der zuvor gewählten Reihenfolge vor.

Der *schizoide Charakter* meidet intime Nähe.

Der *orale Charakter* kann Nähe nur auf der Basis seines Bedürfnisses nach Wärme und Halt herstellen – das heißt, auf einer infantilen Basis.

Der *psychopathische Charakter* kann nur zu den Menschen eine Beziehung aufbauen, die ihn brauchen. Solange er gebraucht wird und imstande ist, die Beziehung zu steuern, kann er zulassen, daß sich ein bestimmtes Maß an Nähe entwickelt.

Der *masochistische Charakter* ist zwar fähig, eine enge Beziehung herzustellen – aber nur auf der Grundlage einer unterwürfigen Haltung. Eine derartige Beziehung ist natürlich »halbherzig«, immerhin jedoch intimer als alle Beziehungen, die die drei zuerst genannten Charaktertypen eingehen können.

Der *rigide Charakter* knüpft ziemlich enge Beziehungen. Ich benutze das Wort »ziemlich«, weil er trotz der augenscheinlichen Intimität und des augenscheinlichen Engagements ständig auf der Hut bleibt.

Jede Charakterstruktur leidet unter einem inhärenten Konflikt, da die Persönlichkeit ein Bedürfnis nach Intimität, Nähe und Selbst-Ausdruck hat, aber gleichzeitig fürchtet, diese Bedürfnisse könnten einander ausschließen. Die Charakterstruktur stellt den besten Kompromiß dar, den der Betreffende in Anbetracht seiner kindlichen Lebensumstände schließen konnte. Leider kommt er von diesem Kompromiß nicht los, obgleich sich die Lebensumstände ändern, während er heranwächst. Wir wollen jene Konflikte nun näher betrachten und dabei feststellen, daß jede einzelne Charakterstruktur als Abwehrbastion gegen die – in der Hierarchie – rangniedrigere Struktur funktioniert.

Schizoid: Wenn ich mein Bedürfnis nach Nähe ausdrücke, ist meine Existenz bedroht. Anders gesagt: »Ich kann existieren, sofern ich keine Intimität brauche.« Der Schizoide muß also im Zustand der Isolation verharren.

Oral: Der Konflikt könnte so beschrieben werden: »Wenn ich unabhängig und selbständig bin, muß ich auf Halt und Wärme verzichten.« Diese Maxime zwingt den oralen Menschen, in einer abhängigen Position zu bleiben. Sie wird deshalb folgendermaßen abgeändert: »Ich kann mein Bedürfnis nach Halt und Wärme befriedigen, solange ich nicht unabhängig oder selbständig bin.« Wenn dieser Mensch sein Bedürfnis nach Liebe und körperlicher Nähe aufgäbe, würde er in ein schizoides Stadium eintreten, das die Wirklichkeit und das Leben weit stärker leugnet.

Psychopathisch: In dieser Struktur herrscht ein Konflikt zwischen Unabhängigkeit bzw. Selbständigkeit und Bedürfnis nach Geborgenheit und Anschluß: »Ich kann dir nahe sein, wenn ich zulasse, daß du mich lenkst oder benutzt.« Der psychopathische Mensch kann das aber nicht zulassen, weil er dann sein Selbst-Gefühl aufgeben müßte. Andererseits ist er auch nicht imstande, sein Bedürfnis nach Nähe abzuwürgen, was der Schizoide tut, oder das Risiko der Unabhängigkeit einzugehen, was beim oralen Charakter der Fall ist. In dieser Zwickmühle war er als Kind gezwungen, die Rollen zu vertauschen. In seinen jetzigen Beziehungen wird er gegenüber dem Partner, der eine orale Position einnehmen muß, zum Lenker und verführenden Elternteil. Indem er die Kontrolle über den anderen behält, kann er ein gewisses Maß an Nähe zulassen. Man könnte es so ausdrücken: »Du darfst mir nahe sein, solange du zu mir aufblickst.« Das psychopathische Element wird also dialektisch umgekehrt: »Du kannst mir nahe sein« statt »Ich habe das Bedürfnis, dir nahe zu sein«.

Masochistisch: Hier spielt sich der Konflikt zwischen dem Bedürfnis nach Liebe oder Anschluß und dem Freiheitsbedürfnis ab. Einfacher gesagt: »Wenn ich frei bin, wirst du mich nicht lieben.« Angesichts dieses Konflikts erklärt der Masochist: »Ich will dir gehorchen, und du wirst mich dafür lieben.«

Rigid: Der rigide Charakter ist relativ frei – relativ, weil er ständig über seine Freiheit wacht, indem er sich von den Wünschen seines Herzens nicht zu sehr den Kopf verdrehen läßt. Seinen Konflikt könnte man folgendermaßen schildern: »Ich kann frei sein, wenn ich nicht den Kopf verliere und nicht vor der Liebe kapituliere.« Kapitulation vor der Liebe hat für ihn einen Beigeschmack von Unterwerfung, die ihn, wie er meint, zu einem masochistischen Charakter degradieren würde. Infolgedessen achtet er darauf, daß sein Verlangen und seine Liebe nie zu stark werden.

Wir können diese Erkenntnisse noch weiter vereinfachen, um die einzelnen Konflikte deutlicher herauszuarbeiten.

Schizoid	=	Existenz gegen Bedürfnis
Oral	=	Bedürfnis gegen Unabhängigkeit
Psychopathisch	=	Unabhängigkeit gegen Nähe (Geborgenheit)
Masochistisch	=	Nähe (Geborgenheit) gegen Freiheit
Rigid	=	Freiheit gegen Kapitulation vor der Liebe.

Die Lösung eines dieser Konflikte bedeutet, daß der Gegensatz zwischen den beiden jeweiligen Wertegruppen verschwindet. Der schizoide Mensch stellt fest, daß sich Existenz und Bedürfnis nicht gegenseitig ausschließen und man beides miteinander vereinbaren kann. Der orale Charakter entdeckt, daß man ein Bedürfnis befriedigen und gleichzeitig unabhängig oder selbständig sein (auf eigenen Füßen stehen) kann usw.

Wachstum und Entwicklung der Persönlichkeit sind ein Prozeß, in dessen Verlauf sich das Kind seiner menschlichen Rechte immer stärker bewußt wird. Dabei handelt es sich um:

Das Recht zu existieren – das heißt, als individueller Organismus auf der Welt zu sein. Dieses Recht wird im allgemeinen in den ersten Lebensmonaten geltend gemacht. Wenn es nicht richtig geltend gemacht wird, entsteht eine Anfälligkeit für die schizoide Charakterstruktur. Abgesehen davon kommt es jedesmal, wenn dieses Recht so stark bedroht wird, daß der Betreffende an seiner Daseinsberechtigung zweifelt, zu einer schizoiden Tendenz.

Das Recht, seine Bedürfnisse befriedigen zu können, beruht auf dem Halt und der nährenden Funktion der Mutter in den ersten Lebensjahren. Eine grundlegende Unsicherheit auf dieser Ebene führt zur oralen Charakterstruktur.

Das Recht, selbständig und unabhängig zu sein – das heißt, nicht den Bedürfnissen anderer Menschen unterworfen zu sein. Dieses Recht geht verloren oder kann nicht geltend gemacht werden, wenn ein Elternteil als Verführer fungiert. Wenn sich das Kind verführen ließe, wäre es dem Elternteil ausgeliefert. Es wehrt sich, indem es seinerseits verführt, um Macht über den Elternteil zu erringen. Diese Situation führt im allgemeinen zu einer psychopathischen Charakterstruktur.

Das Recht auf Unabhängigkeit wird vom Kind durch Selbst-Durchsetzung und Opposition gegen die Eltern geltend gemacht. Wenn Selbst-Durchsetzung und Opposition im Keim erstickt werden, entwickelt sich eine masochistische Persönlichkeit. Die Selbst-Durchsetzung beginnt gewöhnlich im Alter von achtzehn Monaten, wenn das Kind nein sagen lernt, und entwickelt sich im folgenden Jahr weiter.

Das Recht, zu wünschen oder zu begehren und seine Wünsche unmittelbar und offen zu befriedigen. Dieses Recht hat eine erhebliche Ich-Komponente und wird als letztes der natürlichen Rechte geltend gemacht. Meiner Meinung nach entwickelt es sich im Alter von drei bis sechs Jahren. Es hängt eng mit den ersten sexuellen Empfindungen des Kindes zusammen.

Wenn man dem Kind diese grundlegenden und wesentlichen Persönlichkeitsrechte versagt, findet in dem Alter und in der Situation, wo die Weiterentwicklung gestoppt wurde, eine Fixierung statt.

Da sich jeder Mensch in allen diesen Stadien – bzw. auf allen diesen Stufen – bis zu einem gewissen Grad fixiert, müssen alle Konflikte entsprechend durchgearbeitet werden. Ich weiß heute noch nicht, ob es bei diesem therapeutischen Prozeß irgendwelche Gesetzmäßigkeiten gibt. Die beste Methode scheint darin zu bestehen, daß man dem Patienten folgt, während er den einzelnen Konflikten seines Lebens wiederbegegnet oder sie wieder durchlebt. Wenn man das in richtiger Weise tut, wird der Patient die Therapie mit dem unerschütterlichen Gefühl beenden, daß er ein Recht hat, auf dieser Welt zu sein, daß er seine Bedürfnisse befriedigen und gleichzeitig existieren kann, daß er frei sein darf, ohne auf Liebe und Engagement verzichten zu müssen.

6 Die Realität – eine Sekundärorientierung

Realität und Einbildung

Am Ende des Abschnitts über die verschiedenen Charaktertypen erwähnte ich, daß der Therapeut diese Typen immer im Auge behalten muß, wenn er einen Patienten behandelt. Sie bilden gewissermaßen den Hintergrund der Behandlung. Im Vordergrund steht jedoch die spezifische oder individuelle Lebenssituation des Behandelten. Dazu gehören folgende Aspekte: Die Beschwerden, die ihn zum Arzt geführt haben; der Standpunkt, den er zu seiner Welt bezieht (das heißt, wie er die Beziehung zwischen seiner Persönlichkeit und seinen Problemen sieht); sein Verhältnis zu seinem Körper (das heißt, inwieweit er sich der Muskelspannungen bewußt ist, die vielleicht zu seinen Schwierigkeiten beitragen); seine Erwartungen von der Therapie und – was ständig berücksichtigt werden muß – seine jeweilige menschliche Beziehung zum Therapeuten. Die Ausgangsbasis bildet seine Orientierung in der Realität. Ich möchte hinzufügen, daß der Arzt im Laufe der Behandlung immer wieder zu dieser Ausgangsbasis zurückkehrt und sie durch alle relevanten Lebenserfahrungen erweitert, die er vom Patienten erfährt.

Obgleich die Realität die Ausgangsbasis bildet, bezeichne ich sie als Sekundärorientierung. Sie ist jedoch nur sekundär, was das Zeitmaß betrifft – das heißt, ein Mensch orientiert sich erst allmählich, während er heranwächst, an der Wirklichkeit; seine Lustorientierung ist dagegen schon bei der Geburt vorhanden. Das Ausmaß, in dem sich ein Mensch in der Wirklichkeit zurechtfindet, entscheidet darüber, wie gut seine Aktionen sein Streben nach Lust befriedigen. Ich halte es nicht für möglich, daß ein Mensch, der seinem Leben unrealistisch gegenübersteht, jemals imstande ist, sich die Lust, Befriedigung und Erfüllung zu verschaffen, die er letzten Endes begehrt.

Was aber ist die Realität? Und wie können wir bestimmen, ob ein Mensch seinem Leben realistisch gegenübersteht oder nicht? Ob ich die erste Frage richtig beantworten kann, weiß ich nicht genau. Meiner Ansicht nach gibt es zweifellos einige Tatsachen, die für uns alle einen unstrittig realen Charakter haben, zum Beispiel das richtige Atmen, das Freisein von chronischen Muskelspannungen, das Bedürfnis, sich mit seinem Körper zu identifizieren, das kreative Lustpotential usw. Ich persönlich habe mich in gewissen Situationen unrealistisch verhalten. Man könnte sagen, ich wollte es mir möglichst leicht machen und mußte deshalb Lehrgeld zahlen. Ich bin auch durchaus nicht völlig sicher, ob ich mich heute in jeder Hinsicht realistisch verhalte. Wie realistisch ist es von mir, daß ich eine so große Zahl von Patienten behandle? Daß ich mir soviel Verantwortung aufbürde?

Zum Glück gibt jeder Mensch, der zur Behandlung kommt, sofort zu, daß er Schwierigkeiten mit der Realität hat, daß irgend etwas in seinem Leben nicht so geklappt hat, wie er es hoffte, und daß er nicht genau weiß, ob seine Erwartungen mit der Wirklichkeit zu vereinbaren sind. Aufgrund dieser Erkenntnis und der Tatsache, daß man einen Menschen als Außenstehender immer objektiver beurteilen kann, fällt es dem Therapeuten gewöhnlich nicht allzu schwer, die Denk- und Verhaltensbereiche zu erkennen, in denen der Patient allem Anschein nach unrealistisch ist. Er könnte sagen, daß dieses Denken und Verhalten mehr auf Einbildung als auf der Wirklichkeit beruhen.

Ich wurde zum Beispiel einmal von einer jungen Frau aufgesucht, die wegen ihrer gescheiterten Ehe deprimiert war. Sie hatte entdeckt, daß ihr Mann ein Verhältnis mit einer anderen hatte, und diese Entdeckung hatte ihrer Selbst-Vorstellung als »perfekte Hausfrau« einen schweren Schlag versetzt. Das Adjektiv »perfekt«, das sie sich selbst beigab, schien auf den ersten Blick durchaus zutreffend zu sein. Sie war eine gescheite und hübsche Person, die, wie sie meinte, alles für ihren Mann getan und wesentlich zu seinem beruflichen Erfolg beigetragen hatte. Man kann sich unschwer vorstellen, was für einen Schock sie bekam, als sie feststellte, daß er sich für eine andere Frau interessierte. Wie konnte ihm denn eine andere mehr bieten?

Schon aus dieser skizzenhaften Fallgeschichte geht hervor, daß meine Patientin dem Leben unrealistisch gegenüberstand. Die Idee, man könne eine »perfekte Ehefrau« sein, beruht sicher auf Einbildung, denn kein Mensch ist vollkommen. Die Überzeugung, ein Mann müsse seiner Frau dankbar sein, weil sie zu seinem Erfolg beitrage, läßt sich nicht mit der Realität vereinbaren, weil eine solche Haltung letzten Endes darauf hinausläuft, den Mann zu leugnen und ihn zu kastrieren. Wenn sich derartige Einbildungen als unbegründet erweisen, kommt es zu Depressionen. Sie ermöglichen dem Deprimierten, die Wahrheit über seine Illusionen herauszufinden und sein Denken und Handeln auf festeren Boden zu stellen.

Mein Interesse für die Bedeutung von Einbildungen erwachte, als ich mich mit der schizoiden Persönlichkeit beschäftigte. Der Schizoide wird durch seine verzweifelte Lage gezwungen, Illusionen zu entwickeln, um seinen Lebenskampf bestehen zu können. Wenn man eine bedrohliche Realität nicht ändern oder umgehen kann, flüchtet man sich in die Illusion, um nicht abgrundtiefer Verzweiflung anheimzufallen. Jeder schizoide Mensch hat seine Illusionen, die er insgeheim pflegt und zu verwirklichen hofft. Da er spürt, daß man ihn nicht akzeptiert, bildet er sich ein, er besäße besondere Eigenschaften, die ihn über gewöhnliche Menschen erheben. Er ist edler als andere Männer; sie ist reiner als andere Frauen. Diese Einbildungen widersprechen oft den realen Lebenserfahrungen des Betreffenden. Eine junge Frau mit recht ausschweifendem und promiskuitivem Sexualleben glaubte zum Beispiel, sie sei rein und tugendhaft. Ihre Illusion beruhte auf der Hoffnung, eines Tages von einem jungen Prinzen entdeckt zu werden, der die unerfreuliche Fassade durchschauen und ihr goldenes Herz erkennen würde.

Einbildungen sind jedoch insofern gefährlich, als sie die Verzweiflung zementieren. Da eine Illusion immer stärker wird, drängt sie auf Erfüllung und bringt das Individuum zwangsläufig in einen Konflikt mit der Realität, der zu verzweifeltem Verhalten führt. Wer eine Einbildung verwirklichen will, muß vorhandene positive Gefühle opfern, und der Mensch, der mit bzw. von Illusionen lebt, ist schon per definitionem nicht imstande, Lustansprüche zu stellen. In seiner Verzweiflung ist er bereit, auf Lust zu verzichten und das Leben an sich vorbeigehen zu lassen, weil er hofft, die erfüllte Illusion werde seine Verzweiflung beenden. Eine Patientin von mir drückte diesen Gedankengang mit folgenden Worten aus: »Die Menschen setzen sich unrealistische Ziele und kommen nicht mehr aus ihrer Verzweiflung heraus, weil sie ständig versuchen, diese unrealistischen Ziele zu erreichen.«

Auch in meiner Untersuchung der Depression kam ich auf unrealistische Ziele zu sprechen. Ein grundlegendes Ergebnis lautete, daß sich jeder depressive Mensch Illusionen macht, die seinem Handeln und Verhalten einen Hauch von Unwirklichkeit geben. Schon daraus ergibt sich, daß der Zusammenbruch einer Illusion unweigerlich eine depressive Reaktion auslöst.

Wenn ein Mensch in seiner Kindheit einen Verlust oder ein Trauma erlitten hat, sieht er seine Zukunft unter dem Vorzeichen, daß diese Kindheitserfahrung umgekehrt oder zumindest rückgängig gemacht wird. So stellt sich ein Mensch, der als Kind das Gefühl der Zurückweisung erlebte, die Zukunft als Anerkennung und Zustimmung vor. Wenn er als Kind gegen ein Gefühl der Hilflosigkeit und Ohnmacht kämpfen mußte, kompensiert sein Geist diese Verletzung seines Ichs beinahe zwangsläufig mit der Vorstellung von einer Zukunft, in der er Macht hat und andere lenkt. In Phantasien und Tagträumen versucht sein Geist, eine unangenehme und unannehmbare Realität durch Illusionen und Träume umzukehren. Er verliert die ursächliche Kindheitserfahrung aus den Augen und opfert die Gegenwart, um seine Illusionen zu verwirklichen. Diese Illusionen sind unrealistische Ziele, die man unmöglich erreichen kann.

Dieser Abschnitt ist insofern wichtig, als er die Rolle der Einbildung auf alle Charaktertypen ausdehnt. Jede Charakterstruktur resultiert aus Kindheitserfahrungen, die das »Gefühl der Sicherheit und Selbst-Anerkennung« bis zu einem gewissen Grad untergraben haben. Wir finden also in jeder Charakterstruktur Vorstellungen, Illusionen oder Ich-Ideale, die diese Verletzung des Ichs heilen sollen. Je schwerwiegender das Trauma war, desto mehr Energie wird in die Vorstellung oder Illusion investiert; der Energieaufwand ist jedoch in allen Fällen beträchtlich. Jede Energie, die man in die Illusion steckt oder für das unrealistische Ziel aufwendet, geht dem wirklichen Leben verloren. Der Betreffende kann also nicht mehr so gut mit der Realität seiner Lage fertig werden.

Die Einbildung oder das Ich-Ideal eines Menschen ist genauso einzigartig wie seine Persönlichkeit. Um unsere Kenntnis der Charaktertypen zu vertiefen, können wir jedoch die Einbildungen oder Ich-Ideale zusammenfassen, die für die einzelnen Strukturen typisch sind.

Der schizoide Charakter: Ich habe erwähnt, daß sich der Mensch mit schizoidem Charakter in seiner Kindheit zurückgewiesen fühlte. Er reagierte auf die Zurückweisung, indem er sich insgeheim als überlegen betrachtete. Er ist gewissermaßen ein verkleideter Prinz und gehört seinen Eltern in Wirklichkeit nicht. Manche Schizoide bilden sich sogar ein, sie wären adoptiert worden. So erklärte mir einer meiner Patienten: »Ich wurde mir plötzlich bewußt, daß ich mich in meiner idealisierten Vorstellung als verstoßenen Prinzen sah. Diese Vorstellung nährte sich von dem Traum, eines Tages würde mein Vater, der König, kommen und mich wieder in meine angestammten Rechte einsetzen ... Ich weiß genau, daß ich mir immer noch einbilde, man würde mich eines Tages entdecken. Bis dahin muß ich meine ›Ansprüche‹ eben aufrechterhalten. Ein Prinz darf sich nicht durch gewöhnliche Arbeit herabwürdigen. Ich muß zeigen, daß ich etwas Besonderes bin.«

Wenn ein Mensch in seinem Bemühen, etwas Besonderes zu sein, um eine Zurückweisung zu kompensieren, zu weit geht, kann er schizophren werden. Die Schizophrenie ist das Auflösungsstadium des schizoiden Charakters. Viele Schizophrene meinen, sie wären Jesus, Napoleon, die Göttin Isis usw. Im schizophrenen Stadium wird die Illusion zum Wahn. Der Betreffende kann nicht mehr Einbildung von Wirklichkeit unterscheiden.

Der orale Charakter: Sein Trauma war die Einbuße des Rechts auf individuelle Bedürfnisse und die daraus resultierende mangelnde körperliche Erfüllung. Die Einbildung, die sich daraufhin als Kompensation entwickelt hat, gaukelt dem Betreffenden also vor, er wäre mit Energie und Gefühl geladen und könnte beides frei verausgaben. Wenn ein Mensch mit oralem Charakter grundlos in Hochstimmung kommt – was für diese Charakterstruktur typisch ist –, reagiert er seine Einbildungen gewissermaßen ab. Er wird erregt und redselig und schüttet einen gefühlsbetonten Strom von Gedanken und Ideen aus. Das ist sein Ich-Ideal – sich verschenken und im Mittelpunkt stehen. Die Hochstimmung ist jedoch ebenso unbegründet wie die Selbst-Vorstellung, die sich nicht aufrechterhalten läßt, weil der orale Charakter zu wenig Energie hat, um sie zu verwirklichen. Beides, Hochstimmung und Selbst-Vorstellung, bricht zusammen, und der orale Charakter landet in einem der depressiven Stadien, die ebenfalls typisch für ihn sind.

Ich hatte einmal einen Patienten, dessen Fallgeschichte in dieser Hinsicht bezeichnend ist. Er schlug mir eines Tages vor, ich solle alles mit ihm teilen, was ich hätte, da er auch uneingeschränkt bereit sei, das gleiche zu tun. »Ich bin gewillt, alles mit Ihnen zu teilen, was ich besitze«, sagte er. »Warum wollen Sie das nicht auch?« – »Was haben Sie denn?« fragte ich ihn. »Zwei Dollar«, lautete die Antwort. Da ich mehr hatte, dünkte mich der Vorschlag nicht sehr realistisch. Mein Patient war gleichwohl überzeugt, mir ein großzügiges Angebot gemacht zu haben.

Der psychopathische Charakter: Menschen mit dieser Charakterstruktur bilden sich ein, sie hätten eine allumfassende Macht, von der allerdings niemand etwas wisse. Ihre Illusion soll die Erfahrung kompensieren, daß sie einem verführenden und manipulierenden Elternteil als Kind hilflos und ohnmächtig ausgeliefert waren. Wenn der psychopathische Charakter tatsächlich Macht erhält, wie es nicht selten geschieht, entsteht eine gefährliche Situation, weil er die tatsächliche Macht nicht von der eingebildeten trennen kann. Er wird die Macht also nicht konstruktiv gebrauchen, sondern er wird sie mißbrauchen, um seiner Selbst-Vorstellung zu entsprechen.

Ein Patient erzählte mir einmal, er habe sich jahrelang vorgestellt, daß er eine Brieftasche mit 8 Millionen Dollar bei sich trüge – diese Vorstellung habe ihm das Gefühl gegeben, reich und mächtig zu sein. Als ich ihn behandelte, hatte er tatsächlich mehrere Millionen angehäuft, und ihm dämmerte langsam, daß er trotzdem weder mächtig noch wichtig geworden war. Das Wort »dämmern« beschreibt sehr anschaulich, daß sich ihm die Realität allmählich abzeichnete. Die Illusion der Macht – was man mit ihrer Hilfe alles erreichen kann – ist in unserem Kulturkreis weit verbreitet. Ihre Lustfeindlichkeit habe ich in meinem Buch *Pleasure* untersucht.

Der masochistische Charakter: Menschen mit einer masochistischen Charakterstruktur fühlen sich minderwertig. Sie wurden als Kind beschämt und erniedrigt oder gedemütigt, meinen aber insgeheim, sie könnten anderen überlegen sein. Diese Vorstellung wird durch unterdrückte Gefühle der Verachtung für ihren Therapeuten, für ihre Vorgesetzten und für alle Menschen genährt, die in Wirklichkeit eine überlegene Position einnehmen.

Die Arbeit mit diesem Problem ist nicht zuletzt deshalb so schwierig, weil Patienten mit einer masochistischen Charakterstruktur einfach nicht zulassen können, daß die Behandlung zum Erfolg führt. Ein Erfolg der Behandlung würde beweisen, daß der Arzt ein fähigerer Mensch ist als der Patient. Eine echte Zwickmühle! Jedes Versagen wird mit der Begründung wegrationalisiert: »Ich habe mir nicht genug Mühe gegeben – ich hätte es schaffen können, wenn ich es wirklich gewollt hätte!« Das Versagen stützt die Illusion von der Überlegenheit also indirekt.

Der rigide Charakter: Diese Struktur entstand, weil ein Elternteil die Liebe zurückwies, die ihm das Kind entgegenbrachte. Es erfuhr ein herzzerbrechendes Gefühl des Verrats. Um sich zu verteidigen, panzerte es sich oder bildete innere Sperren, die es hinderten, seine Liebe offen auszudrücken, was ja zu einem neuerlichen Verrat führen könnte. Seine Liebe war also »gezügelt«. Diese Realität sieht der Betreffende in seinem späteren Leben aber nicht mehr, weil er die Einbildung oder Selbst-Vorstellung entwickelt hat, *er* wäre der Liebende, dessen Liebe man nicht zu würdigen wisse.

Bei der Analyse des rigiden Charakters kommt der Arzt zu einem interessanten Punkt. Der Behandelte *ist* ein liebender Mensch. Sein Herz steht der Liebe offen, aber seine Kommunikationswege werden bewacht, sind nicht frei. Wenn man die Äußerung der Liebe zurückhält, vermindert man ihren Wert. Was sein Gefühl betrifft, ist der Rigide also tatsächlich ein liebender Mensch – nicht aber, was sein Handeln betrifft. Faszinierend ist nun, daß die Einbildung keineswegs falsch ist. Ihr Fundament ist teilweise ganz real, was die Frage aufwirft: Gilt das etwa für alle Einbildungen? Ich würde diese Frage instinktiv mit ja beantworten. In jeder Illusion muß es einen wahren oder realen Kern geben, der uns zeigen kann, weshalb sich jemand so fest an sie klammert. Hier einige Beispiele:

Die Vorstellung des Schizoiden, etwas Besonderes zu sein, entbehrt nicht ganz der realen Grundlage. Manche Schizoide leisten im Lauf ihres Lebens tatsächlich etwas Besonderes oder Herausragendes. Wie wir alle wissen, ist Genie nicht so sehr weit von Wahnsinn entfernt. Können wir sagen, daß die Zurückweisung durch die Mutter damit zusammenhing, daß das Kind in ihren Augen etwas *zu* Besonderes war? Ich meine, daß einiges dafür spricht.

Der orale Charakter *gibt* tatsächlich. Leider hat er wenig, was er geben kann. Man könnte also sagen, daß seine Einbildung nicht auf Tatsachen, sondern auf Emotionen basiert. In der Welt der Erwachsenen werden aber nur Tatsachen anerkannt.

Der psychopathische Charakter *hatte* wirklich etwas, das sein Vater oder seine Mutter begehrte; sonst wäre er nicht Gegenstand der Verführung oder Manipulierung gewesen. Er muß sich als Kind dessen bewußt gewesen sein – es gab ihm sicherlich zum erstenmal Geschmack an der Macht. Zugegeben, er war in Wirklichkeit hilflos, und deshalb bestand seine Macht nur in seinem Geist, aber er lernte eine Wahrheit kennen, die er später benutzte: Jedesmal, wenn ein Mensch etwas von dir will, hast du Macht über ihn.

Es ist schwer, eine reale Grundlage für die eingebildete Überlegenheit des masochistischen Charakters zu finden, aber ich weiß, daß es eine geben muß. Ich kann mir nur vorstellen (ein Gedanke, den ich nicht ohne Zögern niederschreibe), daß er eine überlegene Fähigkeit besitzt, mit einer schmerzlichen Situation zurechtzukommen. »Ich bin doch kein Masochist!« sagen viele Leute, wenn sie mit einer besonders schwierigen Lage konfrontiert werden, und diese Redensart spricht Bände. Der Masochist wird mit Situationen fertig und erhält Beziehungen aufrecht, vor denen alle anderen zurückschrecken. Ist diese Haltung nun positiv? In manchen Fällen vielleicht. Falls der Mensch, mit dem es der Masochist zu tun hat, völlig auf ihn angewiesen ist, vollbringt er vielleicht eine gute Tat, wenn er sich ihm unterwirft. Ich vermute, daß der masochistische Charakter diese Erfahrung in seinem Verhältnis zur Mutter gemacht hat und daß sie ihm ein gewisses Gefühl des eigenen Wertes schenkte.

Eine Illusion oder Selbst-Vorstellung ist insofern gefährlich, als sie den Blick für die Realität versperrt. Der masochistische Charakter kann nicht mehr unterscheiden, ob es eine gute Tat oder ob es nur Selbstbetrug und Masochismus ist, sich einer schmerzlichen Situation zu unterwerfen. Entsprechend kann der rigide Charakter nicht sagen, wann sein Verhalten liebevoll ist und wann nicht. Wir lassen uns nicht nur von Illusionen blenden, sondern werden auch von den Selbst-Vorstellungen gehemmt, die ihnen zugrunde liegen. Wer gehemmt oder »verklemmt« ist, kann sich nicht frei auf dem Boden der Realität bewegen und ist unfähig, sein wahres Ich zu sehen.

Hemmungen, Verklemmungen

Wenn ein Mensch in einen emotionalen Konflikt gerät, der ihn lähmt und jede wirksame Aktivität zur Veränderung der Situation unmöglich macht, sagen wir, er sei verklemmt. In solchen Konflikten kann man zwei entgegengesetzte Gefühle beobachten, die sich gegenseitig am Ausdruck hindern. Das Mädchen, das sich in Gegenwart eines bestimmten Jungen verklemmt benimmt, ist ein gutes Beispiel. Einerseits fühlt sie sich zu ihm hingezogen und fühlt, daß sie ihn braucht; andererseits fürchtet sie jedoch seine Zurückweisung und spürt, daß er ihr weh tun wird, wenn sie ihm einen Schritt entgegenkommt. Da ihre Furcht keine Initiative zuläßt und ihr Verlangen den Rückzug unmöglich macht, ist sie völlig verklemmt. Ähnliche Hemmungen entwickelt man, wenn man eine Arbeit hat, die einen nicht ausfüllt, die man aber nicht aufgeben will, weil sie eine gewisse Sicherheit darstellt. Man ist in *jeder* Si-

Ein gesunder, starker Leib . . .

. . . Ein schön, gottselig Weib,
Gut Geschrei und bar Geld
Ist das Best in dieser Welt.

Eine alte Spruchweisheit. Bliebe zu erklären, daß «Geschrei» soviel wie Ruf, Ansehen bedeutete. Und was Geld betrifft: Es muß heutzutage nicht mehr bar sein, solange man nur des Geldes nicht bar ist.

tuation verklemmt, in der widerstreitende Gefühle jede wirksame Maßnahme unterbinden.

Derartige Hemmungen können bewußt und unbewußt sein. Wenn sich ein Mensch über den Konflikt klar ist, ihn aber nicht lösen kann, *fühlt* er sich durch ihn gehemmt. Man kann jedoch auch durch Konflikte gehemmt sein, die bereits in der Kindheit auftraten und die man seitdem längst aus dem Bewußtsein gedrängt hat. In diesem Fall ist man sich der Hemmung nicht bewußt.

Jede bewußte oder unbewußte Hemmung schränkt die Bewegungsfreiheit auf allen Gebieten ein – also nicht nur in dem Bereich, der mit dem ursächlichen Konflikt zusammenhängt. Ein Mädchen, das bei einem bestimmten Jungen verklemmt ist, wird eines Tages unweigerlich merken, daß ihre Arbeit oder ihr Studium darunter leidet und daß sich die Hemmungen auch auf die Beziehungen zu ihrer Familie oder zu ihren Bekannten auswirkt. Das gilt ebenfalls – wenn auch in geringerem Maß – für unbewußte Hemmungen, die sich wie alle ungelösten emotionalen Konflikte in Form von chronischen Muskelspannungen im Körper strukturieren.

Ein Mensch wird durch alle seine Einbildungen oder Illusionen körperlich betroffen. Das Problem wird weiterhin durch die Tatsache kompliziert, daß Illusionen und Tagträume im Verborgenen bleiben oder, anders ausgedrückt, zum *geheimen* Leben der meisten Menschen gehören. Meine Leser sind vielleicht überrascht, wenn ich ihnen sage, daß man selbst seinem Psychiater dieses geheime Leben nur selten offenbart. Das ist jedenfalls meine persönliche Erfahrung, und ich glaube nicht, daß sie eine Ausnahme ist. Meiner Ansicht nach hält der Patient solche Information nicht absichtlich zurück – er begreift einfach nicht, wie wichtig sie ist. Er konzentriert sich auf das unmittelbare Problem, das ihn zum Arzt geführt hat, und hält seine Vorstellungen, Einbildungen und Phantasien für unbedeutend oder irrelevant. Sie sind jedoch bedeutsam, und wir müssen annehmen, daß es einen unbewußten Leugnungsmechanismus gibt, der sie verbirgt. Früher oder später werden sie aber trotzdem herauskommen.

Ich behandelte einmal einen jungen Mann wegen depressiver Störungen, die schon seit langer Zeit auftraten. Zu den therapeutischen Methoden gehörten intensive Arbeit mit dem Körper, Atemübungen, Bewegungsübungen und das Ausdrücken von Gefühlen. Der junge Mann sprach auf alle diese Methoden an. Gleichzeitig ließ er mir eine Menge Informationen über seine Kindheit zukommen, die sein Problem zu erklären schienen. Er machte zwar bei jeder Sitzung gewisse Fortschritte, doch seine Depressionen blieben trotzdem bestehen. Das dauerte mehrere Jahre. Da er fest daran glaubte, daß die Bioenergetik ihm helfen würde, war ich bereit, die Therapie fortzuführen.

Ein sehr bedeutsames Ereignis seiner Kindheit war der Tod seiner Mutter; sie starb, als er neun Jahre alt war, und zwar an einem ziemlich langwierigen Krebsleiden. Mein Patient erzählte, er habe bei ihrem Tod sehr wenig Emotionen gespürt, obgleich sie ihn sehr geliebt habe. Er behauptete, er habe, so unbegreiflich es scheine, überhaupt nicht getrauert. Man konnte diesen Gefühlsmangel als Ursache der späteren Depression betrachten; er bildete jedoch eine Schranke, die sich zunächst als unüberwindlich erwies.

Der Durchbruch erfolgte bei einem klinischen Seminar, bei dem ich den jungen Mann meinen Kollegen vorführte. Bei dieser Demonstration analysierten wir sein körperliches Problem mit Hilfe der Körpersprache und durchleuchteten seine ganze Fallgeschichte. Er gab zu, immer noch deprimiert zu sein. Dann machte eine Mitarbeiterin von mir eine überraschende Bemerkung. »Sie haben wohl gehofft, Sie könnten Ihre Mutter wieder ins Reich der Lebenden zurückholen«, sagte sie. Der Patient blickte sie verblüfft an, als wollte er sagen: »Wie haben Sie das bloß herausgefunden?« Anschließend gestand er: »Ja«.

Wie sie es herausbekommen hatte, weiß ich nicht. Sie kam wahrscheinlich intuitiv darauf – und deckte so eine geheime Illusion auf, die den jungen Mann nun schon seit zwanzig Jahren gehemmt hatte. Ich glaube nicht, daß er sie von sich aus preisgegeben hätte. Vielleicht versuchte er sogar, sie – unter Umständen aus Scham – vor sich selbst zu verstecken. Als sie ans Licht gekommen war, nahm die ganze Therapie einen anderen Verlauf.

Ein Arzt hat bei jeder Behandlung einige intuitive Erkenntnisse oder Einsichten. Außerdem muß er natürlich begreifen, wo der Patient als Mensch steht. Obgleich wir meist nicht alle, sondern nur einige Illusionen aufdecken können, die ein Patient hat, erkennen wir, daß er verklemmt ist. Dabei legen wir automatisch einige Mechanismen der betreffenden Hemmungen bloß: *Wir sind dazu imstande, weil sich die Hemmung im Ausdruck des Körpers offenbart.* Wenn man die Hemmung entdeckt hat, kann man Rückschlüsse auf die zugrunde liegende Einbildung ziehen, ob man nun deren genaue Natur kennt oder nicht.

Es gibt zwei Methoden, mit denen man am Körperausdruck erkennen kann, ob der Betreffende gehemmt ist oder nicht. Erstens achtet man darauf, wie gut sein Bodenkontakt ist. Wer guten Bodenkontakt hat, kann nicht verklemmt sein. Wenn man nämlich mit beiden Beinen fest auf der Erde steht, hat man entsprechenden Kontakt zur Realität und läßt sich nicht von irgendwelchen bewußten oder unbewußten Illusionen beeinflussen. Im buchstäblichen Sinn stehen alle Menschen mit beiden Beinen auf der Erde, im energetischen Sinn ist das aber nicht immer der Fall. Wenn die Energie eines Menschen nicht kräftig in seine Füße fließt, ist sein energetischer oder gefühlsmäßiger Kontakt zum Boden begrenzt. Es ist wie bei elektrischen Schaltkreisen: Ein schwacher Kontakt genügt nicht immer, um den Fluß von Elektrizität zu gewährleisten.

Um die energetische Betrachtungsweise zu verstehen, führe man sich am besten vor Augen, was geschieht, wenn ein Mensch ein »Hoch« hat. Es gibt die verschiedensten Hochstimmungen, doch sie haben alle eines gemeinsam: das Gefühl, zu schweben, nicht mehr mit den Füßen den Boden zu berühren. Wenn ein Mensch sich zum Beispiel mit Alkohol in Hochstimmung gebracht hat, fällt es ihm sehr schwer, festen Grund unter den Füßen zu spüren, und sein Bodenkontakt ist schwach. Die gleiche Empfindung hat man, wenn das Hoch auf eine aufregende Neuigkeit zurückgeht. Man kommt sich dann vor, als segelte man durch die Luft. Ein verliebter Mensch meint zu tanzen, wobei seine Füße kaum den Boden berühren. Wenn man Drogen genommen hat, glaubt man auf Wolken dahinzufliegen – ein Gefühl, das auch schizoide Menschen gelegentlich haben. Menschen, die ohne sichtlichen Kontakt zu ihrer Umwelt durchs Leben gehen, werden bezeichnenderweise oft »Traumtänzer« genannt.

Ein solches Hoch kann man bioenergetisch damit erklären, daß Energie von den Füßen und Beinen abgezogen wird. Je mehr Energie abgezogen wird, desto höher scheint sich der Betreffende zu heben, denn er entfernt sich im energetischen oder emotionalen Sinn immer weiter vom Boden. Wenn das Hoch auf einem aufregenden Ereignis – zum Beispiel einem persönlichen Erfolg – basiert, bekommen die Füße und Beine nicht genug Energie, weil diese in erster Linie zum Kopf strömt. Außerdem strömt mehr Blut als sonst zum Kopf, wobei sich das Gesicht rötet und der ganze Mensch vor Temperament zu bersten scheint. Bei einem Drogenhoch kommt es dagegen nur am Anfang zum Energiestrom nach oben; anschließend wird die Energie wieder aus dem Kopf abgezogen, wie sie auch aus dem unteren Teil des Körpers abgezogen wird. Das Gesicht verliert an Farbe, der Blick wird stumpf oder glasig, und der

Betreffende verliert sichtlich an Schwung. Trotzdem besteht ein Hochgefühl, das, wie schon gesagt, mit der mangelnden Energieladung der Füße und Beine zusammenhängt. Die fehlende Kopfenergie führt gewissermaßen dazu, daß sich der Geist von seinen körperlichen Fesseln befreit und zu schweben scheint.

Das zweite Kriterium, mit dem man Hemmungen körperlich diagnostizieren kann, ist die Position oder Haltung der oberen Körperhälfte. Es gibt mehrere verbreitete »Hemmungspositionen«; am häufigsten begegnet man der, die ich als *Kleiderbügel-Position* bezeichnet habe. Sie wird fast nur von Männern eingenommen. Die Schultern sind leicht nach oben gezogen und wirken betont eckig, während Kopf und Nacken etwas vorgebeugt werden. Die Arme baumeln von den Gelenken herab, und die Brust wird ebenfalls hochgehalten. Bei dieser Haltung meint man, der Körper hänge an einem verborgenen Kleiderbügel:

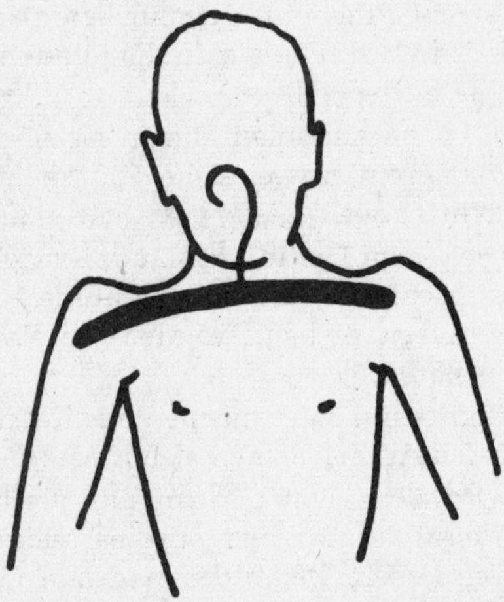

Wenn man wissen will, wie diese Hemmung »funktioniert«, braucht man nur den Körperausdruck zu analysieren. Die hochgezogenen Schultern sind ein Ausdruck der Furcht; das kann man nachweisen, indem man bewußt eine Furchthaltung einnimmt. Machen Sie den Versuch: Sie werden bemerken, daß Ihre Schultern automatisch nach oben gehen und daß Sie unwillkürlich etwas keuchend atmen, während sich Ihre Brust mit Luft füllt. Bei einer liebevollen Reaktion fallen die Schultern normalerweise nach unten. Gewohnheitsmäßig hochgezogene Schultern zeigen an, daß der Betreffende unter einer chronischen Angst leidet, die er nicht abschütteln kann, da sie ihm nicht bewußt ist. Er hat die Situation, von der die Furcht ausgelöst wurde, meist vergessen, und die eigentliche – bewußte – Emotion unterdrückt. Solche Gewohnheitshaltungen entwickeln sich nicht aus einer Einzelerfahrung, sondern entstehen, wenn man permanent einer beängstigenden Situation ausgesetzt ist. Das kann beispielsweise bei einem Jungen der Fall sein, der sich ständig vor seinem Vater fürchtet.

Man kompensiert die Furchthaltung, indem man den Kopf vorschiebt, als wolle man der Drohung begegnen oder zumindest sehen, ob es eine Drohung gibt. Da es gefährlich ist, den Kopf bei einer tätlichen Auseinandersetzung vorzuschieben, läuft diese Position letztlich auf ein Leugnen der eigenen Furcht hinaus. Sie sagt: »Ich sehe nichts, wovor ich Angst haben müßte.« Sie wirkt sich unweigerlich auf den unteren Teil des Körpers aus. Wenn man Angst hat, kann man nicht mehr ruhig stehen und beginnt, von einem Fuß auf den anderen zu treten. Furcht zieht einem den Boden unter den Füßen weg.

Wenn man sich fürchtet und diese Empfindung leugnet, schafft man eine Hemmung. Wegen der Angst kann man keinen Schritt weiter machen, und weil man sie leugnet, kann man auch nicht den Rückzug antreten. *Man ist emotional gelähmt – das ist das Wesen von Hemmungen oder Verklemmungen.*

Die Unterdrückung der Furcht führt auch zur Unterdrückung des damit verbundenen Zorns. Da – angeblich – nichts vorhanden ist, das man fürchten muß, gibt es auch nichts, worauf man zornig sein muß. Unterdrückte Gefühle haben jedoch die Eigenschaft, indirekt hervorzubrechen. Vor einiger Zeit kam ein junger Mann in meine Praxis, der eine radikale Studentengruppe leitete. Er klagte, er sei mit sich unzufrieden. Er fühle sich in Gegenwart von Mädchen unbehaglich. Beim Geschlechtsverkehr habe er mehrmals die Erektion nicht halten können, was ihn sehr beunruhige. Er sagte auch, es falle ihm außerordentlich schwer, sich für einen bestimmten Beruf zu entscheiden.

Die Untersuchung seines Körpers zeigte, daß Schultern und Brust hochgezogen waren; der Bauch war eingezogen, das Becken wiederum krampfhaft vorgeschoben, und der Kopf, der auf einem relativ kurzen Hals saß, war permanent nach vorn geneigt. Die gesamte obere Körperhälfte schien sich vorzubeugen. Der junge Mann hatte auffällig wache Augen und eine harte, unflexible Kinnbackenpartie.

Als ich seine Beine betrachtete, stellte ich fest, daß sie verkrampft und steif wirkten und daß es ihm offenbar schwerfiel, die Knie zu beugen. Seine Füße fühlten sich kalt an und hatten offenbar viel zu wenig Gefühl oder Ladung. Als er versuchte, die Bogenhaltung einzunehmen, zog er das Becken unwillkürlich zurück, wodurch die bogenförmige Linie des Körpers einen Knick bekam. Ich merkte, daß nur wenig Gefühl oder Ladung in den unteren Teil seines Körpers floß, was seine sexuellen Schwierigkeiten erklärte. Er gab zu, viel zu wenig Gefühl in den Beinen zu haben. Ich sollte auch noch anmerken, daß er sehr flach atmete und sein Unterkörper kaum an den Atembewegungen teilnahm.

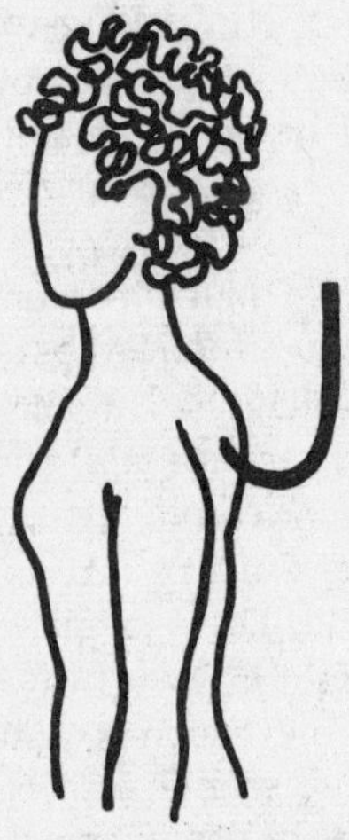

Es überrascht den Leser vielleicht, wenn er erfährt, daß dieser junge Mann trotz all seiner Probleme beschloß, von einer Therapie abzusehen. Als wir seine Situation besprachen, wurde mir klar, daß er zu sehr auf die Studentenbewegung *fixiert* war und sich deshalb nicht genügend *freimachen* konnte, um der Realität seiner persönlichen Situation ins Auge zu blicken. Welche Illusionen ihm vorgaukelten, daß seine Aktivitäten zur Lösung seiner eigenen

Probleme beitragen könnten, habe ich nie erfahren. Es lag jedoch auf der Hand, daß er seinen Kampf um persönliche Würde und Freiheit auf den sozialen Schauplatz verlegt hatte, wo er das Image des aggressiven Mannes trotz seines Versagens – also trotz seiner realen Situation – aufrechterhalten konnte.

Bei Frauen begegnet man häufig einer Verklemmungserscheinung, die sich am »Witwenhöcker« ablesen läßt. Dieser Höcker besteht aus einer Gewebemasse, die sich genau unter dem siebten Halswirbel – an der Verbindung von Nacken, Schultern und Rumpf – ansammelt. Seinen Namen verdankt er der Tatsache, daß man ihn nur sehr selten bei jungen Frauen antrifft, während er bei älteren ziemlich verbreitet ist. Ich habe der psychischen Einstellung, die ihm zugrunde liegt, den Namen *Fleischerhaken-Hemmung* gegeben; eine solche Gewebestruktur würde nämlich auch entstehen, wenn man die betreffende Person an einem Fleischerhaken aufhängte (Abbildung Seite 166).

Der Höcker liegt an der Stelle, wo das Gefühl des Zorns seitlich in die Arme und nach oben in den Kopf fließen würde. Bei Tieren, zum Beispiel Katzen oder Hunden, äußert sich die Empfindung von Zorn darin, daß die Haare auf der Wirbelsäule gesträubt werden, während sich die Rückenpartie krümmt. Darauf hat schon Charles Darwin in seinem Werk *Über den Ausdruck der Gemütsbewegung bei Menschen und Tieren* hingewiesen.* Nach meiner Körperinterpretation entsteht der Höcker, weil sich zuviel blockierter Zorn anstaut. Seine auffallende Verbreitung bei älteren Frauen läßt darauf schließen, daß er den unterdrückten Zorn darstellt, der sich infolge langjähriger Enttäuschungen und Frustrationen angesammelt hat. Viele Frauen werden im Alter kleiner und dicker, da sie sich buchstäblich und im übertragenen Sinn immer mehr in sich selbst zurückziehen.

Ich sollte vielleicht noch darauf hinweisen, daß nicht etwa der verbale Ausdruck des Zorns unterdrückt wird – viele Matronen und Witwen sind für ihre spitze Zunge bekannt. Blockiert wird vielmehr die physische Äußerung des Zorns durch Gesten wie Schlagen usw.

Bei meiner Analyse des Problems, das der Höcker verkörpert,

* Darwin erklärt: »Ich beobachtete, wie sich die Rückenhaare eines Anubis-Pavians, der in Zorn geraten war, vom Hals bis zu den Lenden sträubten.« Er bemerkt, daß dieses Phänomen bei fleischfressenden Tieren fast universell verbreitet ist und oft von »Drohbewegungen, Zähnefletschen und dem Hervorbringen wilder Laute« begleitet wird.

kam ich zu dem Ergebnis, daß es um den Konflikt zwischen einer Unterwerfungshaltung (die Betreffende wollte immer ein braves Mädchen sein, an dem der Vater und die ganze Familie ihre Freude hatten) und den daraus resultierenden Zorngefühlen und sexuellen Frustrationen geht. Das Problem wurzelt in der Ödipussituation, in die zahlreiche junge Mädchen von den widerstreitenden Empfindungen getrieben werden, die sie ihrem Vater entgegenbringen – einerseits Liebe und sexuelle Gefühle, andererseits Zorn und Frustration, das heißt Versagung. Die Hemmung entsteht, weil das Mädchen seinen Zorn aus Furcht vor Ablehnung und Liebesentzug nicht ausdrücken kann. Andererseits kann es sich dem Vater aber auch nicht mit sexuellen Gefühlen nähern, denn das würde zu Zurückweisung und Schande führen. Ich spreche dabei nicht etwa von sexuellen Kontakten mit dem Vater, sondern nur von dem leicht erotischen Kontakt, mit dem Zuneigung normalerweise ausgedrückt wird. Die Schwierigkeit liegt darin, ob – und inwieweit – der Vater die Sexualität seiner Tochter akzeptiert. Wenn sie sich der Forderung unterwirft, ein braves Mädchen zu sein, was natürlich auch eine Unterwerfung unter die doppelte sexuelle Moral bedeutet, ist sie später, als Frau, in ihrem Streben nach Lust behindert. Sie wird dazu gezwungen, die passive Rolle zu übernehmen. Man kann sich vorstellen, was für Illusionen ein Mädchen entwickelt, um den Verlust seiner sexuellen Aggressivität auszugleichen.

Frauen können noch auf eine andere Weise sexuell verklemmt werden: Sie stehen im übertragenen Sinn auf einem Podest. Einen solchen Fall von *Podesthaltung* habe ich in meinem Buch *Depression and the Body* beschrieben: Wer sich auf ein Podest stellt, verliert natürlich auch den Kontakt zum Boden der Realität. Bei der Patientin, die ich behandelte, sah der Körper vom Becken abwärts sogar wie ein Podest aus. Er war starr und unbeweglich und schien geradezu als Säule für die obere Körperhälfte zu dienen.

Ich möchte jetzt noch zwei andere Arten von Hemmungen erwähnen. Die eine hängt mit der schizoiden Charakterstruktur zusammen und heißt *Schlinge*, weil die Körperhaltung, die sie ausdrückt, an die Figur eines Gehenkten erinnert. Der Kopf hängt etwas zur Seite, als sei seine Verbindung zum übrigen Körper unterbrochen. Bei der schizoiden Struktur besteht tatsächlich eine Unterbrechung zwischen den Kopf- oder Ich-Funktionen und den Körperfunktionen. In der Schlingenposition verliert man ebenfalls den Boden unter den Füßen. Die schizoide Persönlichkeit hat keinen festen Bodenkontakt und deshalb auch keinen befriedigenden Kontakt zur Realität. Am bezeichnendsten ist jedoch die Tatsache, daß das entscheidende Spannungsgebiet dieser Struktur an der Kopfbasis liegt. Diese Spannung spaltet die Einheit der Persönlichkeit. Die Muskelspannungen bilden gewissermaßen einen Ring zwischen Kopf und Hals, der die Funktion einer Schlinge hat. In der Bioenergetik arbeitet man sehr viel mit diesen Spannungen, um die Einheit der Persönlichkeit wiederherzustellen.

Schließlich gibt es noch eine Hemmung, die man oft bei Menschen an der Schwelle zur Schizophrenie beobachtet. Ich bezeichne sie als *Kreuz*. Wenn man einen solchen Patienten bittet, die Arme seitlich auszustrecken, hat man manchmal den unbezwinglichen Eindruck, er nehme die Position Christi am Kreuz oder kurz nach der Kreuzabnahme ein. Viele Schizophrene neigen sogar dazu, sich mit Christus zu identifizieren. Es ist erstaunlich, wie stark diese Identifikation auf körperlicher Ebene ausgetragen wird.

Wer die Hemmungen eines Menschen an seinem Körper ablesen kann, dem fällt das Verständnis des Gegenübers viel leichter. Leider ist der körperliche Ausdruck nicht immer so klar, daß man die Art der bestehenden Hemmungen daran eindeutig zu erkennen vermag. Doch auch in diesem Fall gibt es ein Mittel, um festzustellen, ob der Betreffende, energetisch gesehen, verklemmt ist und ungelöste emotionale Probleme hat: Man prüft, wie fest er auf dem Boden steht. Steht er nicht sehr fest, hat er auch keinen vollständigen Kontakt zur Wirklichkeit. Ich richte mich bei jeder Therapie nach dieser Erkenntnis, denn, wie ich schon sagte, helfe ich meinen Patienten zunächst, besseren Bodenkontakt und infolgedessen auch besseren Kontakt zu allen Facetten ihrer Realität zu bekommen. Dabei treten früher oder später jedesmal die zugrunde liegenden Konflikte an die Oberfläche, und wir – das heißt der Patient und ich – erkennen beide, welche Hemmungen bestehen und welche Illusionen sich im Lauf der Zeit entwickelt haben. Die Illusionen sind ja das psychische Gegenstück zu den Hemmungen.

»Erden«

Die bioenergetische Methode des Erdens soll dem Menschen wieder festen Grund unter den Füßen verschaffen. Wer festen Boden unter den Füßen hat, kann nicht gehemmt oder verklemmt sein. Wie so viele Ausdrücke aus der Bioenergetik hat auch dieser eine wörtliche und eine übertragene Bedeutung: Wer gut geerdet ist, hat auch guten Kontakt zum Fundament der Realität.

Die meisten Leute meinen, sie stünden mit beiden Füßen auf der Erde, und in einem mechanischen Sinn tun sie das tatsächlich. Wir können sagen, daß sie einen mechanischen Kontakt herstellen – aber keinen gefühlsmäßigen oder energetischen Kontakt. Man erkennt den Unterschied allerdings erst, wenn man ihn selbst *erlebt* hat. Ich veranstalte zweimal im Jahr einen bioenergetischen Lehrgang am Esalen Institute in Kalifornien. Vor einigen Jahren sprach mich dabei eine junge Lehrerin an, die T'ai-chi-Seminare leitete. Sie berichtete mir, obgleich sie häufig bioenergetische Übungen gemacht habe, sei sie nie imstande gewesen, Vibrationen in den Beinen zu entwickeln. Sie hatte gesehen, wie meine Kursteilnehmer solche Vibrationen bekamen, und wunderte sich, warum sie nicht dazu fähig sei. Ich sollte vielleicht noch hinzufügen, daß die junge Frau Tänzerin gewesen war, bevor sie T'ai chi unterrichtete. Als ich mich bereit erklärte, mit ihr zu arbeiten, nahm sie mein Angebot sofort an. Ich benutzte drei Übungen. Die erste war die im zweiten Kapitel beschriebene Bogenhaltung, die ihr helfen sollte, den Körper harmonischer auszurichten und tiefer durchzuatmen.

Auf die Belastung, die diese Übung darstellt, reagieren manche Menschen mit einem leichten Zittern oder Beben, aber bei der jungen Lehrerin war das nicht der Fall. Ihre Beine waren zu verkrampft und steif. Sie brauchte eine größere Belastung, um diese Starre zu lösen. Erst dann würden die Vibrationsbewegungen auftreten können. Das erreichte ich mit folgender Übung: Sie mußte mit gebeugtem Knie auf einem Bein stehen und das Gleichgewicht halten, indem sie sich mit der Hand auf einen Stuhl stützte. Ich forderte sie auf, diese Position möglichst lange einzunehmen und sich dann, wenn der Schmerz zu groß geworden sei, auf eine Wolldecke fallen zu lassen, die vor ihr auf dem Fußboden lag. Sie machte die Übung auf jedem Bein abwechselnd zweimal. Die dritte Übung bestand darin, sich mit leicht gebeugten Knien zu bücken und den Boden mit den Fingerspitzen zu berühren.

Die ersten beiden Übungen führten dazu, daß die junge Frau intensiver und tiefer durchatmete. Als sie die dritte machte, bei der die Belastung vor allem auf den Knieflechsen ruht (falls diese verkrampft sind), begannen ihre Beine zu vibrieren. Sie verharrte eine Zeitlang in dieser Position und spürte das Gefühl. Als sie sich wieder aufrichtete, sagte sie: »Ich war mein Leben lang *auf* meinen

Beinen. Jetzt bin ich zum erstenmal *in* ihnen gewesen.« Nach meiner Meinung trifft diese Feststellung auf viele Menschen zu, die bioenergetische Übungen ausgeführt haben.

Personen mit ernsten Beschwerden haben manchmal fast überhaupt kein Gefühl in den Füßen. Ich erinnere mich an eine Patientin, die in ein schizophrenes Stadium abzurutschen drohte. Sie kam in Turnschuhen in meine Praxis, obgleich es ein regnerischer Wintertag war. Als sie die Turnschuhe auszog, sah ich, daß ihre Füße ganz blaugefroren waren. Ich fragte sie, ob sie nicht an den Füßen friere – und sie verneinte! Sie empfand sie nicht als kalt, weil sie sie überhaupt nicht empfand.

Wenn ich Medizinern und anderen Fachleuten bioenergetische Übungen demonstriere, erkläre ich zunächst das Konzept des Erdens und lasse sie dann einfache Bodenübungen machen, damit sie Vibrationserscheinungen in den Beinen entwickeln. Das Vibrieren oder Zittern steigert Empfindung und Gefühl in den Beinen und Füßen. Wenn das passiert, erklären mir die Betreffenden oft: »Ich fühle meine Beine und Füße wirklich. Ich habe sie vorher noch nie so gefühlt.« Diese Erfahrung gibt Aufschluß darüber, worum es beim Erden geht: Wenn man besseren Kontakt mit seinem Fundament hat, kann man sich vollständiger spüren.

Wenn man guten Kontakt zum Boden gewinnen will, reicht es natürlich nicht, die Übungen einige Male zu machen. Man muß regelmäßig arbeiten, um das Gefühl der Sicherheit und Verwurzelung zu erzielen und aufrechtzuerhalten. Im dritten Kapitel habe ich einen Traum geschildert, in dem man mir mit einem dünnen Draht die Füße gefesselt hatte. Ich hätte den Draht mit Leichtigkeit selbst entfernen können – dazu hätte ich mich nur bücken müssen. Welche Bedeutung hatte die Traumerfahrung für die Realität? Ich merkte es, als ich später mit meinen Beinen arbeitete. Meine Knöchel schienen buchstäblich gefesselt zu sein. Sicher, sie sind heute nicht so verkrampft wie die meisten Knöchel, die ich zu Gesicht bekomme, aber sie sind auch nicht so locker und gelenkig, wie sie im Idealfall sein sollten. Ich bin mir auch der Spannungen in meinen Füßen bewußt. Es fällt mir zum Beispiel sehr schwer, in die Hocke zu gehen und mein Gewicht auf den Hacken ruhen zu lassen. Dann schmerzen meine Knöchel, und ich bekomme Krämpfe im Spann. Eines Tages zitterten meine Beine bei einem bioenergetischen Seminar, das meine Frau leitete, so heftig, daß ich glaubte, sie würden mich nicht mehr halten. Selbstverständlich hielten sie mich, aber es war trotzdem eine ganz neue Erfahrung. Ich könnte alle diese Probleme auf mein Alter zurückführen (ich bin jetzt vierundsechzig), aber ich erkläre sie lieber mit der Theorie, daß ich immer noch ein gewisses Wachstumspotential besitze, das ich ausschöpfen könnte, wenn ich meinen Körper noch besser mit dem Boden verankerte.

Das Erden erfüllt für das Energiesystem des Körpers praktisch den gleichen Zweck wie für einen Stromkreis, der unter Hochspannung steht. Es stellt ein Sicherheitsventil für die Entladung überschüssiger Spannung oder Erregung dar. Wenn sich in einem elektrischen System unvermittelt Spannung anstaut, kann eine Sicherung durchbrennen oder ein Feuer entstehen. Auch bei der menschlichen Persönlichkeit kann angestaute Spannung gefährlich werden, wenn der Betreffende nicht geerdet ist. Er könnte sich spalten, hysterisch werden, Angst spüren oder in ein emotionales Tief abrutschen. Aus diesem Grund ist gutes Geerdetsein ein Hauptziel der angewandten Bioenergetik. Daraus folgt, daß die bioenergetische Arbeit in erster Linie nach unten gerichtet ist – das heißt, sie will den Menschen *in* seine Beine und Füße bringen.

Mancher Leser wird sich nun fragen, warum das so schwierig sein soll. Der Grund ist folgender: Eine Abwärtsbewegung ist immer beängstigender als eine Aufwärtsbewegung. Bei der Landung eines Flugzeugs hat man zum Beispiel mehr Angst als beim Start. Beim Herunterkommen empfinden die meisten Menschen eine Furcht vor dem Fallen, die gewöhnlich unterdrückt wird. Im nächsten Kapitel werde ich über die Angst sprechen, die mit der Vorstellung des Fallens einhergeht. Wie ich festgestellt habe, gehört sie zu den am tiefsten verwurzelten Ängsten des Menschen. An dieser Stelle möchte ich nur einige von den Problemen schildern, die sich ergeben, wenn man Energie und Gefühl im Körper hinabfließen läßt.

Wenn man seinem Gefühl auf diese Weise nachgibt, spürt man im allgemeinen zunächst Kummer oder Betrübtheit. Wenn ein Mensch diese Empfindung akzeptieren und sich ihr hingeben kann, wird er anfangen zu weinen. Wir sagen, daß man »in Tränen ausbricht«. In jedem gehemmten oder verklemmten Menschen besteht eine tiefe Kümmernis, und viele Leute ziehen es vor, gehemmt zu bleiben, um dieses Gefühl, das meist an Verzweiflung grenzt, nicht an sich herankommen zu lassen. Man kann sich der Verzweiflung aber stellen und den Kummer durcharbeiten, wenn ein verständnisvoller Therapeut dabei hilft; ich möchte allerdings betonen, daß es keineswegs leicht ist. Kummer und Weinen werden im

Bauch zurückgehalten, und hier sammelt sich auch die Ladung, bei deren Durchbruch es zu sexueller Entspannung und Befriedigung kommt. Der Weg zur Freude führt unweigerlich durch Verzweiflung.

Tiefliegende sexuelle Gefühle im Becken sind für viele Menschen ebenfalls sehr beängstigend. Die Betreffenden können die begrenzte Erregung der sexuellen Entladung gerade noch tolerieren, weil diese nur oberflächlich ist, relativ leicht gelöst werden kann und keine totale Hingabe an die orgastischen Zuckungen erfordert. Die süßen, schmelzenden Empfindungen der Beckensexualität aber führen zur totalen Hingabe und rufen die Furcht vor dem Verlust der Selbstkontrolle wach, die zu den Komponenten der Fall-Angst gehört. Das Problem, dem der Arzt bei der Behandlung begegnet, heißt nicht etwa Genitalität, sondern Sexualität – es ist die Furcht vor der völligen Hingabe.

Viele Leute fürchten sich schließlich davor, auf eigenen Füßen zu stehen, weil sie nicht *alleinstehen* möchten. Als Erwachsene stehen wir in gewisser Hinsicht alle allein; das ist die Realität unseres Daseins. Ich habe jedoch festgestellt, daß die meisten Menschen davor zurückschrecken, sich mit dieser Realität abzufinden, weil sie Alleinsein bedeutet – wenigstens für sie. Hinter einer Fassade der Selbständigkeit oder Unabhängigkeit klammern sie sich an ihre Partnerbeziehungen und werden dabei – buchstäblich – verklemmt. Indem sie sich an eine Beziehung klammern, zerstören sie deren Wert, aber trotzdem fürchten sie sich davor, ihren krampfhaften Griff zu lockern und auf eigenen Füßen zu stehen. Sobald sie es allerdings geschafft haben, entdecken sie zu ihrer Überraschung, daß sie gar nicht allein sind, da sich die Beziehung wieder so verbessert und intensiviert, daß sie für beide Seiten eine Quelle der Lust oder Freude wird. Die Schwierigkeit liegt im Übergang. Wenn man nämlich den Griff nach der Beziehung lockert und wieder festen Boden unter den Füßen zu finden versucht, durchläuft man ein Zwischenstadium, in dem man das Gefühl des Fallens und die daraus resultierende Angst erlebt.

7 Die Angst vor dem Fallen

Höhenangst

Die Angst vor dem Fallen oder Fallangst ist normalerweise mit Höhenangst verbunden; die meisten Menschen empfinden sie, wenn sie am Rand eines Abgrunds stehen. Es nützt nichts, daß sie noch festen Boden unter den Füßen haben und daß keinerlei reale Sturzgefahr besteht; sie werden schwindlig und haben Schwierigkeiten, das Gleichgewicht zu halten. Die Angst vor dem Fallen muß eine spezifisch menschliche Erfahrung sein, da Vierfüßler in dieser Situation völlig sicher bleiben. Bei manchen Menschen ist die Fallangst so schwerwiegend, daß sie sich schon bei einer Autofahrt über eine Brücke in irgendeiner Form äußern kann; derartige Fälle sind eindeutig pathologisch, also krankhaft.

Andere Menschen scheinen völlig frei von dieser Angst zu sein. Ich habe voll Staunen und Bewunderung Bauarbeiter beobachtet, die sich mit schlafwandlerischer Sicherheit auf schmalen Eisenträgern hoch über den Straßenschluchten bewegten. Ich könnte mir nicht vorstellen, daß ich an ihrer Stelle dort oben arbeitete; meine Angst wäre zu groß, denn ich habe mich schon immer vor Höhen gefürchtet. Ich erinnere mich noch an ein Erlebnis, das ich als Achtjähriger hatte. Mein Vater hob mich auf seine Schultern, damit ich einen Straßenumzug besser sehen konnte: Ich war starr vor Entsetzen und wollte nichts anderes als zurück auf die Erde. Damals fürchtete ich mich auch vor der Achterbahn, in die mein Vater mich gern mitnahm. Später überwand ich die Furcht, indem ich mich zwang, täglich Berg-und-Tal-Bahn zu fahren. Im Laufe der Jahre hat sich meine Höhenangst erheblich verringert, was ich auf die Arbeit mit meinen Beinen zurückführe. Sie verbesserte meinen Bodenkontakt und machte mich sicherer. Heute kann ich auf einer hohen Leiter arbeiten oder eine Klippe hinabschauen, ohne viel Angst zu spüren.

Es gibt zwei Gründe für die scheinbare Sicherheit von Leuten, die keine Angst vor dem Fallen zeigen. Einige von ihnen, zum Beispiel amerikanische Indianer, sind im wahrsten Sinn des Wortes unbeirrbar, was die Füße betrifft. Sie waren auch die ersten Männer, die man in Amerika für gefährliche Hochbauvorhaben heranzog. Andere Menschen haben ihre Höhenfurcht ganz bewußt geleugnet. In meinem Buch *The Betrayal of the Body* schilderte ich den Fall eines schizoiden jungen Mannes mit extrem verkrampften und verspannten Beinen, in denen er kaum Empfindungen hatte. Er litt unter einer schweren Depression, die mit dem Gefühl einherging, nichts emotional Bedeutungsvolles zu erleben. Er hatte jedoch keine Angst vor dem Fallen.

Bill war Bergsteiger, und zwar ein erstklassiger Bergsteiger, wie er sagte. Er hatte ohne Furcht oder Zögern viele steile Felswände bezwungen. Er fürchtete sich weder vor großen Höhen noch vor dem Fallen. Er hatte keine Angst, weil es ihm in einem bestimmten Teil seiner Persönlichkeit gleichgültig war, ob er fiel. Er erzählte von einem Erlebnis, das er einmal gehabt hatte, als er allein kletterte. Er erklomm gerade eine senkrechte Felswand, als sein Fuß keinen Halt mehr fand. Sekundenlang hielt er sich nur mit den Händen an einem Steinsims fest und baumelte mit dem übrigen Körper in der Luft. Während er mit den Füßen nach einem Vorsprung im Fels suchte, blieb sein Geist ganz kühl und objektiv. »Wie wird es wohl sein, wenn ich abstürze?« fragte er sich. Er fühlte keinerlei Entsetzen.

Bill spürte keine Furcht, weil er sein Gefühl abgeschnitten hatte, und das war auch der Grund, weshalb in seinem Leben »nie etwas emotional Wichtiges« geschah. Gleichzeitig suchte er jedoch verzweifelt nach etwas, das den eiskalten, unpersönlichen Willen, der ihn wie ein undurchdringlicher Panzer umhüllte, durchbrechen oder sprengen konnte. Er suchte einen Weg zu seinem Herzen, aber zuerst mußte der Panzer zerschmettert werden. Er dachte an die gewagtesten Dinge: So hatte er den Drang, Hochspannungsleitungen zu berühren oder vor schnell fahrenden Autos über die Straße zu laufen! Er sagte, er würde ohne zu zögern von einer Klippe springen, wenn er wüßte, daß er es überleben würde: Nur der Panzer sollte dabei aufbrechen.

Bill lebte gewissermaßen auf einem Trapez, von dem er nicht loskam. Er schien nur zwei Alternativen zu haben – sich fallen zu lassen oder sich weiter festzuklammern. Wenn er sich fallen gelassen hätte, wäre sein Leben bedroht gewesen, was er nicht riskieren wollte. Solange er sich aber festklammerte, war er von der Realität abgekapselt und verkümmerte in emotionaler Hinsicht.

Kürzlich behandelte ich eine junge Frau, die mir erzählte, sie habe als Mädchen keinerlei Angst vor dem Fallen gehabt, doch in letzter Zeit sei diese Angst so stark geworden, daß sie wahre Alpträume auslöse. Sie litt unter Zwangsvorstellungen, bei denen sie in fürchterliche Tiefen stürzte. Diese Erscheinung fiel mit einer einschneidenden Änderung in ihrem Leben zusammen. Sie hatte eine gescheiterte Ehe hinter sich und arbeitete hart, um wieder festen Boden unter die Füße zu bekommen – nicht nur im Leben, sondern auch in der Therapie. Sie konnte nicht begreifen, weshalb sich die Fallangst entwickelt hatte, und fragte mich danach. Ich erklärte ihr, sie habe angefangen, sich »zu lösen«, klammere sich also nicht mehr krampfhaft fest, und deshalb sei ihre bisher unterdrückte Angst vor dem Fallen jäh an die Oberfläche gelangt.

Die Angst vor dem Fallen ist ein Übergangsstadium. Sie beginnt, wenn man sich von einem Menschen oder einer Sache – oder von einer Hemmung! – befreit, und endet, sobald man festen Boden unter den Füßen hat. Wenn man festen Boden unter den Füßen hat, braucht man sich nicht mehr vor dem Fallen zu fürchten, und solange man sich anklammert, bildet man sich ein, es gäbe die Angst gar nicht. Wenn wir diese Analyse akzeptieren, verstehen wir, weshalb jeder Patient, der sich von seinen Einbildungen löst und festen Grund unter den Füßen erreichen will, mehr oder weniger Angst vor dem Fallen hat. Ähnlich verhält es sich bei würgender Angst. Sie entsteht nur, wenn man einen Impuls, nach außen zu greifen, abwürgt oder zurückhält. Solange sich der Impuls nur innerhalb der von der Charakterstruktur gesetzten Schranken ausdrückt, empfindet man keine Angst. Sobald diese Schranken durchbrochen werden, entsteht Angst.

Bei der allgemeinen Besprechung der Angst im vierten Kapitel habe ich darauf hingewiesen, daß sich das Ausmaß der Ängste, die ein Mensch empfindet, nach dem Grad an würgender Angst richtet, unter der er leidet. Ein Mensch, der würgende Angst hat, wird also im selben Grad unter Fallangst leiden – und umgekehrt. Diese Schlußfolgerung beruht auf dem Konzept, daß der Erregungsfluß zu allen peripheren Organen oder Punkten des Körpers etwa gleich stark ist.

In der Untersuchung der verschiedenen Charakterstrukturen haben wir gesehen, daß die Fallangst bei den einzelnen Charaktertypen spezifisch ausgeprägt ist; wir benutzten für diese Angst allerdings andere Bezeichnungen. Die schizoide Charakterstruktur stellt zum Beispiel ein *Zusammenhalten* dar – der Schizoide fürchtet, wenn er sich löst oder entkrampft, würde er *auseinanderfallen*. Die Vokabel »auseinanderfallen« ist hier ganz wörtlich zu nehmen:

Der Sturz würde dazu führen, daß der Schizoide zerschmettert wird. Es ist also anzunehmen, daß Menschen mit dieser Charakterstruktur eine besonders intensive Fallangst spüren können. Das ist auch tatsächlich der Fall, sobald sich die Angst Bahn bricht, wie es gelegentlich in Träumen vorkommt.

Ein schizoider Patient erzählte mir einmal: »Ich hatte oft Träume, in denen ich fiel – einer davon war besonders schlimm. Ich träumte, daß der Boden nachgab, wo ich stand. Ich wechselte den Standort, aber der Grund gab erneut nach. Ich ging eine Treppe hoch, doch sie stürzte ebenfalls zusammen. Da beschloß ich, zu meinem Vater zu gehen, damit er mich hielt, *weil ich wußte, daß er nicht fallen konnte.*«

Wir können ohne weiteres verstehen, weshalb dieser Traum so beängstigend war. Die gleiche Todesangst erlebt man bei einem Erdbeben, wenn der Grund unter den Füßen seine Festigkeit verliert. Das Gefühl, keinen festen Grund mehr unter den Füßen zu haben, beeinträchtigt unser Orientierungsvermögen als menschliche Wesen. Wir kommen uns, um mit der Existenzphilosophie zu sprechen, »geworfen« vor, und eine solche Erfahrung kann entsetzlich sein, wenn man sich nicht darauf vorbereitet hat. Die Sinne haben keinen Anhaltspunkt mehr, und die Integrität der Persönlichkeit ist vorübergehend gefährdet.

Bei den anderen Charaktertypen hängt die Angst vor dem Fallen gleichfalls mit der jeweiligen Struktur zusammen. Beim *oralen Charakter* verbindet sich die Angst vor dem Fallen mit der Furcht vor dem Alleinsein – er meint, er würde zurückfallen oder zurückbleiben: Wenn er seine Beine zu sehr entspannte, würde er sich wieder in ein kleines Kind verwandeln, das sich unvermittelt hinsetzen müßte, da seine Beine noch zu schwach seien. Aber dann würde er feststellen, daß seine Eltern nicht mehr bei ihm sind und daß er niemanden mehr hat, der ihn hochhebt.

Beim *psychopathischen Charakter* ist die Angst vor dem Fallen gleichbedeutend mit der Angst zu versagen. Solange er oben ist, ist er den anderen überlegen. Unten lauert die Niederlage, also die Gefahr, von anderen benutzt und mißbraucht zu werden.

Für Menschen mit einem *masochistischen Charakter* heißt Fallen, daß der Boden wegklappt. Das könnte das Ende ihrer Welt oder ihrer Partnerbeziehung bedeuten. Ihre Einstellung hat auch eine anale Komponente. Wenn sie den Boden wegklappen ließen (Defäkation), würden sie im Dreck landen, und damit wäre ihre Rolle als braves Kind beendet.

Für den *rigiden Charakter* führt das Fallen zum Verlust des Stolzes. Er würde auf das Gesicht fallen, wobei sein Ich zerschmettert werden würde. Wenn die Persönlichkeit ausgeprägte Unabhängigkeitskomponenten aufweist, wiegt diese Angst sehr schwer.

Das Fallen stellt also für jeden Patienten eine Kapitulation des inneren Zusammenhalts – also der Abwehrbastion – dar. Da er diese Abwehrbastion jedoch als Überlebensmechanismus und Garanten für ein gewisses Maß an Kontakt, Selbständigkeit und Freiheit errichtet hat, wird die Kapitulation die gesamte Angst wachrufen, die ursprünglich zu ihrem Entstehen führte. Man darf den Patienten trotzdem ermuntern, dieses Risiko einzugehen, weil sich seine Situation als Erwachsener von seiner Lage als Kind unterscheidet. Er wird also nicht auseinanderfallen, wenn er sich entkrampft oder lockert. Er wird auch nicht vernichtet werden, wenn er sich behauptet oder durchsetzt. Wenn der Therapeut ihm helfen kann, die Angst des Übergangsstadiums zu ertragen, wird er feststellen, daß der Boden unter seinen Füßen fest ist und daß er die Fähigkeit hat, darauf zu stehen. Eine der Methoden, mit denen ich auf dieses Ziel hinarbeite, ist eine Fallübung.

Eine Fallübung

Lassen Sie mich gleich zu Anfang betonen, daß diese Übung, mit der ich sehr gute Ergebnisse erzielt habe, nur eine der vielen Methoden zur Körpermobilisierung ist, mit denen man in der Bioenergetik arbeitet.

Ich lege eine dicke, doppelt gefaltete Wolldecke auf einen Teppich auf dem Fußboden und bitte den Patienten, sich davor hinzustellen, damit er auf der Decke landet, wenn er fällt. Man kann sich bei dieser Übung nicht verletzen. Wenn der Betreffende vor mir steht, versuche ich, mir einen Eindruck von seiner Haltung, von der Art, wie er der Welt gegenübersteht oder in der Welt steht, zu verschaffen. Diese Bewertung erfordert Erfahrung in der Körpersprache, Menschenkenntnis und Phantasie. In diesem Stadium kenne ich den Patienten schon bis zu einem gewissen Grad – ich habe jedenfalls Einblick in seine Probleme und seine Lebensgeschichte gewonnen. Wenn ich mir immer noch kein deutliches Bild von seiner Haltung bzw. Einstellung machen kann, verlasse ich mich darauf, daß die Übung zeigt, welche Hemmung er hat.

Dann fordere ich den Patienten auf, sein ganzes Gewicht auf ein Bein zu verlagern und dessen Knie vollständig zu beugen. Der Fuß des anderen Beins darf den Boden leicht berühren, dient aber nur zur Balance. Die Anweisungen sind sehr einfach. Der Patient soll so lange in dieser Lage verharren, bis er hinfällt; er darf sich jedoch nicht mit Absicht fallen lassen. Wenn man sich bewußt löst oder lockert, fällt man nicht richtig, weil man den Sturz kontrolliert. Ein »wirksamer« Fall muß ungesteuert und unwillkürlich sein. Wenn man seinen Geist darauf konzentriert, die eingenommene Position zu halten, stellt der Fall die Loslösung des Körpers von der bewußten Kontrolle dar. Da sich die meisten Menschen davor fürchten, die Kontrolle über ihren Körper zu verlieren, erzeugt schon dieser Vorgang Angst.

In gewisser Hinsicht ähnelt die Übung einem *koan*, das heißt, einer paradoxen Denkaufgabe des Zen-Buddhismus.* Das Ich oder der Wille wird herausgefordert und gleichzeitig seiner Macht beraubt. Man kann die Position nicht beliebig lange beibehalten, zwingt sich aber doch mit eisernem Willen, darauf hinzuarbeiten, daß man nicht fällt. Der Wille muß schließlich nachgeben, jedoch nicht infolge eines bewußten Entschlusses, sondern wegen der überlegenen Kraft der Natur, in diesem Fall der Schwerkraft. Man *erlebt*, daß die Unterwerfung unter die Kräfte der Natur keine destruktiven Folgen hat und daß man nicht ständig seinen Willen zu mobilisieren braucht, um diese Kräfte zu bekämpfen. Jede strukturierte Abwehrhaltung stellt die unbewußte Mobilisierung des Willens gegen die natürlichen Kräfte des Lebens dar. Dabei spielt es keine Rolle, aus welchem Grund die Abwehrhaltung ursprünglich entwickelt wurde.

Diese Fallübung soll Hemmungen aufdecken, die einen Menschen verkrampfen, ihm den Boden unter den Füßen wegziehen und dadurch Angst vor dem Fallen hervorrufen. Eine junge Frau sagte zum Beispiel, während sie vor der Wolldecke stand und diese betrachtete, es komme ihr vor, als befinde sie sich in tausend Metern Höhe und schaue auf eine Ebene hinab. Ein Sturz aus dieser Höhe wäre natürlich eine schreckliche Erfahrung, so daß sie sich davor fürchtete. Als sie dann schließlich mit einem lauten Schrei hinfiel und auf der Decke lag, spürte sie ein unendliches Gefühl der

* Vgl. dazu Paul Reps: *Ohne Worte, ohne Schweigen. 101 Zen-Geschichten und andere Zen-Schriften aus vier Jahrtausenden.* Erscheint im O. W. Barth Verlag, München 1976.

Erleichterung und Erlösung. Sie war dem Boden in Wirklichkeit ganz nahe gewesen. Ich ließ sie die Übung auf dem anderen Bein wiederholen, und diesmal glaubte sie nicht mehr so hoch über der Erde zu schweben.

Jeder Patient erblickt etwas anderes, wenn er die Wolldecke betrachtet. Der eine sieht spitze Felsen, an denen er zerschmettern würde, wenn er fiele. Der andere sieht Wasser, in dem er versinken würde. Fallen und Wasser haben übrigens auch als sexuelle Symbole eine Bedeutung. Ich werde darauf später zu sprechen kommen. Wieder andere Patienten sehen das Gesicht ihres Vaters oder ihrer Mutter. Für sie stellt der Fall eine Kapitulation oder ein Nachgeben gegenüber den Eltern dar.

Die Übung ist noch wirksamer, wenn der Betreffende seinen Körper »kollabieren« läßt, während er auf einem Bein steht. Zu diesem Zweck fordert man ihn auf, die Brust einsinken zu lassen und nur leicht zu atmen, damit sich Gefühl entwickeln kann. Außerdem soll er sich ständig wiederholen: »Ich werde gleich fallen.« Wenn er diesen Satz zum erstenmal sagt, hat die Stimme noch keine emotionale Färbung. Wenn der Schmerz jedoch zunimmt und die Möglichkeit des Fallens langsam zur Gewißheit wird, wird sie höher und bekommt eine angstvolle Note.

Manche Patienten rufen spontan aus: »Ich werde *nicht* fallen.« Sie sagen es mit überzeugter Stimme, wobei sie gelegentlich sogar die Hände zu Fäusten ballen. Dieses Phänomen weist darauf hin, daß der Kampf richtig begonnen hat. Ich frage den Betreffenden dann: »Was bedeutet das Fallen für Sie?« Die Antwort lautet oft: »Versagen.« Oder: »Ich werde *nicht* versagen.« Eine junge Frau kämpfte besonders intensiv: sie machte die Übung viermal – auf jedem Bein zweimal. Hier ihre Worte.

Beim erstenmal: »Ich werde nicht fallen. Ich werde nicht versagen.«

»Ich habe schon immer versagt.« Mit dieser Bemerkung fiel sie hin und begann herzzerreißend zu weinen.

Beim zweitenmal: »Ich werde nicht fallen.«

»Ich werde nicht versagen.«

»Ich versage immer. Ich werde immer versagen.« Abermals fiel sie hin und weinte.

Beim drittenmal: »Aber ich will nicht versagen. Ich hätte nicht zu fallen brauchen. Ich hätte es schaffen können.«

»Ich werde nicht fallen.« Je mehr sie sich bemühte, stehenzubleiben (also durchzuhalten), desto mehr wurde sie sich aber darüber klar, daß sie hinfallen würde.

»Ich kann nicht ewig durchhalten. Ich schaffe es einfach nicht.« Mit diesen Worten fiel sie hin und weinte.

Beim viertenmal: »Ich werde nicht versagen.«

»Ich kann mir noch soviel Mühe geben, ich versage immer.«

»Ich werde es nicht mehr versuchen.«

»Aber ich muß es versuchen.« Dann der Fall und das Bewußtsein, daß es mit einem Fehlschlag enden muß.

Warum muß es mit einem Fehlschlag enden? Ich fragte sie, was sie »zu schaffen« versuchte. Ihre Antwort lautete: »Das zu sein, was die Leute von mir erwarten.« Diese Aufgabe ist ebenso unmöglich wie das endlose Durchhalten (bzw. Stehenbleiben). Wenn man so etwas versucht, ist man zum Scheitern verurteilt, denn niemand kann ein anderer sein, als er in Wirklichkeit ist. Niemand würde ein so sinnloses Unterfangen, das soviel lebenswichtige Energie verzehrt, weiterführen – es sei denn, sein Ich (sein Über-Ich, um mit Freud zu sprechen) triebe ihn dazu. Wenn man diese Tyrannei abschütteln und sich von der unrealistischen Zielvorstellung und der Illusion, die Aufgabe sei zu schaffen, freimachen will, muß man sich der Unmöglichkeit zuerst schmerzlich bewußt werden. Das ist der Zweck dieser Übung, der schließlich auch bei meiner Patientin erreicht wurde.

Jeder Patient ist in einen neurotischen Kampf verstrickt. Er bemüht sich, ein anderer zu sein, als er ist – denn derjenige, der er ist, war für seine Eltern nicht akzeptabel. Solange der Betreffende jedoch seinen neurotischen Kampf führt, um die Erwartungen der anderen zu erfüllen, wird er von den Konflikten seiner Kindheit behindert und gehemmt. Der einzige Weg aus diesem Kampf heißt Kapitulation. Das Problem des neurotischen Kampfes wird im folgenden Fall sehr lebhaft veranschaulicht.

Ein Patient von mir, er hieß Jim, kam zu einer Sitzung und berichtete folgenden Traum: »Gestern nacht träumte ich, ich schleppte mich auf zusammengeschrumpften, toten Beinen am Boden entlang. Ich mußte mit meinem Oberkörper rudern, um von der Stelle zu kommen.« Dann fügte er hinzu: »Früher habe ich oft geträumt, daß ich schwebe.« Die untere Hälfte seines Körpers war sehr steif und verkrampft. Er hatte sich wegen schwerer Rückenschmerzen in der Lenden-Kreuzbein-Gegend einer Wirbelsäulenoperation unterziehen müssen. Sein Traum war ein genaues Abbild seines bioenergetischen Zustands.

Kurz nachdem er von dem Traum erzählt hatte, berichtete Jim: »Heute morgen habe ich mir plötzlich eingebildet, meine Mutter wäre eine Schlange. Ich sah ihr Gesicht als Schlangenkopf vor mir. Sie war eine Boa constrictor, die sich um meine Hüften gewunden hatte, um mich zusammenzuschnüren. Ihr Kopf lag auf meinem Penis und saugte daran. Meine Mutter sagte mir einmal, als Kind sei ich so niedlich gewesen, daß sie mich überall küßte, auch auf den Penis. Noch jetzt, wo ich es Ihnen erzähle, wird mir ganz schwummrig, und mir bricht der Schweiß aus.«

Anschließend machte er die Fallübung, und sie zeigte mir, wie intensiv sein Kampf war. Er sagte: »Ich habe das Gefühl, ich gebe auf, aber ich falle nicht. Ich werde bestimmt durchhalten. Ich werde nicht fallen.«

Zu sich selbst sagte er: »Jim, du wirst durchhalten.«

Dann sprach er wieder zu mir: »Wenn ich falle, werde ich in eine bodenlose Grube fallen. Sie wissen, wie es ist, wenn man fällt – der Magen zieht sich zusammen, und man kann nicht mehr atmen. Ich habe mir als Kind oft vorgestellt, ich flöge. Einmal versuchte ich sogar wirklich zu fliegen, aber ich fiel hin. Meine Eltern kamen und schimpften mit mir, weil ich ihnen einen Schreck eingejagt hatte.«

Dann sagte er: »Eigentlich müßte ich durchhalten können. Ich habe es mir fest vorgenommen. Ich bin wütend auf mich selbst, wenn ich mich gehenlasse. Ich gebe zu schnell auf. Ich bin ein Feigling, ein Versager, eine Heulsuse. Meine Mutter ließ mich fühlen, daß ich ein Versager war. Ihr Motto war: ›Unmögliches wird sofort erledigt, Wunder dauern etwas länger.‹«

Damals war Jim noch nicht so weit, daß er den Kampf aufgeben konnte. Seine Angst vor dem Fallen war zu groß. Jim und ich mußten uns damit abfinden und fortfahren, an dem Problem zu arbeiten. Ich gab ihm ein Frotteetuch, das er mit beiden Händen zu einer Wurst drehte. Dabei erklärte er: »Es ist eine Schlange. Ich muß sie festhalten, oder sie ...« – er wußte sehr gut, daß er von seiner Mutter redete –, »oder sie wird mich erwischen.«

Jim war selbst Psychotherapeut, so daß ich es kaum nötig hatte, seine Vorstellungen und Phantasien für ihn zu interpretieren. Er wußte, daß seine Mutter verführerisch war und daß es eine Kapitulation bedeuten würde, seinen sexuellen Gefühlen für sie nachzugeben. Wenn er das als Kind getan hätte, hätte sie ihn verschlungen – zwar nicht im wörtlichen Sinne, aber er wäre von seiner Leidenschaft zu ihr verzehrt worden und hätte jedes Unabhängigkeitsgefühl verloren. Seine Abwehrhaltung bestand darin, die Taille zusammenzuschnüren und seine sexuellen Regungen zu beschneiden. Diese Abwehrhaltung war psychopathisch, aber Jim hatte keine andere Wahl.

Bei einer späteren Sitzung sprach Jim erneut von seiner Angst vor dem Fallen. Er hatte kaum die Tür hinter sich geschlossen, als er auch schon losplatzte: »Im Auto merkte ich plötzlich, daß ich dauernd auf das Steuer klopfte. Ich übersetzte diese Aktion in Worte, und sie hießen: ›Ich werde Sie umbringen.‹«

Wir begannen wieder mit der Fallübung, und Jim erklärte: »Als Sie mir befahlen, ich solle sagen, daß ich gleich fallen würde, hatte ich das Gefühl, ich würde sterben. Es kommt mir vor wie ein Kampf um Leben und Tod. Wenn ich lockerlasse, wird man mich umbringen. Wenn ich Sie umbringe, werde ich anschließend trotzdem umgebracht.«

Nach einer kleinen Pause fuhr er fort: »Ich funktioniere irgendwie sehr umständlich. Ich kann eine gespannte oder intensive Situation nie lange ertragen, aber ich habe ungeheuer viel Ausdauer. Wenn die anderen schon aufgehört haben, mache ich so lange weiter, bis ich gewonnen oder die Sache geschafft habe.« Bei diesen Worten ballte er die Hände zu Fäusten. »Es ist ein langer Weg, und ich arbeite mich langsam weiter, indem ich einen Fuß vor den anderen setze.«

Und dann: »Wenn meine Mutter mich anstachelte, ließ sie nicht mehr locker. Ich mache es jetzt bei mir und bei den anderen genauso. Ich treibe mich an, und ich kämpfe. Aber ich glaube trotzdem, daß ich ein Drückeberger bin. Ich sage mir, Jim, wenn du kein Drückeberger wärst, würdest du es weiter bringen.«

Dieser Kampf wurde jetzt in die Fallübung verlegt. Jim sagte: »Ich werde gleich fallen, ich werde versagen. Aber ich muß gewinnen, ich muß es schaffen.« Und dann machte sich die Realität wieder geltend. Er bemerkte: »Ich habe natürlich schon versagt.«

Aber Jim konnte sich noch nicht mit dieser Realität abfinden. Er schlug sich mit beiden Fäusten auf die Schenkel und erklärte: »Wenn ich es nicht schaffe, werde ich mich umbringen. Wenn ich aber durchhalte, werde ich sterben. Ich fürchte, ich werde Lungenkrebs bekommen. Aber je mehr ich versuche, das Rauchen aufzugeben, desto mehr rauche ich.«

Bei diesem Monolog fiel Jim hin und weinte. Es war irgendwie eine Erlösung, wenn auch keine vollkommene. Er wiederholte die Übung anschließend mit dem anderen Bein und fuhr fort, seine Ängste zu äußern. Es ist eine sehr heilsame Prozedur, seinen Ängsten auf diese Weise – gefühlsbetont – Luft zu machen. Als die

Fallübung vorbei war, erinnerte Jim sich an eine sehr aufschlußreiche Episode aus seiner Kindheit.

»Ich fürchte, sobald alles in Ordnung ist, werde ich sterben müssen. Ich kann nur weiterleben, indem ich kämpfe. Wenn ich aufhöre zu kämpfen, werde ich sterben. Ich hatte als kleiner Junge einmal Blutvergiftung mit hohem Fieber und kam im Laufe eines Jahres wiederholt ins Krankenhaus. Mehrmals lag ich im Koma. Mein gesamtes Blut mußte ausgetauscht werden. Ich wäre beinahe gestorben. Aber ich hielt durch und benutzte alle meine Willenskraft, um am Leben zu bleiben. Jetzt weiß ich, wie ich weiter existieren kann, wenn es hart auf hart geht. Ich weiß aber nicht, wie ich existieren kann, wenn alles reibungslos läuft.«

Angesichts dieser Erfahrung war leicht zu begreifen, weshalb Jim das Fallen mit dem Sterben assoziierte. Beides schien für ihn eine Kapitulation seines Willens zu bedeuten. Die Annahme, Jim könnte sich jetzt bewußt für die Kapitulation entscheiden und seinem Körper vertrauen, wäre jedoch ein Trugschluß gewesen. Bei einer solchen Entscheidung benutzt man den Willen gewissermaßen, um den Willen zu leugnen, der ins Nichts führt. Jims Angst vor dem Tod, vor dem Tod seines Lebensgeistes – falls er seiner Mutter nachgab – und dem Tod seines Körpers – falls er aufhörte, ihn anzutreiben – mußte gründlich durchlebt und analysiert werden. Gleichzeitig mußte er lernen, seinem Körper und seinen sexuellen Regungen zu trauen. Auf der bewußten Ebene war Jim durchaus bereit, die Realität seines Körpers und seiner sexuellen Regungen zu akzeptieren, aber die Fähigkeit des Vertrauens würde von einer Reihe völlig neuer Körpererfahrungen abhängen, die ihm die Therapie liefern müßte.

Zu solchen Erfahrungen kann auch die Fallübung beitragen. Wenn man sein Gewicht auf ein Bein verlagert, belastet man dessen Muskeln so, daß sie allmählich ermüden. Im Erschöpfungszustand können sie ihre Spannung oder ihren Tonus nicht aufrechterhalten. Sie müssen sich lockern, und dann setzt langsam ein starkes Zittern ein. Das Zittern steigert das Gefühl im Bein, so daß es sich nicht mehr wie ein »zusammengeschrumpftes, totes Bein« anfühlt. Zur gleichen Zeit atmet man tiefer durch. Der ganze Körper kann von einem Beben erfaßt werden, aber man fällt trotzdem nicht und stellt zu seiner Überraschung fest, daß man weiterhin von dem Bein gehalten wird, obgleich sich die bewußte Körperkontrolle verringert hat. Wenn das Bein schließlich doch nachgibt, so daß man fällt, wird man sich erleichtert darüber klar, daß man nicht aus Eisen besteht und daß der Körper hinfallen wird, wenn er nicht mehr standhalten kann. Außerdem begreift man mit aller Deutlichkeit, daß der Sturz nicht das Ende ist – man wird nicht vernichtet, sondern kann sich wieder erheben.

Die Symbolik, die der Fallübung zugrunde liegt, bedarf einiger Erläuterungen. Die Erde ist das Symbol der Mutter, und diese verkörpert wiederum die Erde. Die Mutter und Mutter Erde sind die Quellen unserer Kraft. Ein kleines Beispiel: Bei einer seiner vielen Auseinandersetzungen kämpfte der griechische Held Herakles mit dem Riesen Antaios. Er schlug seinen Gegner mehrmals nieder, doch statt den Kampf zu gewinnen, war er drauf und dran, ihn zu verlieren. Er wurde langsam müde, während Antaios jedesmal mit frischen Kräften wieder aufsprang. Schließlich führte sich Herakles vor Augen, daß der Riese bei jedem Kontakt mit der Erde Kraft und Frische auftankte. Also hob er ihn hoch – und erwürgte ihn.

Wir sind alle Kinder von Mutter Erde, und wir haben alle eine Mutter, die uns Kraft geben sollte. Leider kann eine Mutter aber, wie es bei Jim der Fall war, eine Bedrohung für das Kind darstellen, und das Kind darf sich ihr nicht hingeben, sondern muß sich gegen sie wehren. Dann kann man sich nicht ohne starke Angstgefühle gehenlassen oder entkrampfen. Man bleibt gehemmt, und wegen der bioenergetischen Körperprozesse entsteht dadurch eine reale Existenzbedrohung, während der Fall keine reale Gefahr darstellt, obgleich er Todesangst hervorrufen mag. Bei der Fallübung kommt der Konflikt mit der Mutter an die Oberfläche, so daß man ihn analysieren und durcharbeiten kann. Anschließend kann sich der Betreffende mit einem ganz sicheren Gefühl gehen oder »fallen« lassen, weil er weiß, daß die Erde uns alle auffängt.

Nach der Fallübung lasse ich oft das Aufstehen üben. Meine Patienten äußerten immer wieder die Befürchtung, wenn sie fielen, würden sie sich vielleicht nicht wieder erheben können. Sie wissen natürlich, daß sie kraft ihres Willens aufstehen können. Sie sind sich nur nicht sicher, ob sie auch die Fähigkeit haben, sich zu *erheben.*

Sicherheben ist wie Wachsen. Eine Pflanze erhebt sich zum Beispiel aus der Erde; sie zieht sich nicht hoch. Beim Erheben kommt die Kraft von unten; wenn man sich hochzieht, kommt die Kraft von oben. Das klassische Beispiel für Erheben ist eine Rakete: Sie erhebt sich in dem Maße, in dem sie unten Energie entlädt. Auch das normale Gehen gehört zu dieser Bewegungskategorie, denn bei jedem Schritt üben wir Druck auf den Boden aus, und dieser erwidert den Druck und schickt uns damit weiter. Das physikalische Prinzip, das dabei beteiligt ist, heißt Aktion und Reaktion.

Bei der Übung in Erheben kniet der Patient auf einer zusammengefalteten Wolldecke auf dem Fußboden. Er hat die Füße zunächst hinter sich ausgestreckt. Dann stellt er einen Fuß nach vorn und beugt sich vor, so daß sein Gewicht teilweise auf diesen Fuß verlagert wird. Ich fordere ihn auf, seinen Fuß auf dem Boden zu fühlen und darauf vor und zurück zu wippen, um das Gefühl zu intensivieren. Als nächstes richtet er sich ein wenig auf und verlagert sein gesamtes Gewicht auf das gebeugte Bein. Wenn er dieses Bein stark genug nach unten drückt, wird er plötzlich feststellen, daß er sich erhebt. Wenn man die Übung richtig macht, spürt man tatsächlich eine Kraft, die vom Boden durch den Körper nach oben fließt und einen von unten aus erhebt. Die Übung ist allerdings ziemlich schwer, und die meisten Patienten müssen sich dabei etwas aufrichten, um den Prozeß zu beschleunigen. Wenn man sie regelmäßig macht, wird sie aber leichter, und man lernt, wie man die Energie nach unten in das Bein leiten muß, um sich zu erheben. Im allgemeinen macht man die Übung auf jedem Bein zweimal, damit sich das Gefühl des Bodendrucks und Erhebens entfalten kann.

Für korpulente Patienten ist die Übung besonders mühselig. Ich habe schon oft erlebt, wie sie bei dem Versuch, sich zu erheben, wie Babys vornüber kippten. Es war, als könnten sie sich nicht mehr erheben und hätten sich deshalb in psychologischer Hinsicht mit einer infantilen Entwicklungsstufe abgefunden, wo die größte Lust und Befriedigung nicht im Herumlaufen und Spielen, sondern in der Nahrungsaufnahme besteht. Für mich funktionieren diese Menschen auf zwei Stufen gleichzeitig – auf einer erwachsenen Stufe, wo der Wille die treibende Kraft darstellt, die es ihnen ermöglicht, sich zu erheben und fortzubewegen, und auf einer infantilen Stufe, deren beherrschende Merkmale das Essen und das Gefühl der Hilflosigkeit (besonders, was das Essen angeht) sind.

Fallen und Steigen sind ein antithetisches, also entgegengesetztes Funktionspaar, das nicht ohne einander existieren kann. Wenn man nicht fallen kann, kann man sich auch nicht erheben. Das wird zum Beispiel am Phänomen des Schlafs deutlich: Wir sagen, man fällt in Schlaf und erhebt sich morgens aus dem Bett. Man kann die natürlichen Funktionen des Fallens und Steigens oder Erhebens auch mit dem Willen unterstützen. Wenn man seinen Willen beim Aufwachen nicht mobilisiert, fällt es einem außerordentlich schwer, aus dem Bett hochzukommen. Hinter diesem Problem steht wieder die Angst vor dem Fallen.

Die Ursachen der Fallangst

Ich habe die Theorie aufgestellt, Menschen seien die einzigen Lebewesen, die Angst vor dem Fallen haben. Natürlich spüren alle Lebewesen Angst, wenn sie tatsächlich fallen. Ich habe erlebt, wie mein Papagei es mit der Angst bekam, als er im Schlaf auf seiner Stange das Gleichgewicht verlor. Er wachte vor Schreck auf und schlug heftig mit den Flügeln, bis er wieder genug Halt hatte. Menschen können aber selbst dann Angst vor dem Fallen haben, wenn sie auf festem Boden stehen. Wahrscheinlich kann man diese Angst bis zu der evolutionären Stufe zurückverfolgen, als unsere Vorfahren wie Affen auf Bäumen lebten.

John E. Pfeiffer beschreibt in seinem Buch *The Emergence of Man* (»Die Entstehung des Menschen«), was es bedeutete, auf Bäumen zu leben: »Noch einschneidender war, daß die Baumexistenz ein einzigartiges Phänomen, eine bisher unbekannte und chronische Unsicherheit oder Ungewißheit entstehen ließ.* Die Unsicherheit beruhte natürlich auf der Absturzgefahr. Und Stürze waren sicher an der Tagesordnung. Wie Pfeiffer erklärt, hat man bei Untersuchungen an Gibbons, also Primaten, die hauptsächlich auf Bäumen leben, festgestellt, daß etwa jedes vierte erwachsene Tier mindestens einen Knochenbruch davongetragen hat. Andererseits hatte das Leben auf Bäumen entscheidende Vorteile. Man brauchte kaum Raubtiere zu fürchten und war gezwungen, die Hände vielseitig und geschickt zu benutzen, was deren Entwicklung förderte.

Die Sturzgefahr wird weitgehend durch die Fähigkeit gemindert, sich am Zweig oder Ast eines Baumes festzuhalten. Affenkinder wickeln sich mit Armen und Beinen förmlich um die Mutter und klammern sich an ihr fest, während sie sich durch die Bäume bewegt. Wenn sie gerade einen Arm frei hat, wird sie ihr Junges außerdem noch damit festhalten. Für den jungen Affen bedeutet der Verlust des Kontakts mit der Mutter also unmittelbar drohen-

* John E. Pfeiffer: *The Emergence of Man*, New York 1969, S. 21.

den Sturz und Verletzung oder gar Tod. Nagetiere, die auf Bäumen leben, zum Beispiel Eichhörnchen, ziehen ihre Jungen in Nestern auf, die sie in Löchern im Stamm anlegen. Dort sind die Kleinen selbst dann sicher, wenn das Muttertier fort ist. Menschenaffen und langschwänzige Affen, die auf Bäumen leben, haben ihre Jungen dagegen ständig bei sich – und die einzige Sicherheit der Jungtiere ist der Körper der Mutter.

Beim Menschen ist der Instinkt, etwas zu greifen und festzuhalten, schon bei der Geburt vorhanden. Er stellt ein stammesgeschichtliches Relikt dar. Manche Kleinkinder können ihr ganzes Gewicht mit den Händen halten, wenn sie am Arm der Mutter oder an einem festen Gegenstand baumeln. Diese Fähigkeit ist aber nur noch rudimentär vorhanden. Um sich sicher zu fühlen, muß das Kleinkind gehalten *werden*. Wenn man ihm unvermittelt den Halt entzieht und es ein kleines Stück fallen läßt, erschrickt es sofort und wird ängstlich. Offenbar gibt es nur noch zwei andere Erscheinungen, die ein Kleinkind bedrohen können: Das drohende Unvermögen zu atmen führt zu würgender Angst, und eine plötzliche laute Stimme ruft die sogenannte Scheureaktion hervor.

Die Stammesgeschichte des Menschen, die sich unter anderem in dem Bedürfnis des Kleinkinds nach Gehaltenwerden manifestiert, ist die grundlegende Ursache der Fallangst. Die auslösende Ursache ist ungenügender Halt bzw. ungenügender physischer Kontakt mit der Mutter.

Reich veröffentlichte 1945 Beobachtungen über die Fallangst eines drei Wochen alten Babys. Sie bildeten einen Teil seiner Untersuchung der Fallangst von Krebspatienten, bei denen diese Furcht besonders ausgeprägt und tief strukturiert ist. Der Aufsatz beeindruckte mich sehr, doch ich sollte noch fünfundzwanzig Jahre brauchen, bis ich ihn mit den Ergebnissen meiner eigenen Arbeit in Einklang bringen konnte.

Reich schrieb über das Baby:

»Am Ende der dritten Woche trat eine akute *Fallangst* auf. Sie äußerte sich, als man es aus der Badewanne nahm und rücklings auf die Waschkommode legte. Es war nicht sofort ersichtlich, ob man es mit einer zu schnellen Bewegung hingelegt hatte oder ob die Fallangst durch das schnelle Abkühlen der Haut herbeigeführt worden war. Jedenfalls *begann das Kind heftig zu weinen*, zog die Arme an, als *suchte es einen Halt*, versuchte den Kopf vorzubeugen, blickte ängstlich und *war durch nichts zu beruhigen*. Man mußte es wieder hochnehmen. Beim nächsten Versuch, es hinzulegen, trat die Fallangst mit der gleichen Intensität auf. Es beruhigte sich erst, als man es abermals hochhob.«

Reich bemerkte, daß die rechte Schulter des Kindes nach diesem Vorfall zurückgezogen war. »*Bei dem Angstanfall hatte es beide Schultern zurückgezogen, als wolle es einen Halt gewinnen. Diese Haltung schien fortzubestehen, nachdem die Angst verschwunden war.*«*

Für Reich lag auf der Hand, daß sich das Kind nicht bewußt vor dem Fallen fürchtete. Die Angstattacke war nur damit zu erklären, daß Ladung von der Peripherie des Körpers abgezogen wurde, wodurch es zu einem gewissen Gleichgewichtsverlust kam. Das Kind schien sich in einem leichten Schockstadium zu befinden, den Reich *Anorgonia* nannte. Bei einem Schock werden Blut und Ladung von der Peripherie des Körpers abgezogen, der Betreffende verliert das Balancegefühl und meint, er werde gleich fallen oder falle tatsächlich. Diese Reaktionen würden auch bei einem beliebigen tierischen Organismus im Schockzustand auftreten. Solange der Schockzustand andauerte, würde das Tier Schwierigkeiten haben, wieder auf die Beine zu kommen und die Schwerkraft zu bewältigen. Reich wollte herausbekommen, warum das Kind ein schockähnliches Erlebnis gehabt hatte.

Er wußte, daß zwischen dem Baby und der Mutter nicht genug Kontakt bestanden hatte. Das Baby wurde auf Verlangen gestillt, und dieser Kontakt mit der Mutter war angenehm und befriedigend. Wenn es jedoch nicht gestillt wurde, lag es in seinem Bettchen oder im Kinderwagen neben der Mutter, die an der Schreibmaschine arbeitete. Reich glaubte, das Bedürfnis des Säuglings nach körperlichem Kontakt sei nicht befriedigt worden. Es wurde nicht genug *gehalten*. Vor dem Anfall hatte das Baby besonders stark auf das Stillen reagiert – Mund und Gesicht zitterten und zogen sich krampfartig zusammen. Reich bezeichnete diese Reaktion als »Mundorgasmus« und erklärte: »Sie steigerte das Kontaktbedürfnis noch mehr.« Da das Bedürfnis nicht befriedigt wurde und die Mutter das Baby schnell wieder hinlegte, verkrampfte es sich völlig.

Reich benutzte drei Mittel, um die Neigung zur Fallangst zu überwinden: »*Das Kind mußte hochgenommen werden, sobald es weinte. Das half.*« Meiner Ansicht nach hätte man das Kind nach Art der Naturvölker viel länger »halten« müssen, vielleicht sogar

* Reich: *The Cancer Biopathy*, New York 1949, S. 329 f.

mit Hilfe einer mechanischen Haltevorrichtung (Gurte oder Riemen mit Gestell). *»Die Schultern mußten sanft aus ihrer rückwärtigen Fixierung gelöst und nach vorn geschoben werden«*, damit sich keine charakterologische Panzerung entwickeln konnte. Das machte Reich zwei Monate lang, indem und während er mit dem kleinen Kind spielte. *»Es war notwendig, das Kind tatsächlich ›fallen zu lassen‹, damit es sich an das Gefühl des Fallens gewöhnte. Diese Maßnahme war ebenfalls erfolgreich.«* Reich machte auch das spielerisch und sehr sanft, und es bereitete dem Baby immer mehr Vergnügen.

Warum besteht diese Angst bei manchen Menschen das ganze Leben lang? Die Antwort lautet, daß ihre Eltern das Problem nicht erkannten und deshalb auch nichts unternahmen, um die Situation zu ändern. Das kindliche Bedürfnis nach Gehaltenwerden wurde aus Unwissenheit nicht befriedigt. Der Impuls, nach Kontakt zu greifen, ist weiterhin vorhanden, wird aber mit der wachsenden Furcht assoziiert, es gebe kein Medium, von dem eine Reaktion zu erhoffen ist, keine Gewißheit, daß man festen Grund unter den Füßen hat.

Reich beschäftigte sich noch mit einem anderen Kleinkind, das im Orgone Infant Research Center (»Orgon-Forschungszentrum für Kleinkinder«) behandelt wurde.* Diesem Baby ging es zei Wochen lang ausgezeichnet, aber in der dritten bekam es Bronchitis. Seine Brust wurde hyperempfindlich, das Atmen fiel ihm schwer, und es wirkte ruhelos, reizbar und unglücklich. Die Fallgeschichte ergab, daß der emotionale Kontakt zwischen Mutter und Kind irgendwie gestört war. *»Die Mutter schien sich Vorwürfe zu machen, daß sie keine ›normale‹ Mutter war«* und nicht allen Erwartungen entsprach, die sie selbst gehegt hatte. Sie gab zu, daß sie dem Baby nur ungern soviel Zeit und Energie schenkte, wie es brauchte, und daß sie sich den überraschenden Ansprüchen, die das Kleine an sie stellte, nicht gewachsen fühlte. Das Baby reagierte auf das Unbehagen und die Angst der Mutter, indem es ebenfalls ängstlich wurde.

Diese Fallstudie ist aus mehreren Gründen interessant. Erstens beobachtete Reich, daß die Zwerchfellpartie »zuerst und am stärksten auf emotional bioenergetische Beschwerden reagierte«. Nach Reich gingen von dieser Partie Sperren in beide Richtungen aus.

* Reich: Armoring in a Newborn Infant«, in *Orgone Energy Bulletin*, New York 1951 (Orgone Institute Press, Bd. 8, Nr. 3, S. 120–138).

Zwerchfellspannungen hängen tatsächlich eng mit Fallangst zusammen, da sie den Erregungsfluß zum unteren Teil des Körpers reduzieren. Zweitens zeigt dieser Fall, daß guter Kontakt nicht schon durch bloßes Halten und Berühren gewährleistet ist. Ebenso wichtig ist die *Art* des Haltens oder Berührens. Damit das Baby von dem Kontakt profitieren kann, muß der Körper der Mutter warm, entgegenkommend und unverkrampft sein. Jede Spannung in ihrem Körper teilt sich dem Kind mit. Drittens beschrieb Reich ein Phänomen, das meiner Ansicht nach das wesentliche Element der Mutter-Kind-Beziehung darstellt: »Wenn die Mütter ihre Babys ganz einfach *genießen*, wird sich der Kontakt von selbst entwickeln.«

Fallangst und Atembeschwerden sind zwei Aspekte eines einzigen Prozesses. Im vorigen Abschnitt beschrieb mein Patient Jim das Fallgefühl folgendermaßen: »Sie wissen, wie es ist, wenn man fällt – der Magen zieht sich zusammen, und man kann nicht mehr atmen.« Nach Reich ist die Angst vor dem Fallen »mit schnellen Kontraktionen des Lebensapparates verbunden, ja, sie wird sogar von ihnen hervorgerufen. Wie es beim tatsächlichen Fallen zu biologischen Kontraktionen kommt, so rufen die Kontraktionen umgekehrt das Gefühl des Fallens hervor.«* Der Abfluß von Energie aus Füßen und Beinen führt zu einem Verlust des Bodenkontakts – man hat buchstäblich das Gefühl, als würde einem der Boden unter den Füßen weggezogen.

In Schlaf fallen

Die Fallangst ist nicht nur die Ursache der Höhenfurcht, sondern der Furcht vor jeder Situation, die im Körper das Gefühl des Fallens hervorrufen kann. Unsere Sprache fixiert zum Beispiel zwei solcher Situationen: in Schlaf *fallen* und auf jemanden herein*fallen*. (Eine dritte Situation, das Verlieben, wird im Englischen sehr treffend mit *to fall in love* wiedergegeben; dafür gibt es im Deutschen kein Äquivalent.) Aber, könnte man fragen, sind das nicht nur übertragene Redewendungen? Inwiefern ähnelt das Stadium zwischen Wachen und Schlafen dem Vorgang des Fallens? Wenn es

* Reich: *Anorgonia in the Carcinomatous Shrinking Biopathy of Sex and Orgone Research*, New York 1955 (Orgone Institute Press, Bd. 4, S. 32).

eine körperliche Parallele gäbe, könnten wir besser verstehen, weshalb es für viele Menschen so schwer ist, in Schlaf zu fallen, daß sie ein Beruhigungsmittel brauchen, um ihre Angst zu betäuben und sich den Weg vom Bewußten zum Unbewußten zu erleichtern.

Dieser Weg stellt eine Bewegung nach unten dar. Wenn ein Mensch in Schlaf fällt, während er steht, wird er genauso hinfallen wie jemand, der das Bewußtsein verliert und in Ohnmacht *fällt*. Doch nur sehr wenige von uns schlafen jemals im Stehen ein. Wir tun es vielmehr im Liegen, und in dieser Position kann es zu keiner räumlichen Verlagerung – keinem Sturz – kommen. Die Empfindung des Fallens beim Einschlafen muß also aus irgendeiner inneren Erfahrung herrühren – aus einem Ereignis, das im Körper stattfindet, während man vom Schlaf übermannt wird.

Man spürt beim Einschlafen tatsächlich, daß man irgendwie *sinkt*. Es beginnt mit einem Gefühl der Trägheit. Der Körper wird plötzlich schwer. Das merkt man in den Augen, im Kopf und in den Gliedmaßen. Wer von dieser Trägheit überflutet wird, muß sich bewußt anstrengen, um die Augen offenzuhalten oder den Kopf hochzuhalten. Wenn er eindöst, fällt sein Kopf unweigerlich zurück. Die Gliedmaßen fühlen sich an, als könnten sie den Körper nicht mehr tragen.

Gelegentlich kommt der Schlaf sehr schnell. Eben war man noch wach, und im nächsten Augenblick ist man nicht mehr bei Bewußtsein. Manchmal naht der Schlaf ganz allmählich, und man spürt förmlich den fortschreitenden Gefühlsverlust in den einzelnen Teilen des Körpers. Wenn ich mich beim Einschlafen zu sehr auf meine Empfindungen konzentriere, werde ich wieder wach. Konzentration ist eine Funktion des Bewußtseins und regt dessen Tätigkeit an.

Wenn man in Schlaf fällt, werden Erregung und Energie von der Oberfläche des Körpers und Geistes abgezogen. Der gleiche Abzug von Energie findet beim Prozeß des Fallens statt, und daher sind die beiden Situationen in energetischer Hinsicht gleichbedeutend. Praktisch gesehen unterscheiden sie sich selbstverständlich bereits insofern, als man Verletzungen riskiert, wenn man zu Boden fällt, während man nichts dergleichen zu befürchten braucht, wenn man in Schlaf fällt. Trotzdem kann die Angst, die mit Fallen verbunden ist, auch beim Einschlafen auftreten, weil beide Vorgänge einen gemeinsamen dynamischen Mechanismus haben. Es geht nämlich beide Male um die Fähigkeit, seine Ich-Steuerung abzuschalten. Erst wenn man abgeschaltet hat, kann Energie von der Oberfläche des

Geistes und Körpers abgezogen werden. Wenn uns die Ich-Steuerung lebensnotwendig erscheint, wehren wir uns unbewußt gegen das Abschalten und empfinden in Situationen, die eigentlich Abschalten erfordern, schwerwiegende Angst.

Neurotische Ängste beruhen auf einem inneren Konflikt zwischen einer energetischen Körperregung und einer unbewußten Sperre oder Blockade, die diese Regung zügeln oder verhindern soll. Solche Sperren werden von den chronischen Muskelspannungen gebildet, die meist in den gestreiften oder willkürlichen Muskeln entstehen. Diese Muskeln unterliegen normalerweise der Ich-Steuerung. Die bewußte Ich-Steuerung geht aber verloren, wenn die Spannung in einem bestimmten Muskelgefüge chronisch wird. Das bedeutet jedoch nicht, daß die Steuerung abgeschaltet wird – es bedeutet lediglich, daß sie unbewußt geworden ist. Man kann die unbewußte Ich-Steuerung mit einem Nachtwächter oder Wachtposten vergleichen, der nicht mehr der Autorität seines Ichs oder seiner Persönlichkeit gehorcht, wie eine selbständige Einheit innerhalb der Persönlichkeit arbeitet und in dem Maß an Einfluß gewinnt, in dem sich die chronischen Spannungen im Körper vermehren. Ladung, Entladung, Fluß und Bewegung sind das Leben des Körpers, das dieser Wachtposten im Interesse des Überlebens zügeln und abschwächen muß. Man möchte sich gehenlassen und zerfließen, aber der Wächter sagt: »Nein, das ist zu gefährlich.« Ganz ähnlich zügelt man uns als kleine Kinder, wenn man uns Strafen androht oder uns tatsächlich bestraft, weil wir zu laut, zu zappelig, zu lebhaft sind.

Wir wissen alle, daß Fallen weniger gefährlich ist, wenn wir uns »lockern« oder jede Bemühung um Ich-Steuerung aufgeben. Wenn sich ein Mensch ängstlich bemüht, seinen Fall zu steuern, kann er sich bereits einen Knochen brechen, bevor er noch die Erde berührt. Der Bruch wird durch eine plötzliche Muskelkontraktion verursacht. Kinder, deren Ich-Steuerung schwach ausgeprägt ist, und Betrunkene, bei denen sie teilweise beseitigt ist, verletzen sich beim Fallen im allgemeinen nicht so sehr wie gewöhnliche Erwachsene. Das Geheimnis des Fallens liegt darin, mit dem Fall zu gehen, die Strömungen ungehindert durch den Körper fließen zu lassen und keine Angst vor der Empfindung zu haben. Aus diesem Grund trainieren viele Sportler – zum Beispiel Fußballspieler – das Fallen regelrecht, um sich im Ernstfall nicht so leicht zu verletzen.

Nicht alle neurotischen Menschen leiden unter Fallangst. Ich habe bereits erwähnt, daß man keine Angst erlebt, wenn man das

Gefühl abblocken kann. Wenn man imstande ist, den Erregungsfluß aufzuhalten oder ihn zu ignorieren, ist die Furcht verschwunden. Das erklärt teilweise, weshalb nicht alle Neurotiker Schwierigkeiten haben, in Schlaf zu fallen. Das Einschlafen ist nur dann furchterregend oder beängstigend, wenn man den Abzug der Energie von der Oberfläche spürt. Wenn mit dem Übergang vom Bewußtsein zum Schlafzustand keine besondere Empfindung verbunden ist, entsteht auch keine Angst.

Wenn der Körper sich dem Schlaf überläßt, macht er eine sehr wohltuende Erfahrung. Er wirft die Sorgen des Tages ab, zieht sich aus der Welt zurück und erreicht einen Zustand der Ruhe und Erholung. Der Unterschied zwischen Wachen und Schlafen macht sich vor allem in der Atemtätigkeit bemerkbar. Wir können oft schon am geänderten Geräusch und Rhythmus des Atems erkennen, ob jemand, der im Dunkeln neben uns liegt, in Schlaf gefallen ist. Das Geräusch wird tiefer und akzentuierter, der Rhythmus wird langsamer und gleichmäßiger. Diese Änderung geht darauf zurück, daß aus dem Zwerchfell die Spannung weicht, in der es während der Betriebsamkeit des Tages gehalten wird. Im Schlaf überläßt man sich tieferen Energiezentren des Körpers. Die gleiche Zwerchfellentspannung findet statt, wenn wir uns verlieben oder einen Orgasmus haben.

Die Philosophen der Antike waren der Meinung, das Zwerchfell – dieser kuppelförmige Muskel mit den Konturen der Erde – teile den Körper in zwei Zonen. Die Partie über dem Zwerchfell wurde mit dem Bewußtsein und dem Tag, also mit dem Licht, assoziiert. Der Teil unter dem Zwerchfell gehörte dem Unbewußten und der Nacht; er galt als Region der Dunkelheit. Das Bewußtsein wurde mit der Sonne gleichgesetzt. Der Sonnenaufgang, der das Tageslicht brachte, entsprach einem Erregungsfluß im Körper: Die Erregung stieg von den Unterleibszentren in die Zentren der Brust und des Kopfes. Dieser aufwärts gerichtete Gefühlsfluß führte zum Erwachen des Bewußtseins. Im Schlaf war es umgekehrt. Der Sonnenuntergang bzw. der Fall der Sonne in den Ozean (wie viele Naturvölker den Sonnenuntergang sahen) entsprach dem abwärts gerichteten Erregungsfluß im Körper – von Kopf und Brust zu den Partien unter dem Zwerchfell.

Der Bauch ist das symbolische Äquivalent für Erde und Meer, die wiederum Regionen der Dunkelheit darstellen. Aus diesen Regionen – und aus dem Bauch – kommt aber gleichzeitig das Leben. Sie sind die Wohnstätte der geheimnisvollen Kräfte, die am Kreislauf von Leben und Tod teilhaben. Sie sind zugleich die Wohnstätte der Geister der Finsternis, die in den Tiefenregionen hausen. Als diese primitiven Vorstellungen mit der christlichen Ethik verbunden wurden, wies man die Tiefenregionen dem Teufel zu: dem Fürsten der Finsternis. Er führte die Menschen in sexuelle Versuchung, damit sie *fielen* – er lockte sie zum Sündenfall. Der Teufel haust bekanntlich in den Tiefen der Erde, aber auch in den Tiefen des Bauches, wo das Feuer der Sexualität brennt. Eine Kapitulation vor diesen Leidenschaften könnte zu einem Orgasmus führen, bei dem das Bewußtsein getrübt und das Ich aufgelöst wird, eine Erscheinung, die man den »Tod des Ichs« nennt. Wasser wird ebenfalls mit Sexualität assoziiert, wahrscheinlich wegen der Tatsache, daß alles Leben einst im Meer begann. Die Furcht vor dem Ertrinken, die viele Menschen mit der Furcht vor dem Fallen verbinden, läßt sich auf die Furcht vor der Kapitulation vor sexuellen Empfindungen zurückführen.

Wir haben die Liebe so sehr idealisiert, daß wir ihre nahe und untrennbare Verwandtschaft mit der Sexualität, besonders mit den erotischen und sinnlichen Aspekten der Sexualität, oft übersehen. Ich habe Liebe als Antizipation der Lust definiert, und es ist vor allem die sexuelle Lust, die den Menschen lockt, sich zu verlieben. Psychologisch gesehen, handelt es sich um eine Kapitulation des Ichs vor dem geliebten Menschen, der für die Persönlichkeit wichtiger wird als das eigene Ich. Die Kapitulation – oder totale Hingabe – des Ichs wird nun aber von einem abwärts gerichteten Gefühlsfluß im Körper, von einem Erregungsfluß in Unterleib und Becken begleitet. Dieser abwärts gerichtete Fluß ruft die köstlichen strömenden und schmelzenden (»vergehenden«) Empfindungen hervor. Man zerschmilzt oder vergeht buchstäblich vor Liebe. Die gleichen wohltuenden Empfindungen treten auf, wenn die sexuelle Erregung sehr stark ist und sich nicht auf die Genitalpartie beschränkt. Sie gehen der vollständigen orgastischen Entspannung voraus.

Seltsamerweise entstehen beim Fallen ganz ähnliche Empfindungen; aus diesem Grund macht es Kindern auch soviel Spaß, zu schaukeln oder zu wippen. Wenn man auf einer Schaukel nach unten saust, wird der Körper von köstlichen Empfindungsströmen durchflossen. Mancher von uns erinnert sich bestimmt noch sehr lebhaft an diese angenehmen Gefühle. Man erlebt sie auch, wenn man in der Achterbahn nach unten rast, und ich bin sicher, daß Berg-und-Tal-Bahnen gerade deshalb so beliebt sind. Viele Sportarten, die teilweise oder ganz aus Fallen bestehen, verschaffen ein ähnliches Vergnügen, zum Beispiel Tauchen, Trampolinspringen, Fallschirmspringen usw.

Der Schlüssel zu diesem Phänomen liegt in der Entspannung des Zwerchfells, die einen starken Erregungsfluß in den unteren Teil des Körpers erlaubt. Andererseits lehrt die Erfahrung, daß jedes Atemanhalten in dieser Situation Angst erzeugt und das Lustgefühl mindert. Das gleiche geschieht beim Geschlechtsverkehr. Wenn man dabei Angst hat zu fallen und deshalb den Atem anhält, tritt die schmelzende Empfindung nicht auf, und der Höhepunkt ist nur wenig befriedigend.

Wieso »fällt« man überhaupt, wenn man sich verliebt? Schließlich ist die Liebe ein Hochgefühl, und wie kann man in ein Hoch fallen? Der Fall ist der einzige Weg, der zum Stadium hochgradiger biologischer Erregung führt. Ein Trampolinspringer fällt, bevor er aufsteigt; er drückt sich förmlich ins Trampolin, um genügend Auftrieb für das Steigen zu haben. Das Steigen verschafft ihm die Möglichkeit, abermals zu fallen, was wiederum zum Steigen führen kann. Wenn ein Orgasmus der große Fall ist, dann stellt das Hoch, das auf einen außerordentlich befriedigenden sexuellen Akt folgt, den natürlichen »Rückstoß« der sexuellen Entladung bzw. Entspannung dar. Wenn wir verliebt sind, scheinen wir auf einer Wolke dahinzuschweben, aber das ist nur möglich, weil wir uns vorher fallen gelassen haben.

Um zu verstehen, weshalb das Fallen eine so enorme Wirkung hat, müssen wir uns das ganze Leben als Bewegung vorstellen. Wo es keine Bewegung gibt, regiert der Tod. Diese Bewegung besteht jedoch nicht in erster Linie im Überwinden räumlicher Entfernungen. Sie ist vielmehr das pulsierende Steigen und Fallen der Erregung im Körper, das sich in Springen und Hüpfen, Stehen und Hinlegen äußert – das ständige Streben nach größeren Höhen, bei dem man aber zwischendurch immer wieder zum festen Boden, zur Erde und zur Realität seiner irdischen Existenz zurückkehren muß. Wir verwenden einen so großen Teil unserer Energie auf die Bemühung, höher zu steigen und mehr zu erreichen, daß wir es oft schwer finden, »auf den Boden der Tatsachen zurückzukommen«, uns zu entspannen und hinzugeben oder gehenzulassen. Wir werden gehemmt oder verklemmt und fürchten uns vor dem Fallen. Wenn wir uns vor dem Fallen fürchten, streben wir fortwährend danach, höher zu steigen, als könnten wir dadurch mehr Sicherheit gewinnen. Aus Kindern, die in den ersten Monaten ihres

Lebens Fallangst entwickelt haben, werden zwangsläufig Erwachsene, deren Lebensziel darin besteht, immer höher zu steigen. Aber was ist denn gegen diesen Drang nach höchsten Höhen einzuwenden? Nun, wenn man in seiner Phantasie so weit geht, sich einzubilden, man könnte den Mond erreichen, besteht die Gefahr der Mondsüchtigkeit, des Somnambulismus, das heißt, man riskiert, jeden Bezug zur Wirklichkeit zu verlieren. Wenn man die Atmosphäre unserer Erde verläßt, befindet man sich jedoch im Leeren. Die wohltuende Wirkung der Schwerkraft, des Halts, den die Erde unserem Körper schenkt, geht verloren, und man kann sich nicht mehr orientieren.

Schlaf und Sex sind, wie wir sahen, eng miteinander verbunden; das äußert sich nicht zuletzt darin, daß man nach einem befriedigenden Geschlechtsverkehr am besten schlafen kann. Entsprechend ist Sex, wie jedermann weiß, das beste Mittel gegen Angst. Damit der Sex jedoch diese positive Wirkung voll entfalten kann, muß man imstande sein, sich seinen sexuellen Gefühlen ganz hinzugeben. Oder anders gesagt: Nur wenn man keine Angst vor dem Fallen hat, schenken einem Schlaf und Sex neue Kraft und Stärke.

8 Streß und Sexualität

Probleme mit der Schwerkraft

In Anbetracht der allgemein bekannten Tatsache, daß die sexuelle Befriedigung dazu dient, Spannung zu entladen, dürfte es niemanden überraschen, daß wir Streß und Sexualität in *einem* Kapitel erörtern. Wer etwas über Streß sagen will, kommt nicht ohne eine Analyse des sexuellen Orgasmus aus. Lassen Sie uns zunächst das Wesen des Streß allgemein betrachten.

Streß (wörtlich übersetzt: Belastung oder Anspannung) entsteht, wenn ein Organismus unter Druck gesetzt wird und seine ganze Energie mobilisiert, um diesem Druck standzuhalten. Wenn der Organismus den Druck ausgleichen oder abschütteln kann, unterliegt er natürlich keinem Streß mehr. Es gibt mehrere Arten von natürlichem Streß, die das Leben mit sich bringt und denen kein Organismus ausweichen kann. Normalerweise ist man aber gut genug ausgerüstet, um diesen Streßarten zu widerstehen. Dann gibt es noch den Druck der Umwelt. Ein Beispiel: Wenn man auf einer verkehrsreichen Autobahn fährt, muß man ständig im Zustand gespannter Aufmerksamkeit bleiben, um gefährliche Unfälle zu vermeiden. In einer ausgeprägten Leistungsgesellschaft wie der unseren gibt es von diesem Streß so viele Variationen, daß es schwierig wäre, eine vollständige Liste aufzustellen. Zwischenmenschliche Beziehungen üben in vielen Fällen ebenfalls Streß aus, weil sie an beide Seiten bestimmte Ansprüche stellen. Bei jeder Gewaltandrohung steht man automatisch unter Streß. Schließlich gibt es noch den selbst auferlegten Streß, das heißt, man unterwirft sich freiwillig bestimmten Anforderungen und Zwängen, die auf den Körper die gleiche Wirkung haben wie äußere Kräfte.

Die universellste natürliche Kraft, die Streß erzeugt, ist die Gravitation oder Schwerkraft der Erde. Wir können uns ihrem Streß vorübergehend teilweise entziehen, indem wir uns hinlegen, doch sobald wir aufstehen, uns bewegen oder herumlaufen, sind wir ihm wieder unterworfen. Wenn man steht und sich bewegt, muß man Energie mobilisieren, um die Schwerkraft auszugleichen. Auch Stehen ist kein mechanischer Prozeß. Unser Knochenbau hilft uns zwar dabei, aber unsere Muskeln müssen trotzdem noch eine erhebliche Arbeit leisten, um uns diese Aktivität zu gestatten. Sobald wir ermüden oder nicht mehr genug Energie haben, wird das Stehen oder »Standhalten« schwierig, wenn nicht gar unmöglich. Soldaten, die gezwungen sind, lange Zeit unbeweglich zu stehen, brechen viel eher zusammen als solche, die lange Zeit marschieren müssen. Ihre Energie ist schneller erschöpft. Zum Zusammenbruch kommt es auch, wenn ein Mensch einen psychologischen oder physischen Schock erleidet, der zum Abzug von Energie von der Peripherie seines Körpers führt. Fallen oder Zusammenbrechen ist ein natürlicher Schutzmechanismus gegen die Gefahr des unbarmherzigen oder unaufhörlichen Streß. Wenn die Belastungsschwelle eines Körpers überschritten ist, bricht er zusammen.

Im allgemeinen kann man Streß als eine Kraft definieren, die einen Menschen von oben hinabdrückt oder von unten herunterzieht. Eine Bürde oder Last drückt uns von oben nieder; die Schwerkraft zieht uns hinab. Wir wehren uns gegen diesen Druck, indem wir unsere Energie mobilisieren, um Gegendruck auf den Boden auszuüben. Wenn wir Druck auf den Boden ausüben, drückt er zurück und hält uns hoch; diesem Phänomen liegt das physikalische Prinzip »Aktion gleich Reaktion« zugrunde.

Das aufrechte Stehen ist eine typisch menschliche Haltung. Der Mensch ist das einzige höhere Lebewesen, für das diese Position natürlich ist. Sie erfordert jedoch beträchtliche Energie. Der menschliche Körper eignet sich zwar anatomisch für das zweibeinige Stehen, aber ich glaube trotzdem nicht, daß wir es mit rein mechanischen Argumenten erklären können. Wir müssen uns vor Augen führen, daß unser Organismus ein höher geladenes energetisches System darstellt als der Organismus anderer Lebewesen und daß es sein Energievorsprung oder sein höherer Erregungspegel war, der ihm erlaubte, die aufrechte Haltung zu entwickeln und beizubehalten.

Daß der menschliche Organismus ein höher geladenes energetisches System ist, bedarf kaum weiterer Beweise. Ich meine, die Geschichte der menschlichen Tätigkeiten und Errungenschaften ist Beweis genug. Ob diese Energie eine gegen die Schwerkraft gerichtete Komponente hat, wie Reich glaubte, oder ob der Organismus sie lediglich benutzt, um der Schwerkraft zu widerstehen, spielt hier keine Rolle. Entscheidend ist, daß sie an der Achse des Körpers nach oben und unten fließt. Dieses Pulsieren führt dazu, daß beide Pole des Körpers hochgradig erregt und aktiv werden.

Wir haben uns inzwischen an den Gedanken gewöhnt, daß der Mensch die Erde nur deshalb beherrscht, weil sein Gehirn sich weiter entwickelte als das der Tiere. Das stimmt sicher. Wie viele Anthropologen betont haben, stimmt es aber auch, daß er kaum zur beherrschenden Spezies geworden wäre, wenn er nicht das gemeinsame Jagen, die auf Arbeitsteilung beruhende Gesellschaft und die starke Zweierbeziehung zwischen Mann und Frau entwickelt hätte. Letzten Endes widerspiegelt die Gesellschaftlichkeit oder Sozialität des Menschen seine Sexualität.

Ich vertrete den Standpunkt, daß die Entwicklung des großen Gehirns, der gesteigerten sexuellen Aktivität und der aufrechten Haltung auf die erhöhte Energieladung des menschlichen Organismus zurückgeht. Die Vergrößerung der Energieladung war natürlich mit anatomischen und physiologischen Veränderungen verbunden. Ich glaube aber nicht, daß die Veränderungen den höheren Energiespiegel bewirkten, weil alle diese speziellen menschlichen Tätigkeiten einen Erregungs- bzw. Energiegrad voraussetzten, den andere Lebewesen nicht erreichen können.

Viele wichtige menschliche Eigenschaften gehen unmittelbar auf die aufrechte Haltung unserer Spezies zurück. Diese Haltung befreite vor allem die vorderen Gliedmaßen von der Aufgabe, zum Stützen und Fortbewegen des Körpers beizutragen, so daß sie sich zu Armen und Händen entwickeln konnten. Wir können Gegenstände – ob Werkzeuge oder Waffen – handhaben und gebrauchen, wir haben außerordentlich sensible Fingerspitzen, die das bloße Berühren zum Tasten (also zu einer Sinnesfunktion) machen, und wir haben unseren Selbst-Ausdruck durch die Gestik, das heißt durch die Bewegungen von Armen und Händen, bereichert. Ein anderes wichtiges Ergebnis bestand jedoch darin, daß die verwundbare Vorderpartie des Menschen fürderhin nicht mehr geschützt war. Brust und Herz, Bauch und Lenden konnten leichter berührt und angegriffen werden. Es ist gut möglich, daß sich aus dieser Exponiertheit die typische menschliche Zärtlichkeit entwickelte. Drittens ist die Tatsache, daß der Mensch seinen Kopf hoch über dem Rumpf hält, meiner Ansicht nach zu einem erheblichen Teil für die Entstehung und Etablierung einer Hierarchie von Wertbegriffen verantwortlich.

Freud sah den Ursprung des Ekels darin, daß der Mensch seinen Kopf vom Boden erhob. Bei den meisten anderen Säugern befindet sich die Nase auf gleicher Höhe mit den Ausscheidungs- und Sexualöffnungen, und diese Lebewesen kennen den »typisch menschlichen« Abscheu vor den betreffenden Funktionen nicht. Ich möchte diesen Punkt, der nach Freuds Meinung zur menschlichen Neuroseneigung beiträgt, hier nicht näher diskutieren. Es steht jedoch außer Zweifel, daß wir den Funktionen des Kopfendes einen höheren Wert beimessen als den Funktionen der Gesäßpartie. Als zivilisierter Mensch habe ich dieses Wertsystem übernommen, das durchaus seine Gültigkeit hat, sofern es den Menschen nicht veranlaßt, sich gegen seine grundlegende »animalische Natur« zu wenden, die er so sehr mit den Funktionen seines Unterleibs identifiziert.

Sobald der aufrecht stehende Mensch Streß ausgesetzt ist, entstehen spezifische Probleme, und diese Probleme können wir nur begreifen, wenn wir die Mechanik der aufrechten Haltung untersuchen. In diesem Zusammenhang spielt die abschätzig betrachtete Gesäßpartie eine wichtige Rolle. Was das Anatomische betrifft, würde ich dem Anthropologen Robert Ardrey zustimmen, der erklärt hat, die permanente aufrechte Haltung sei erst durch die Entwicklung der Gesäßbacken möglich geworden. Diese beiden Muskelmassen, die sich mit dem schräg nach vorn geneigten Becken verbinden, geben dem aufrechten Körper seine Stabilität.

Ich schließe mich Ardrey an, weil ich selbst beobachtet habe, daß der Körper teilweise kollabiert, wenn man die Hinterbacken verkrampft (»zusammenkneift«) und das Becken vorschiebt. Dieses Phänomen ist häufig bei Menschen mit der weiter oben geschilderten masochistischen Charakterstruktur anzutreffen. Interessanterweise wirkt der Körper des masochistischen Charakters oft affenhaft, was erstens auf den teilweisen Kollaps und zweitens auf die übermäßige Behaarung zurückgeht, die sich entwickeln kann. Die masochistische Struktur wird durch unablässigen Streß – Druck von oben und unten – herbeigeführt, dem der Betreffende als Kind nicht standhalten oder ausweichen konnte. Seine einzige Alternative war Unterwerfung. Um den fortwährenden Streß zu ertragen, bildete er die überdurchschnittlich ausgeprägte Muskulatur, die zu den körperlichen Aspekten seiner Charakterstruktur gehört.

Masochismus ist die dritte Methode, um Streß zu bewältigen. Der Masochist ist weder imstande, der streßerzeugenden Situation auszuweichen noch ihrem Druck standzuhalten. Deshalb *unterwirft* er sich dem Streß.

Leider wird der Grundstein zum späteren Verhaltensmuster schon in der Kindheit gelegt, in der man versucht, mit dem Druck fertig zu werden, den Eltern und Lehrer ausüben. Diese Zeit entscheidet auch darüber, wie man als Erwachsener im Streß reagiert. Wie wir gesehen haben, besteht das Verhaltensmuster des Masochisten aus Unterwerfung; er entwickelt eine überdurchschnittliche Muskulatur, um den Streß zu ertragen. Wird der Druck jedoch schon früh, im ersten Lebensjahr, ausgeübt, ist eine Unterwerfung unmöglich, da das Kleinkind nicht die Muskulatur aufzubauen vermag, die es braucht, um den Streß über sich ergehen lassen zu können. Der physische Rückzug ist ebenfalls unmöglich. Also wird der psychologische Rückzug zum *modus vivendi.* Das Kleinkind oder Schulkind löst sich innerlich von seiner Situation und von der Wirklichkeit. Es zieht sich in eine Phantasiewelt zurück, träumt vom Fliegen – womit es den »Streß der Schwerkraft« leugnet – oder flüchtet in den Autismus. Dieses Verhaltensmuster befolgt der Betreffende auch als Erwachsener, sobald er mit starkem Streß konfrontiert wird. Wenn der Druck erst in der späteren Kindheit ausgeübt wird, wie es beim rigiden Charakter der Fall ist, wird man dem Streß wahrscheinlich standhalten. Hört der Streß allerdings nicht auf, muß aus dem Standhalten eine charakterliche Einstellung werden, die zur Rigidität von Körper und Geist führt. Ein Mensch mit rigider Struktur hält jedem Streß stand – selbst wenn es eigentlich überflüssig ist und ihm schadet. Da er danach strukturiert, also entsprechend festgelegt ist, wird er streßerzeugende Situationen sogar absichtlich suchen oder schaffen, um zu beweisen, wie gut er damit zurechtkommt.

Es wird dem Leser inzwischen klar sein, daß sich diese Verhaltensmuster, mit denen man auf Streß reagiert, im Körper manifestieren und zum Bestandteil der charakterlichen Haltung werden. Man reagiert selbst dann auf Streß, wenn man gar keinem äußeren Druck unterliegt. In diesem Fall sprechen wir von selbst auferlegtem Druck. Das Ich (oder das, was Freud als Über-Ich bezeichnete) betrachtet den Druck als notwendige Lebensvoraussetzung.

Stellen Sie sich einen Menschen vor, der seine Schultern ständig etwas anhebt und möglichst kantig hervortreten läßt, um das Gefühl auszudrücken, es sei männlich, sich mit der Bürde abzufinden, die man auf seinen Schultern tragen muß. Vielleicht ist er sich seines Gefühls oder seiner Einstellung nicht bewußt, aber sein Körper signalisiert sie trotzdem. Nehmen wir einmal an, die Muskelspannung in seinen Schultern entspricht der Spannung, die man braucht, um einen Zentner zu tragen. Daraus folgt, daß er ständig einem Druck von einem Zentner ausgesetzt ist. Sein Körper muß trotz dieses Drucks weiterhin funktionieren! Es wäre besser für ihn, wenn er tatsächlich eine Last trüge, weil er sich des Drucks dann bewußt wäre und sich früher oder später davon befreien – sich entkrampfen oder lockern – würde. So steht er jedoch unter einem konstanten Streß, den er noch nicht einmal erkennt und deshalb auch nicht loswerden kann.

Jede chronische Muskelspannung übt fortwährend Streß auf den Körper aus. Diese Vorstellung ist beängstigend. Hans Selye, der den Begriff »Streß« prägte, hat darauf hingewiesen, daß fortwährender Streß der körperlichen Gesundheit schadet.* Dabei spielt es kaum eine Rolle, um was für einen Streß es sich handelt; der Körper reagiert auf jeden Streß mit einem allgemeinen *Anpassungssyndrom.*

Das Syndrom besteht aus drei Phasen. Phase 1 heißt Alarmreaktion. Der Körper reagiert auf akuten Streß, indem er Hormone des Nebennierenmarks ausschüttet, um seine Energie zu mobilisieren, die den Streß bekämpfen soll. Wenn der Streß eine physische Bedrohung des Körpers darstellt, besteht die Alarmreaktion aus einem entzündlichen Prozeß. Wenn es dem Körper gelingt, die Verletzung mit dieser Reaktion zu heilen und den Streß abzuwenden, beruhigt er sich anschließend und stellt seinen homöostatischen – ausgeglichenen – Zustand wieder her. Wenn der Streß jedoch fortdauert, beginnt Phase 2. In dieser Phase versucht der Körper, sich dem Streß anzupassen. Er bildet besonders viel Cortison und Cortisol (Hormone der Nebennierenrinde), die entzündungshemmend wirken. Der Anpassungsprozeß erfordert jedoch ebenfalls Energie, so daß die Energiereserven des Körpers auch hierbei angezapft werden müssen. Phase 2 ist wie ein kalter Krieg, denn der Körper bemüht sich, den Widersacher »Streß« wenigstens in Schach zu halten, da er ihn doch nicht besiegen kann. Phase 2 kann sehr lange dauern, aber zuletzt wird der Körper doch schwach. Phase 3 heißt Erschöpfungsstadium. Der Körper hat nicht mehr die Energie, den Streß in Schach zu halten, und der Zusammenbruch setzt ein. Für uns ist Phase 3 besonders wichtig. Sie ist wahrscheinlich das weitverbreitetste Leiden in unserem Kulturkreis – nur gibt man ihm meist einen anderen Namen, nämlich chronische Müdigkeit oder Abgeschlagenheit. Meiner Ansicht nach steht ein Mensch, der chronisch müde oder abgeschlagen ist, an der Schwelle zur totalen Erschöpfung. Die Ursache ist der ständige Streß, den seine chronischen Muskelspannungen auf ihn ausüben.

* Selye: *Streß beherrscht unser Leben*, Düsseldorf 1957.

Dieser körperliche Streß bindet Energie, die sonst benutzt werden könnte, um dem Streß des täglichen Lebens standzuhalten. Wenn es bei der bioenergetischen Therapie gelingt, die Muskelverspannungen eines Menschen zu lockern, stellt er unweigerlich fest, daß er mit dem Streß seiner persönlichen Situation auf einmal viel besser zurechtkommen kann. Das Geheimnis dieser Fähigkeit liegt einfach darin, daß er wieder genug Energie hat, um dem Streß standzuhalten. Zu diesem Zweck muß der Körper jedoch relativ frei von Spannungen sein. Zusammenfassend würde ich die Situation vieler Menschen so schildern: Sie leben und arbeiten unter erheblichem Streß, haben aber trotzdem das Gefühl, es würde persönliche Schwäche, Versagen oder Kapitulation bedeuten, wenn sie nicht weitermachten. In ihrem verzweifelten Bemühen pressen sie die Kiefer fester aufeinander, verkrampfen die Beine, versteifen die Knie und kämpfen mit einer Willenskraft weiter, die einem manchmal unglaublich vorkommt. Wie mein Patient Jim sagte: »Man darf kein Drückeberger sein.« Der Wille zum Weitermachen ist in vieler Hinsicht eine bewundernswerte Eigenschaft, aber er kann verheerende Auswirkungen auf den Körper haben – und hat sie auch.

Schmerzen im unteren Rückenbereich

Ein akuter Schmerz im unteren Rücken, der den Betroffenen förmlich lähmt und manchmal eine Zeitlang bettlägerig macht, ist oft unmittelbar auf Streß zurückzuführen. Man hebt zum Beispiel einen schweren Gegenstand hoch, spürt unvermittelt einen stechenden Schmerz in der Lenden-Kreuzbein-Gegend und stellt fest, daß man sich nicht wieder aufrichten kann. Wir sagen in solchen Fällen, der Rücken habe sich verkrampft. Sicher bezeichnet auch der volkstümliche Ausdruck »Hexenschuß« in vielen Fällen nichts anderes als diese Erscheinung. Einer oder mehrere Muskeln, im allgemeinen auf derselben Seite, werden tatsächlich von einem bösen Krampf gepackt, der jede Bewegung des Rückens zu einer beinahe unerträglichen Qual macht. Manchmal führt der Krampf sogar zu einer Bandscheibenhernie, das heißt, eine Bandscheibe verschiebt sich plötzlich, drückt auf ein Nervenende und verursacht dadurch einen Schmerz, der bis in die Beine ausstrahlen kann.

Ich habe viele Patienten wegen solcher Leiden behandelt. Lassen

Sie mich gleich zu Anfang sagen, daß auch ich kein Patentrezept besitze. Wenn der Schmerz so stark ist, daß man sich nicht mehr bewegen kann, muß man sich ins Bett legen, bis er nachläßt. Die Bettruhe mindert den Streß der Schwerkraft, so daß sich der Muskel allmählich wieder lockert. In diesem Stadium lasse ich bestimmte bioenergetische Übungen machen, die zur Entspannung der verkrampften Muskeln beitragen und ein Wiederauftreten des Krampfs verhindern sollen.

Um diese Übungen zu verstehen, muß man wissen, warum solche Krämpfe auftreten. Welche Körperhaltung bzw. welches Haltungsmuster prädisponiert einen Menschen zu Beschwerden im unteren Teil des Rückens? Die Annahme, der Mensch sei allein schon wegen seiner aufrechten Haltung für solche Beschwerden anfällig, ist ein Irrtum. Das gleiche gilt für die Annahme, es sei heutzutage normal, unter solchen Beschwerden zu leiden. Es ist in unserem Kulturkreis zwar weitverbreitet, aber das sind Herzkrankheiten und Kurzsichtigkeit auch. Sollen wir etwa sagen, der Mensch sei für Herzkrankheiten anfällig, weil er ein Herz hat, oder man werde kurzsichtig, weil man Augen hat? Es gibt Kulturen, in denen Beschwerden im unteren Teil des Rückens so gut wie unbekannt sind, in denen nur wenige Menschen Herzkrankheiten bekommen und in denen praktisch niemand kurzsichtig wird. Auch in diesen Kulturen gehen die Menschen jedoch aufrecht und haben ein Herz und Augen. Sie sind allerdings nicht dem Streß unterworfen, der das Schicksal des Menschen der westlichen Zivilisation ist.

Stimmt es, daß Streß – also Überbelastung – für Beschwerden im unteren Teil des Rückens verantwortlich ist? Ich habe diese These bisher nur mit dem Beispiel gestützt, daß man den Krampf bekommen kann, wenn man einen schweren Gegenstand hebt. Viele Leute haben ihn jedoch bei Tätigkeiten bekommen, die allem Anschein nach völlig harmlos sind: So mancher spürt schon dann einen Hexenschuß, wenn er sich bückt, um seine Schnürsenkel zu binden. Ich kenne sogar einen Fall, wo der Krampf bei einer Schlafenden auftrat: Sie hatte sich nur umgedreht, und diese Bewegung reichte, um ihn herbeizuführen. Offenbar ist Streß nicht immer der auslösende Faktor. Doch irgendwie ist Streß jedesmal im Spiel.

Ein junger Mann, der schmerzhafte Krämpfe im Rücken bekam, war gerade im Begriff, mit seiner Freundin eine neue Wohnung zu beziehen. Er hatte zwei Tage lang gepackt und war beinahe fertig, als er sich noch einmal bückte, um ein Notizbuch vom Boden aufzuheben – und im Krankenhaus landete. In meiner Praxis stellte sich schnell heraus, daß der Umzug ihn in eine Konfliktsituation gestürzt hatte. Die Beziehung zu dem Mädchen war zwar sehr intensiv, wurde aber ständig durch Auseinandersetzungen, Eifersüchteleien und Ungewißheiten getrübt. Er hatte schwere Bedenken wegen des Umzugs, fühlte sich aber unter dem Zwang oder Druck, ihn zu machen, um die Beziehung zu erhalten. Die Natur intervenierte, und er zog schließlich nicht um. Er hatte sich davor gefürchtet, die Initiative zu ergreifen, und sein Rücken nahm ihm diese Aufgabe ab. So einfach war das meiner Meinung nach. Der Streß wurde so unerträglich, daß sein Rücken ihn nicht mehr ertragen konnte und kollabierte.

Bei einem anderen Fall handelte es sich um eine Schauspielerin, die seit langem in einer Show auftrat, aus der sie sich schon seit einiger Zeit zurückziehen wollte. Sie kam mit dem Regisseur und einigen Kollegen nicht gut zurecht. Außerdem war sie wegen zusätzlicher Proben und vieler Überstunden der Erschöpfung nahe. Sie wollte zwar kündigen, brachte es aber nicht fertig. Dann machte sie etwas, das man einen »falschen Schritt« nennen könnte, und lag auf der Nase. Sie kündigte – aber erst, als sie in der Klinik lag. Auch in diesem Fall hatte der Körper dem Verstand die Entscheidung gewissermaßen abgenommen.

Auch die Frau, die den Rückenkrampf im Schlaf bekommen hatte, stand zu der betreffenden Zeit unter erheblichem Druck. Die Rückenbeschwerden hatten schon am vorangegangenen Tag begonnen. Sie hatte wegen verschiedener Besorgungen viel herumlaufen müssen. Da merkte sie auf einmal, daß sie beinahe humpelte und nicht mehr geradestehen konnte. Sie hatte früher einmal nach einem ähnlichen Anfall eine Woche lang das Bett hüten müssen, kannte also die Symptome. Trotzdem dachte sie nur: »Sobald ich alles erledigt habe, ruhe ich mich zu Hause aus.«

Warum läßt uns ausgerechnet der untere Teil des Rückens so oft im Stich? Warum ist diese Partie besonders streßanfällig? Weil hier, im unteren Teil des Rückens, zwei entgegengesetzte Kräfte aufeinandertreffen und Streß erzeugen. Die eine ist die Schwerkraft – zusammen mit dem verschiedenartigen Druck, der von oben einwirkt: Ansprüche der Vorgesetzten, Pflichten, Schuldgefühle sowie physische und körperliche Belastungen. Die andere ist die Kraft, die in den Beinen nach oben läuft und hilft, aufrecht zu stehen und den Anforderungen und Bürden, die man auferlegt bekommt, standzuhalten. Diese beiden Kräfte begegnen sich in der Lenden-Kreuzbein-Gegend.

Mein Konzept wird deutlich, wenn wir den Streß untersuchen, den die Schwerkraft darstellt. Wenn man lange Zeit in einer bestimmten Haltung stehen muß, kann er unerträglich stark werden. Dann erhebt sich die Frage: »Wie lange kann ein Mensch von seinen Beinen getragen werden?« Die Beine müssen früher oder später einfach zusammenbrechen, und wenn das geschieht, passiert dem Rücken nichts. Für den Rücken wird es erst gefährlich, wenn die Beine *nicht* kollabieren. Dann nämlich wird *er* es tun.

Ich muß darauf hinweisen, daß es ein Leiden gibt, das dem Menschen ermöglicht, unglaublich lange – einen Tag, zwei Tage oder noch länger – unbeweglich zu stehen. Seltsamerweise kollabieren dabei weder die Beine noch der Rücken. Das Leiden heißt Katatonie oder Spannungsirresein und ist eine besondere Form der Schizophrenie. Beim Katatoniker ist die ganze *Persönlichkeit* zusammengebrochen – es »steht« also gewissermaßen nur noch die äußere Hülle. Ich habe bereits erwähnt, daß manche Menschen mit unerträglichem Streß fertig werden, indem sie sich einfach »auflösen« oder »spalten«. Der Katatoniker ist zutiefst gespalten. Sein Lebensgeist und Verstand bilden keine Einheit mehr mit dem Körper. Der Körper hat sich in eine Statue verwandelt. Katatoniker stehen in statuarischen Posen.

Die Natur hat unsere Beine so gebaut, daß sie mit Streß zurechtkommen können. Sie sind zwar nicht imstande, ihn zu neutralisieren, aber sie können auf ihn reagieren. Diese Fähigkeit beruht auf der Funktion des Knies. Die Tätigkeit des Knies verleiht dem Körper seine Flexibilität. Das Knie ist der Stoßdämpfer des Organismus. Wenn der Druck von oben zu groß wird, beugt sich das Knie, und wenn der Druck unerträglich wird, knickt es ganz ein, so daß man hinfällt.

Wenn die Persönlichkeit von Fallangst heimgesucht wird, kann das Knie diese Funktion nicht mehr richtig ausüben. Man steht mit durchgedrückten, verkrampften Knien da, um sich gegen den Druck zu wappnen, und spannt alle Muskeln seiner Beine an, damit diese wie starre Stützen wirken. Man fürchtet sich vor der Flexibilität, weil sie eine gewisse Fähigkeit zum Nachgeben einschließt.

Wenn die Beine weich und flexibel sind, kann der Druck von oben in den Beinen nach unten fließen und in den Boden entladen werden. Wenn ein Mensch jedoch die Knie durchdrückt und die Beine verkrampft, um sich gegen den Druck zu wehren, setzt sich die Starre nach oben fort und ergreift Kreuzbein und Becken. Der gesamte Druck konzentriert sich auf die Verbindung zwischen dem untersten Lendenwirbel und dem Kreuzbein und prädestiniert diese Stelle für Verletzungen.

Zur Veranschaulichung benutze ich drei schematische Darstellungen des menschlichen Körpers:

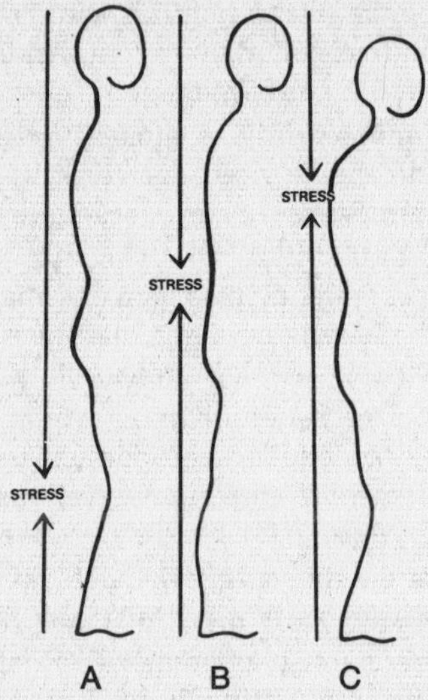

Die linke Figur nimmt eine ziemlich normale Haltung ein. Die Knie sind leicht gebeugt, und das Becken ist »frei«, das heißt, es ist nicht in einer festen Position verkrampft. Bei dieser Körperhaltung kann der Druck an die Knie weitergegeben werden, die als Stoßdämpfer wirken. Wenn der Druck zu groß wird, werden die Knie nachgeben, also einknicken. Das kommt jedoch nur selten vor. Da ein Mensch, der in dieser Haltung steht, keine Angst vor dem Fallen hat, fürchtet er sich auch nicht davor, den Rückzug anzutreten: Wird der Druck unerträglich, zieht er sich einfach aus der heiklen Situation zurück. Er läßt lieber eine Beziehung zusammenbrechen als seinen Körper.

Die mittlere Figur steht mit durchgedrückten Knien da. In diesem Fall funktioniert der untere Teil des Körpers einschließlich des Beckens als starres Fundament. Die Position sagt uns, daß derjeninige unsicher ist und ein starres Fundament als Stütze braucht. Die Wirkung der Position besteht darin, daß der gesamte Streß auf die Lenden-Kreuzbein-Gegend konzentriert wird. Infolgedessen werden die Muskeln dieser Partie sehr stark gespannt. Da der Betreffende unter fortwährendem Streß steht, kann jeder größere zusätzliche Streß dazu führen, daß der Rücken an dieser Stelle kollabiert. Außerdem führt die Kontraktion der Lenden-Kreuzbein-Muskeln zur Überbeanspruchung der Bänder und Knochen der Wirbelgelenke. Diese Überbeanspruchung kann ein arthritisches Leiden hervorrufen.

Die rechte Figur hat eine ganz andere Haltung. Der obere Teil des Rückens ist gekrümmt, als müßte er ständig eine schwere Bürde tragen. Die Knie sind gebeugt, was aber durch das leicht vorgeschobene Becken wettgemacht wird. Bei dieser Stellung hat sich der Streß nicht auf die Lenden-Kreuzbein-Gegend, sondern auf den ganzen Rücken ausgewirkt, und dieser kollabierte. Es ist die typische Haltung des masochistischen Charakters, der sich dem Druck unterwirft, statt ihm standzuhalten. Der Schutz, den die Position dem unteren Teil des Rückens bietet, geht zu Lasten der gesamten Persönlichkeit. Sie wird versagen, wenn der Betroffene eine Anstrengung unternimmt, standzuhalten und sich zu wehren. In diesem Fall spürt man starke Spannungen im unteren Rücken.

Die Nebennierendrüsen, von denen die Hormone ausgeschüttet werden, die die Energie des Körpers mobilisieren, um mit streßerzeugenden Situationen fertig zu werden, liegen bezeichnenderweise in der Lendengegend über den Nieren, und zwar an der Rückenwand. Sie sind also schon von der Lage her dafür geeignet, das Ausmaß an Streß abzuschätzen, dem der Körper unterliegt. Wie sie das tun, ist eine Frage, die ich nicht beantworten kann. Ich glaube jedenfalls, daß sie sich nicht zufällig hier befinden.

Auch dieses Phänomen zeigt, daß unser Körper nach bioenergetischen Prinzipien eingeteilt ist. Das gleiche bestätigt die Lage einer anderen wichtigen endokrinen Drüse, der Schilddrüse.

Die Schilddrüse reguliert den Stoffwechsel des Organismus, also den Prozeß, bei dem Nahrung verbrannt wird, um Energie zu erzeugen. Man könnte sagen, daß sie die Energieerzeugung steuert. Sie tut es, indem sie Thyroxin – ihr wichtigstes Hormon – bildet, das im Blutkreislauf zirkuliert und die Verbrennung von Stoffwechselprodukten in den Körperzellen anregt. Wenn unsere Schilddrüse zuwenig Thyroxin absondert, fühlen wir uns schlapp, weil wir nicht genug Energie haben; die übermäßige Ausschüttung von Thyroxin führt zu nervöser Hyperaktivität. Das Hormon selbst erzeugt keine Energie. Die eigentliche Energiemenge richtet sich nach Art und Menge der Speisen, die wir zu uns nehmen, nach der Menge der Luft, die wir atmen, und nach dem Energiebedarf des Körpers. Das Thyroxin stimmt die Energieerzeugung jedoch auf den individuellen Bedarf ab.

Die Schilddrüse umgibt den Kehlkopf genau unter dem Schildknorpel auf drei Seiten. Sie liegt also in der Enge des Halses – wie die Nebennierendrüsen in der Enge der Taille liegen. Und wie die Nebennierendrüsen schon von der Lage her dazu prädestiniert sind, auf Streß zu achten, kann die Schilddrüse wegen ihrer günstigen Position auf die Atmung achten. Sie entwickelt sich beim Embryo als Ausstülpung des Kehlkopfs, genau wie die Lunge. Diese Tatsache weist darauf hin, daß ein unmittelbarer Zusammenhang zwischen der Absonderung von Thyroxin und der Menge der eingeatmeten Luft besteht. Die Medizin hat diese Beziehung schon lange gekannt und benutzt sie heute, um den Grundumsatz von Patienten zu bestimmen. Wenn man die Atmung eines ruhenden Menschen eine bestimmte Zeit mißt, erhält man einen Anhaltspunkt für die Thyroxinabsonderung. Man nahm allerdings bisher nicht an, daß auch die Lage der Drüse etwas mit diesem Zusammenhang zu tun hat. Ich meine jedoch, daß sie kein Zufall ist. Der Kehlkopf zieht sich beim Einatmen etwas zusammen und dehnt sich beim Ausatmen ein wenig aus. Wegen ihrer Position und ihres embryonalen Ursprungs nimmt die Schilddrüse meiner Ansicht nach an diesen leichten Erweiterungen und Kontraktionen teil oder reagiert darauf. Nur deshalb kann sie die Stoffwechseltätigkeit des Körpers mit der Sauerstoffaufnahme koordinieren.

Wir wollen jetzt wieder zum Streß, zur Lenden-Kreuzbein-Gegend und zur Nebennierendrüse zurückkehren. Es ist allgemein bekannt, daß der ermordete Präsident John F. Kennedy unter starken Schmerzen im unteren Rücken litt. Man erinnere sich daran, daß er die Schultern ständig ein bißchen hochzog und abwinkelte, was erkennen ließ, daß eine schwere Verantwortung auf ihm lastete. Diese Körperhaltung entwickelte sich jedoch schon lange bevor er die politische Laufbahn einschlug. Man muß ihren Ursprung in seinen Kindheitserfahrungen suchen. Als sich die Haltung im Körper strukturiert hatte, prädisponierte sie ihn dazu, eine derartige Verantwortung ohne Rücksicht darauf zu übernehmen, daß dies auf Kosten seiner Gesundheit und Persönlichkeit gehen würde. Außerdem litt Kennedy an der Addisonschen Krankheit, einer Unterfunktion der Nebennierenrinde, die auf starker Erschöpfung der betreffenden Drüse beruhen kann. Dazu kommt es meiner Ansicht nach manchmal, wenn man fortwährend Streß unterworfen ist. Der Streß führt zunächst zur Hyperaktivität der Drüse und schließlich zu ihrer Erschöpfung.

Da wir in einer ausgesprochenen »Streß-Epoche« leben, müssen wir lernen, wie wir unseren Körper und Geist vor den schädlichen Wirkungen des Streß schützen können. Wenn man die Streßempfindlichkeit eines Menschen verringern will, muß man die körperlichen und seelischen Abwehrmechanismen, mit denen er sich absperrt, durcharbeiten und entschärfen. Das ist keine leichte Aufgabe in einer Zivilisation, die so viel Wert auf Erfolg und Leistung legt, in der nur die Menschen etwas zählen, die es »zu etwas gebracht haben« und sich nie unterkriegen lassen. Unser Ich ist zu schwach, um sich damit abfinden zu können, daß wir gelegentlich versagen, und deshalb zwingen wir unseren Körper, Situationen standzuhalten, die unserer Gesundheit schaden. Der Erfolg ist aber nur äußerlich und vorübergehend, weil unser Körper unter dem dauernden Streß eines Tages zusammenbricht. Die Angst vor dem Versagen ist jedoch so groß, daß sich das Ich bis zum endgültigen Zusammenbruch weigert, vor dem Körper zu kapitulieren. Unbewußt setzt man das Versagen mit dieser Kapitulation gleich. Bei der bioenergetischen Therapie müssen diese Ich-Abwehren in jedem einzelnen Fall gründlich analysiert werden.

Außerdem muß man laufend an den physischen oder strukturellen Besonderheiten des Körpers arbeiten, die zu der inneren Sperre beitragen. Wir benutzen bei der bioenergetischen Behandlung zwei Gruppen von Übungen, um den Patienten zu helfen, die Muskelverspannungen, die das Abbauen von Erregung oder Streß verhindern, »anzugehen« und sie zu reduzieren. Die erste Gruppe umfaßt alle Übungen, die das Ziel verfolgen, den Menschen durch seine Beine zu »erden« und die Angst vor dem Fallen oder Versagen zu überwinden. Ich habe bereits einige von ihnen beschrieben und werde noch auf sie zurückkommen. Die zweite Gruppe soll das Becken freimachen und die sexuellen Gefühle erschließen. Ich werde einige der dazugehörigen Übungen im nächsten Abschnitt schildern, in dem es um die sexuelle Entspannung geht. Inzwischen sollte bereits folgendes klar sein: Ein unbewegliches und starres Becken verhindert, daß der Druck von oben in die Beine fließt, wo er entladen werden kann. Dann wird sich der Streß auf die Lenden-Kreuzbein-Gegend konzentrieren, und welche Folgen das hat, haben wir gesehen.

Eine grundlegende Voraussetzung für jede erfolgreiche Arbeit mit dem unteren Teil des Körpers ist die Flexibilität der Knie. Krampfhaft durchgedrückte Knie verhindern, daß Erregung oder Gefühl durch die Beine in die Füße fließen kann. Eines der ersten Gebote der Bioenergetik lautet daher: »Halten Sie Ihre Knie ständig etwas gebeugt!« Es gibt nur wenige andere Gebote, die so wichtig sind – zum Beispiel die Forderung, die Schultern fallen zu lassen und die Bauchmuskeln nicht einzuziehen oder zu spannen. Schon die Einhaltung dieser einfachen Regeln kann erheblich dazu beitragen, daß die Atmung besser wird und das Gefühl leichter fließen kann. Ich empfehle deshalb allen Menschen, die sich um einen lebendigeren, reaktionsfähigeren Körper bemühen, diese Regeln zu befolgen. Man braucht sie, um sich gegen das Diktat »Schultern zurück, Brust raus, Bauch rein!« zu wehren. Wer diesem Befehl gehorcht, hält sich nämlich nicht etwa gerade (was der eigentliche Zweck des Diktats ist), sondern verkrampft sich unwillkürlich und steht stocksteif da.

Wie wichtig es ist, die Knie gebeugt zu halten, erkennt man, wenn man einen schweren Gegenstand hochhebt. Falls man die Knie dabei nicht beugt, kann es zu Krämpfen im unteren Teil des Rückens kommen. Ich habe einmal gehört, wie ein Football-Trainer seinen Spielern sagte, sie sollten ihre Knie immer etwas gebeugt halten, damit sie nicht so leicht überrumpelt werden könnten und nicht so leicht Verletzungen davontrügen. Nun, wir alle sollten seine Regel beherzigen, wenn wir nicht vom Streß überrumpelt und zu Fall gebracht werden wollen.

Patienten, die bisher irgendwie anders zu stehen pflegten, berichten, das Stehen mit leicht gebeugten Knien sei ihnen zuerst unnatürlich vorgekommen und habe sie sogar unsicher gemacht. Durchgedrückte Knie schaffen jedoch nur die Illusion von Sicherheit, und es ist die Illusion, die verschwindet, sobald man die Knie beugt. Wenn man sich angewöhnen will, mit gebeugten Knien zu stehen, muß man sich zuerst bewußt kontrollieren. Man kann es beim Rasieren, Geschirrspülen oder beim Warten an einer Verkehrsampel üben. Nach einer Weile empfindet man die neue Haltung als wohltuend, und es kommt einem auf einmal unnatürlich und linkisch vor, mit durchgedrückten Knien dazustehen. Außerdem wird man sich seiner Beine und seines »Stands« wesentlich besser bewußt.

Die nächste Phase besteht darin, die Beine zum Vibrieren zu bringen. Damit soll ihre Steifheit und Starre gemindert werde. Das Vibrieren ist eine natürliche Art, Muskelverspannungen zu lockern. Wenn sich ein Mensch nicht mehr sperrt, wird sein Körper wie eine Sprungfeder vibrieren, die von dem auf ihr lastenden Druck befreit worden ist. Unsere Beine gleichen in gewisser Hinsicht tatsächlich Sprungfedern, und wenn wir sie zu lange unter Druck oder Spannung setzen, verkrampfen sie sich, werden steif und verlieren ihre Spannkraft.

Es gibt mehrere Mittel, um die Beine zum Vibrieren zu bringen. In der Bioenergetik arbeitet man meist mit folgender Stellung: Man bückt sich und berührt mit den Händen den Boden, wobei die Knie leicht gebeugt sind. Ich habe diese Übung bereits in Zusammenhang mit dem Erden beschrieben. Sie wird gemacht, nachdem der Patient auf dem Atemschemel gelegen und mit der Bogenposition gearbeitet hat.

Wenn ich Patienten behandle, die Beschwerden im unteren Teil des Rückens haben, lasse ich abwechselnd die Bogenposition und die vorgebeugte Stellung einnehmen. Sie können die beiden Übungen so oft machen, wie es ohne Überanstrengung möglich ist. Wenn man sich abwechselnd vor- und zurückbeugt, lockert man die Muskulatur im unteren Rücken. Patienten, die einen akuten Anfall hinter sich haben, dürfen allerdings nur vorsichtig üben. Wenn der Rücken relativ schmerzfrei ist, empfehle ich ihnen, sich mit einer zusammengerollten Wolldecke im Kreuz auf den Fußboden zu legen. Das kann allerdings weh tun. Ich fordere sie auf, dem Schmerz nachzugeben und sich nicht dagegen zu sperren, also zu verkrampfen. Wenn sie dazu imstande sind, werden die Muskeln in ihrem Rücken locker. Aber auch hier gilt die Grundregel aller bioenergetischen Übungen: Nichts erzwingen! Durch Zwang oder Druck erhöht man nur die Spannung, die man eigentlich vermindern will. Wenn ein Patient diese Übung beherrscht, fordert man ihn auf, sich rücklings auf einen Atemschemel zu legen, damit Druck auf den unteren Rücken ausgeübt wird. Der Schemel steht neben einem Bett, auf dem der Kopf ruht. Man sagt dem Patienten abermals, er solle dem Schmerz nachgeben und sich völlig entspannen. Er wird feststellen, daß der Schmerz verschwindet, sobald er sich richtig gelockert hat.

Die größte Hürde, die man nehmen muß, um Beschwerden im unteren Teil des Rückens zu meistern, ist die Angst. Wenn man jemand hundertprozentig von seinen Schmerzen befreien will, muß man ihm helfen, diese Angst zu überwinden. Angst schafft Spannung, und Spannung erzeugt Schmerzen. Man gerät in einen Teufelskreis, aus dem es kein Entrinnen gibt – außer durch eine Operation. Ich rate nie zur Operation, da dabei nichts gegen die Muskelspannung unternommen wird, die die Wurzel des Problems ist. Ein Eingriff mit anschließendem Streckverband kann die Schmerzen zwar beseitigen, weil die Beweglichkeit des Rückens vorübergehend eingeschränkt wird, aber ich habe Leute gekannt, die mehrere solche Operationen durchführen ließen, ohne daß ihr Zustand sich merklich besserte. Das geschah erst bei der bioenergetischen Behandlung.

Man kann die Schmerzen abstellen, wenn man die Beweglichkeit oder Motilität des unteren Rückens wiederherstellt. Um das zu schaffen, muß man jedoch zunächst die Angst abbauen. Viele Patienten fürchten sich indessen nicht nur vor den Schmerzen; sie fürchten sich auch vor der Bedeutung der Schmerzen – denn Schmerzen sind ein Gefahrensignal. Sie fürchten sich davor, daß ihr Rücken tatsächlich *bricht*. Diese Angst kommt durch, wenn sie mit dem unteren Teil des Rückens auf dem Atemschemel liegen. Sobald die Schmerzen einsetzen, frage ich sie, wovor sie Angst haben, und dann antworten sie unweigerlich: »Ich habe Angst, daß mein Rücken zerbricht.«

Ich habe in meiner langjährigen Praxis noch nie erlebt, daß sich ein Patient bei bioenergetischen Übungen den Rücken verletzte, wenn er die Übungen richtig macht. Man macht sie richtig, wenn man das Problem nicht gewaltsam beseitigen will, sondern versucht, auf körperlicher Ebene allmählich mit ihm »in Kontakt zu kommen«. Sobald der Gefahrenpunkt erreicht ist, muß man die Übung abbrechen. Er ist erreicht, wenn der Betreffende zuviel Angst hat. Dann ist zunächst eine Analyse der Angst erforderlich. Man stellt dem Patienten einige Fragen, zum Beispiel: »Wie kommen Sie eigentlich auf die Idee, daß Ihr Rücken brechen könnte?« oder »Kann denn ein Rücken überhaupt durchbrechen?« Früher oder später entdeckt der Patient eine Verbindung zwischen seiner Angst und einem Kindheitserlebnis. Er erinnert sich vielleicht daran, daß sein Vater oder seine Mutter ihm einmal drohte: »Ich werde dir schon das Rückgrat brechen!« Diese Äußerung war natürlich bildlich gemeint: Der Vater bzw. die Mutter wollte nur die Widerstandskraft des Kindes brechen. Das Kind kann auf die Drohung reagieren, indem es den Rücken steifhält, als wollte es sagen: »Das schaffst du doch nicht!« Wenn der Rücken aber chronisch versteift ist, hat sich die Angst vor dem Zerbrochenwerden schon als Bestandteil der Abwehrbastion im Körper strukturiert.

Oft kommt es natürlich auch ohne ausdrückliche verbale Drohungen zu einem steifen Rücken. Wenn der kindliche Wille mit dem elterlichen Willen kollidiert, kann das Kind unbewußt seinen Rücken steifmachen, um seine Integrität zu wahren. Wer den Rücken versteift, leistet auf jeden Fall unbewußt Widerstand oder sperrt sich, klein beizugeben bzw. nachzugeben. Die Sperre ist insofern positiv, als sie zum Schutz der persönlichen Integrität beiträgt, hat aber auch negative Auswirkungen, weil sie es einem unmöglich macht, sich seinen Bedürfnissen, Wünschen und erotischen Empfindungen hinzugeben. Die Steifheit verhindert, daß man sich dem Drang zu weinen und dem sexuellen Verlangen überläßt. Wenn ein Mensch heftig zu weinen beginnt, sagt man, er sei in Tränen *ausgebrochen.* Die Angst vor dem Zerbrechen ist im wesentlichen eine Angst vor dem Zusammenbruch, vor dem Nachgeben und vor der Kapitulation. Wir sehen wieder einmal: Es ist wichtig, daß der Patient gedankliche Querverbindungen zieht, die ihm begreiflich machen, woher seine Angst kommt.

Ein Mensch kann nur dann zerbrechen, wenn er in einer Falle sitzt und keinen Ausweg mehr sieht, wie es in der Kind-Eltern-Beziehung oft der Fall ist. In diese Lage kommen erwachsene Patienten seltener. Sie geraten eher in eine andere Falle: Sie besteht in der Steifheit und den Muskelverspannungen, die sie selbst entwickelt haben. Bioenergetische Übungen sollten schon deshalb nie erzwungen werden, weil jeder Zwang das Gefühl, in einer Falle zu sitzen, noch verstärkt. Man soll sie nur machen, um zu spüren, was im Körper vorgeht und warum es dort vorgeht. Wir können es uns nicht leisten, mit dem Gefühl zu leben, am Leben zu zerbrechen, wenn wir nicht ständig auf der Hut sind, weil wir dann gewiß am Leben zerbrechen werden.

Ich erwähnte bereits, daß es mehrere Methoden gibt, mit denen man die Beine zum Vibrieren bringen kann. Die einfachste besteht vielleicht darin, sich mit dem Rücken auf ein Bett zu legen und die Beine nach oben zu strecken. Wenn man die Füße so einknickt, daß die Hacken aufwärts zeigen, werden die Muskeln an der Rückseite der Beine meist so stark angespannt, daß die Beine zu vibrieren beginnen.

Das Vibrieren des Körpers lockert nicht nur Spannungen, sondern erfüllt noch eine andere wichtige Aufgabe. Es erlaubt uns, die unwillkürlichen Bewegungen unseres Körpers bewußt zu erleben und zu genießen. Sie sind ein Ausdruck des Lebens, seiner vibrierenden Kraft. Wenn ein Mensch Angst vor ihnen hat und meint, er müsse sich hundertprozentig in der Gewalt haben, wird er seine Spontaneität einbüßen und als festgefahrenes, automatenhaftes Wesen enden.

Lassen Sie mich das noch deutlicher sagen: *Die unwillkürlichen Regungen des Körpers sind die Substanz seines Lebens.* Der Herzschlag, der Atemzyklus, die peristaltischen Bewegungen des Darmtrakts – all das sind unwillkürliche Regungen oder Bewegungen. Sie sind aber auch höchst bedeutsam, was die Gesamtfunktion des Körpers betrifft. Wir schütteln uns vor Lachen, weinen aus Kummer oder Schmerz, zittern vor Zorn, hüpfen vor Vergnügen, springen vor Begeisterung und lächeln vor Freude. Da diese Regungen bzw. Tätigkeiten spontan, unbeabsichtigt oder unwillkürlich sind, *bewegen* sie uns durch und durch. Und die beglückendste, befriedigendste und wichtigste unwillkürliche Reaktion ist der Orgasmus, bei dem sich das Becken spontan bewegt und der Körper von den Zuckungen der sexuellen Entspannung geschüttelt wird.

Die sexuelle Entspannung

Bei einer befriedigenden sexuellen Entspannung wird die überschüssige Erregung des Körpers entladen, wodurch es zu einer erheblichen Verminderung seiner Gesamtspannung kommt. Das Erlebnis einer befriedigenden sexuellen Entspannung macht uns ausgeglichen, gelockert, oft schläfrig. Es ist äußerst angenehm und beglückend.

Schon daraus geht hervor, daß es auch sexuelle Erlebnisse oder Begegnungen gibt, die nicht befriedigend sind. Man kann einen unbefriedigenden sexuellen Kontakt haben, bei dem sich zwar Erregung anstaut, diese aber nicht den Höhepunkt erreicht und daher nicht entladen wird. In diesem Fall bleibt man oft in einem Zustand der Enttäuschung, Unruhe und Reizbarkeit »auf der Strecke«. Das soll jedoch nicht heißen, daß man jedesmal Gefühle der Frustration und Enttäuschung spürt, wenn man den Höhepunkt nicht erreicht. Wenn der Pegel der sexuellen Erregung niedrig ist, stört es den Körper nicht weiter, daß der Höhepunkt ausbleibt. Falls man das Versagen als Zeichen für Impotenz betrachtet, leidet man allerdings psychisch. Diesem Kummer kann man aus dem Weg gehen, indem man sich vor Augen führt, daß der Höhepunkt nur deshalb ausblieb, weil der sexuelle Erregungspegel zu niedrig war. Falls der sexuelle Kontakt zwischen zwei Menschen stattfindet, die sich wirklich gern haben, kann er aber auch unter solchen Umständen beglückend sein.

Es gibt ferner partielle Entspannungen, bei denen nur ein Teil der Erregung entladen wird. Wenn es kein Widerspruch in sich wäre, könnte man in solchen Fällen von »partieller Befriedigung« sprechen. Der Ausdruck »Befriedigung« beinhaltet aber Vollkommenheit oder Vollständigkeit. Nichtsdestoweniger gibt es Menschen, die auch eine partielle Befriedigung als vollkommen empfinden. Da das subjektive Fühlen durch psychologische Faktoren beeinflußt wird, können zum Beispiel Menschen, die bei jedem Geschlechtsverkehr nur 80 Prozent ihrer Erregung entladen, von einer achtzigprozentigen Entspannung voll befriedigt werden. Für sie stellt dieser Entspannungsgrad gewissermaßen »das höchste der Gefühle« dar. Eine Frau, die beim Geschlechtsverkehr noch nie zum Höhepunkt gekommen ist und dann plötzlich eine Klimax erlebt, wird sie selbst dann als lohnend und befriedigend empfinden, wenn nur relativ wenig Erregung entladen worden ist. Wir können unsere Gefühle nämlich nur im Vergleich zu früheren Erfahrungen sehen.

Ich habe das Wort »Orgasmus« bisher ganz bewußt vermieden, weil es oft falsch oder mißverständlich gebraucht wird. Andererseits möchte ich hier keinen neuen Orgasmus-Mythos schaffen. Ich glaube jedoch, daß diese Körperfunktion von entscheidender Bedeutung ist. Sie dient nicht allein dazu, Spannung zu lösen, und sollte auch nicht bewußt zu diesem Zweck benutzt werden. Man weint ja auch nicht, um Spannung zu lockern; man weint vielmehr, weil man traurig ist, und doch ist Weinen ein wichtiger Weg zum Lösen von Spannungen. Auch wenn ein umfassender Orgasmus der befriedigendste und wirksamste Entladungsmechanismus ist, folgt daraus nicht, daß Sex ohne einen solchen Orgasmus bzw. die sexuelle Vereinigung ohne Höhepunkt eine bedeutungslose Betätigung darstellt, die keine Lust verschafft. Unser Streben nach Lust führt uns zum Sex, und die Lust ist und bleibt der Hauptmaßstab für unser sexuelles Verhalten. Ich betone nur, daß der umfassende Orgasmus mehr Lust verschafft.

Das Problem, vor dem die meisten Menschen stehen, ist nun folgendes: Die Verspannungen in ihrem Körper sind so tief strukturiert, daß es selten zur orgastischen Entspannung oder Entladung kommt. Die lustverschaffenden konvulsivischen Bewegungen sind zu beängstigend, die Hingabe oder Kapitulation vor ihnen wäre zu bedrohlich. Die meisten Menschen haben insgeheim Angst vor starken sexuellen Gefühlen und sind nicht imstande, sich ihnen uneingeschränkt hinzugeben – und wenn sie auch das Gegenteil behaupten. Viele Patienten erklären zum Beispiel zu Beginn der Therapie, ihr Sexualleben sei glücklich, sie seien befriedigt, sie hätten keine sexuellen Probleme. Manchmal wissen sie es nicht besser, weil sie meinen, die begrenzte Lust, die sie empfänden, sei alles, was die Sexualität dem Menschen verschaffen könnte. In anderen Fällen ist die Selbsttäuschung »operational«, wie der Psychologe sagt, das heißt, sie hat eine ganz bestimmte Funktion. Besonders das männliche Ich neigt nämlich dazu, Leugnungsmechanismen gegen jedes Gefühl der sexuellen Unzulänglichkeit zu bilden. Wenn die Therapie Fortschritte macht, werden sich allerdings beide Gruppen darüber klar, wie unzulänglich ihr Sex bisher war. Diese Einsicht gewinnen sie, sobald sie eine beglückendere und befriedigendere sexuelle Entspannung erleben.

In allen Fällen zeigt der Körper die wahre sexuelle Funktionsstufe eines Menschen. Ein Mensch, dessen Körper relativ frei von größeren Spannungen ist, wird den Orgasmusreflex entwickeln, während er auf dem Bett liegt und durchatmet. Ich habe diese Körperreaktion im ersten Kapitel geschildert, als ich über meine Therapie bei Wilhelm Reich sprach. Das Wichtigste sollte ich hier vielleicht noch einmal zusammenfassen:

Der Patient liegt mit leicht angezogenen Knien auf dem Bett, so daß seine Füße Kontakt mit der Liegefläche haben. Er legt den Kopf zurück, damit dieser nicht im Weg ist, wenn man so will. Die Arme sind an den Seiten ausgestreckt. Wenn er leicht und tief atmet und wenn die Atmungswellen auf ihrem Weg durch den Körper nicht von chronischen Muskelspannungen behindert werden, bewegt sich das Becken bei jedem Atemzug spontan. Beim Ausatmen hebt es sich etwas, und beim Einatmen sinkt es wieder zurück. Der Kopf bewegt sich umgekehrt – beim Einatmen nach oben und beim Ausatmen wieder nach unten; die Kehle bewegt sich allerdings beim Ausatmen aufwärts. Das veranschaulichen die folgenden Zeichnungen.

Reich stellte den Reflex als eine Bewegung dar, bei der die beiden Enden des Körpers zusammenkommen. Nur der Kopf nimmt nicht an dieser Aufwärtsbewegung teil, sondern sinkt zurück (siehe Zeichnung S. 219 unten). Wenn man diese graphische Darstellung anschaut und sich vorstellt, daß die Arme ebenfalls nach oben greifen, könnte man die Bewegung als einkreisende oder umschließende Tätigkeit bezeichnen. Sie ähnelt der Tätigkeit einer Amöbe, die um

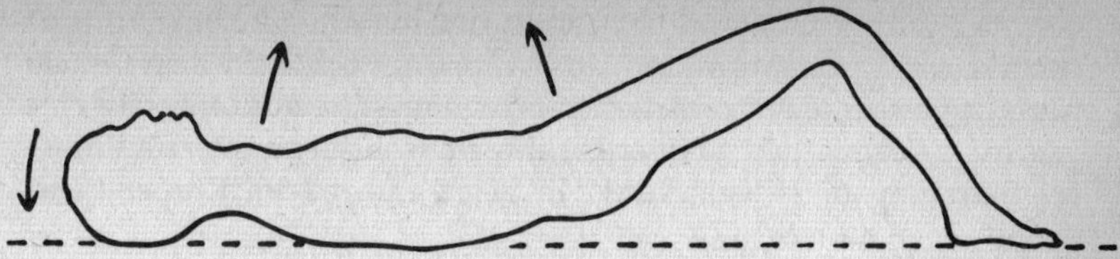

Ausatmen – Aufwärtsbewegung des Beckens

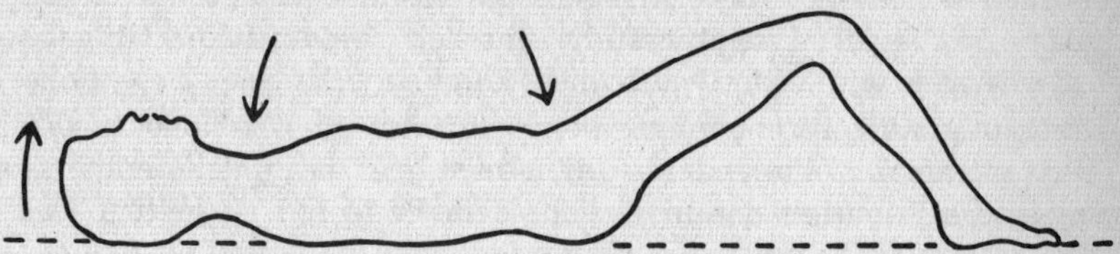

Einatmen – Abwärtsbewegung des Beckens

ein Nahrungspartikel herumfließt, um es sich im wahrsten Sinn des Wortes einzuverleiben. Die Bewegung ist viel fundamentaler als das Saugen, bei dem der Kopf die Hauptrolle spielt. Saugen ist mit der Atmung, insbesondere dem Einatmen verwandt. Wenn man einatmet, kommt der Kopf unwillkürlich nach vorn, und Kehle und Becken bewegen sich nach hinten.

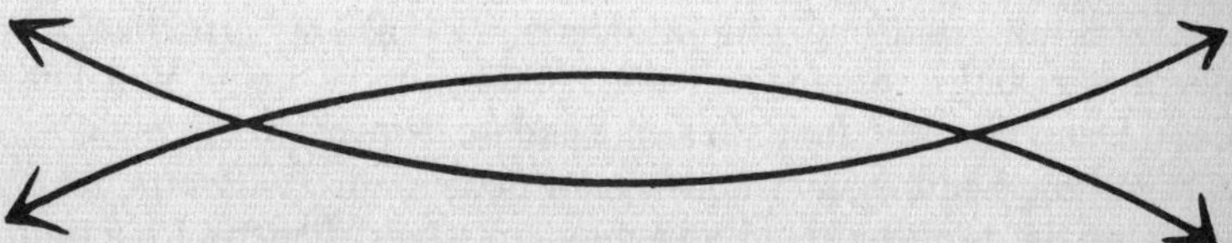

Orgasmusreflex = Entspannung der Bogenposition

Man nennt diese Bewegung Orgasmusreflex, weil sie bei jedem vollkommenen Orgasmus stattfindet. Bei einem partiellen Orgasmus kommt es ebenfalls zu gewissen unwillkürlichen Beckenbewegungen, aber der Körper gibt sich ihnen nicht uneingeschränkt hin. Ich muß nochmals auf eines hinweisen: Der Orgasmusreflex ist kein Orgasmus. Er tritt auf einer niedrigeren Erregungsstufe auf und stellt eine sanfte Bewegung dar. Man erlebt ihn als wohltuendes Gefühl innerer Befreiung und Beglückung. Er zeigt an, daß im Körper keine Spannungen herrschen.

Die Entwicklung des Orgasmusreflexes in der therapeutischen Situation ist allerdings noch keine Garantie dafür, daß der Patient beim Geschlechtsverkehr umfassende Orgasmen haben wird. Die beiden Situationen unterscheiden sich grundlegend voneinander. Beim Sex ist die Erregungsstufe sehr hoch, wodurch die Hingabe schwieriger wird. Man muß die Fähigkeit erlangen, diese hohe Erregungsstufe zu tolerieren, ohne ängstlich zu werden oder sich zu verkrampfen. Ein anderer Unterschied liegt darin, daß die therapeutische Situation darauf abzielt, dem Patienten zu helfen. Der Therapeut ist für den Patienten da und lenkt die Situation. In einer sexuellen Situation, bei der der Partner ein persönliches Interesse an der Beziehung hat und Ansprüche stellt, ist es anders. Wenn ein Mensch allerdings nicht imstande ist, dem Reflex in der günstigen Atmosphäre der therapeutischen Situation nachzugeben, wird er es in der stärker aufgeladenen Atmosphäre einer sexuellen Begegnung aller Voraussicht nach erst recht nicht können.

Aus diesem Grund legt man bei der bioenergetischen Behandlung nicht soviel Wert auf den Orgasmusreflex wie bei der Reichschen Therapie. Das soll allerdings nicht heißen, daß er unwichtig ist oder daß wir uns nicht um seine Entwicklung bemühen. Es heißt nur, daß wir uns ebensosehr um die Fähigkeit des Patienten kümmern, mit Streß fertig zu werden, damit der Reflex auch in einer sexuellen Situation auftreten und »funktionieren« kann. Das erreichen wir, indem wir dafür sorgen, daß die Ladung in die Beine und Füße fließt. Dann gewinnt der Reflex eine andere Dimension.

Wenn die Ladung vom Boden zum Becken, also aufwärts, fließt, bekommt die zärtliche Handlung ein aggressives Element. Ich möchte betonen, daß »aggressiv« hier nicht sadistisch, roh oder besitzergreifend heißt. In der Persönlichkeitstheorie beinhaltet der Ausdruck *Aggression* nicht zuletzt die Fähigkeit, danach zu streben, was man sich wünscht. Er ist das Gegenteil von Passivität. Wer passiv ist, wartet auf jemanden, der das *Verlangen* erfüllt.

Verlangen hängt mit Eros, Liebe und Zärtlichkeit zusammen. Es wird von einem Erregungsfluß an der Vorderseite des Körpers charakterisiert, den man als zärtlich und erotisch empfindet. Aggression entsteht durch den Fluß von Erregung in das Muskelsystem, besonders in die großen Muskeln des Rückens, der Beine und der Arme. Diese Muskeln arbeiten, wenn man steht und sich bewegt. Das Wort »Aggression« leitet sich von dem lateinischen Verb *aggredere* ab, was soviel wie »vorrücken« oder »angreifen« bedeutet. Auch diese Tätigkeiten sind ohne die genannten Muskeln nicht möglich.

Die Aggression stellt nicht nur für den Mann, sondern auch für die Frau einen notwendigen Bestandteil des sexuellen Akts dar. Wenn die Aggression fehlt, wird der Sex auf unbestimmte Sinnlichkeit, auf erotische Stimulation ohne Höhepunkt und Orgasmus reduziert. Es gibt keine Aggression, wenn kein Objekt vorhanden ist, dem man sich nähert – beim Sex ein Objekt der Liebe, beim Masturbieren ein Phantasieobjekt.

Was die Aggression ausmacht, ist in Wirklichkeit die Bewegung. Die Aggression ist auch die Kraft, die uns ermöglicht, dem Streß zu begegnen und standzuhalten, ihn zu bewältigen. Wenn man die verschiedenen Charakterstrukturen nach dem jeweils vorhandenen oder verfügbaren Maß an Aggression einteilte, würde man dieselbe Reihenfolge oder Hierarchie der Charaktertypen bekommen wie in unserem diesbezüglichen Abschnitt. Man würde sich vor Augen führen müssen, daß die Aggression des psychopathischen Charakters eine Pseudo-Aggression ist. Er greift nicht nach dem, was er sich wünscht, sondern nach Dominanz. Sobald er den oder die anderen beherrscht, wird er passiv. Der Masochist dagegen ist nicht so passiv, wie er scheinen mag. Seine Aggressivität ist verborgen. Sie kommt hervor, wenn er jammert und klagt. Der orale Charakter ist großenteils wegen seiner unterentwickelten Muskulatur passiv. Der rigide Charakter ist überaggressiv, um seine inneren Frustrationsgefühle zu kompensieren.

Nun, da wir ein rationales Fundament für Aggression beim Sex hergestellt haben, werden wir verstehen, daß die Therapie dem Patienten helfen muß, seine sexuelle Aggressivität zu entwickeln. Diese Aggressivität äußert sich nicht zuletzt im Schub des Beckens, und zwar bei Männern und Frauen. Man beachte, daß ich von »Schub« spreche und nicht mehr, wie beim Reflex, von »Greifen«.

Man kann das Becken auf drei verschiedene Arten vorwärts bewegen. Erstens kann man es nach vorn drängen, indem man die Unterleibsmuskeln zusammenzieht. Dabei spannt man jedoch unwillkürlich die Vorderpartie des Körpers und schneidet so den Fluß der zärtlichen und erotischen Gefühle in den Bauch ab. In der Körpersprache stellt diese Aktion ein Greifen ohne Gefühl dar. Zweitens kann man das Becken nach vorn drücken, indem man die Muskeln der Hinterbacken bzw. des Gesäßes zusammenzieht. Dabei gerät jedoch der Beckenboden unter Spannung, so daß nicht mehr so viel Energie in das Geschlechtsorgan entladen werden kann. Die meisten Menschen bewegen ihr Becken auf diese beiden Arten.

Man kann das Becken aber auch bewegen, indem man mit beiden Füßen auf den Boden drückt. Wenn man die Knie dabei leicht gebeugt hält, wird sich das Becken nach vorn bewegen. Sobald man den Druck auf den Boden mindert, »fällt« das Becken wieder zurück. Dieser Vorgang kann jedoch nur stattfinden, wenn man imstande ist, seine Energie in die Füße zu leiten. Dabei konzentriert sich der gesamte Streß, also die gesamte Belastung, auf die Beine. Das Becken ist frei von Spannungen und schwingt gewissermaßen, statt gedrängt oder gedrückt zu werden.

Die Dynamik dieser Bewegung veranschaulicht die drei grundlegenden Aktivitäten des menschlichen Körpers in ihrer Beziehung zum Boden: das Gehen, das Sicherheben oder -aufrichten und den Beckenschub. Das physikalische Prinzip, das ihnen zugrunde liegt, habe ich bereits genannt: Aktion und Reaktion. Wenn man auf den Boden drückt, drückt der Boden zurück, und man bewegt sich. Dasselbe Prinzip ist beim Raketenflug wirksam. Die energetische Entladung am unteren Ende schiebt die Rakete voran. Und so wirkt das Prinzip bei den drei genannten Aktivitäten.

Gehen: Stellen Sie sich mit leicht gebeugten Knien und aufrechtem Rumpf hin, wobei die Füße etwa 15 Zentimeter voneinander entfernt sein sollen. Verlagern Sie Ihr Gewicht auf die Fußballen. Drücken Sie auf den rechten Fuß, heben Sie den linken Fuß hoch und lassen Sie ihn nach vorn schwingen. Wenn Sie den linken Fuß wieder aufsetzen, wird der rechte Fuß von dem Gewicht des Körpers befreit. Setzen Sie die Tätigkeit so fort, daß die beiden Füße abwechselnd gehen.

Sich erheben oder aufrichten: Nehmen Sie die gleiche Position ein, beugen Sie die Knie dabei jedoch stärker. Verlagern Sie Ihr Gewicht auf die Fußballen und üben Sie Druck nach unten aus. Diesmal dürfen Sie den linken Fuß aber nicht hochheben und die Hacken nicht vom Boden lösen. Wenn die Hacken am Boden bleiben, sind Sie nicht imstande, sich nach vorn zu bewegen, das heißt zu gehen. Da sich die Kraft, die aus Ihrem Bodendruck resultiert, irgendwie auswirken muß, werden Sie merken, daß Ihre Knie unwillkürlich gestreckt bzw. durchgedrückt werden: Sie richten sich zur hundertprozentigen Stehposition auf.

Beckenschub: Nehmen Sie die gleiche Haltung wie bei der vorigen Übung ein. Machen Sie auch die gleichen Bewegungen, aber verhindern Sie, daß sich Ihre Knie durchdrücken. Da Sie die Knie gebeugt halten, werden Sie sich nicht aufrichten, und da Ihre Hacken am Boden bleiben, werden Sie nicht vorwärts gehen. Die reagierende Kraft kann sich nur auswirken, indem sie das Becken nach vorn schiebt. Wenn Sie das Becken bewußt starr halten, kommen Sie in eine »isometrische« Situation, in der die Kraft zwar auf die Muskulatur wirkt, aber keine Bewegung auslösen darf. Die Bewegung wird nicht stattfinden, wenn in den Beinen eine Spannung herrscht, die den nach oben gerichteten Fluß der reagierenden Kraft verhindert. Sie wird auch nicht auftreten, wenn sie von Spannungen im Becken blockiert wird.

Spannungen in der Beckengegend können durch verschiedene Übungen sowie durch Massieren und Kneten der angespannten Muskeln gelockert werden. Einen angespannten Muskel kann man als Knoten oder als verkrampftes Fleischbündel ertasten. Um das Bekken zu befreien, wurde außerdem eine Variante der letzten Übung entwickelt, bei der man gleichzeitig das Fallen übt. Für den, der sie ausprobieren möchte, werde ich sie kurz beschreiben.

Man stellt sich mit dem Rücken zu einem Stuhl oder Hocker, berührt diesen aber nur, um das Gleichgewicht zu halten. Die Füße stehen 15 Zentimeter auseinander, und die Knie werden beinahe ganz gebeugt. Man neigt den Körper nach vorn, bis sich die Hacken ein bißchen vom Boden gelöst haben. Das Körpergewicht muß nun auf den Ballen – nicht aber auf den Zehenspitzen – ruhen. Der Rumpf ist nach hinten gebogen, und das Becken ist leicht vorgeschoben, so daß ein ungebrochener Bogen entsteht. Dabei darf man sich aber nicht übermäßig anstrengen, also keine zu große Belastung entstehen lassen. Bei dieser Übung ist es wichtig, daß man möglichst viel Druck auf die Hacken ausübt, ohne zuzulassen, daß sie den Boden berühren. Das erreicht man, indem man sich nach vorn neigt und die Knie gebeugt läßt. Der auf den Hacken lastende Druck verhindert, daß man vorwärts geht, und wegen der gebeugten Knie kann man sich nicht aufrichten.

Diese Haltung muß so lange eingenommen werden, wie es ohne übermäßige geistige oder körperliche Anstrengung möglich ist. Man bezieht den Unterleib in die Atembewegungen ein, muß aber mühelos und leicht atmen. Der Bauch steht vor, und das Becken bleibt locker. Wenn man die Position nicht mehr halten kann, fällt man mit den Knien zuerst auf die Wolldecke.

Man braucht bei der Übung keinen bewußten Druck auszuüben, da bereits die Schwerkraft als Druck nach unten wirkt. Dieser Druck ist ziemlich stark, und wenn die Schenkelmuskeln gespannt sind, werden sie weh tun. Sobald der Schmerz bzw. die Anspannung unerträglich wird, fällt man hin. Im allgemeinen werden die Beine vibrieren, bevor man hinfällt. Wenn man tief atmet und gelockert bleibt, wird die Vibration auch das Becken erfassen, das sich daraufhin unwillkürlich vor und zurück bewegt. Ich lasse meine Patienten die Übung zwei- oder dreimal machen, da die wohltuenden Vibrationsbewegungen jedesmal stärker werden. Man hat mir übrigens gesagt, daß die Übung besonders Skiläufern außerordentlich gute Dienste leistet.

Die Übungen sind wichtig, weil sie dem Menschen ein neuartiges Gefühl für seinen Körper geben. Sie helfen ihm auch, sich eventuell bestehender Sperren und Verspannungen bewußt zu werden, und ermöglichen ihm damit, seine Ängste zu verstehen.

Ich habe im dritten Kapitel darauf hingewiesen, daß die beiden äußeren Schichten der Persönlichkeit, die Ich-Abwehrmechanismen und der Muskelpanzer, als Überwachungs- und Lenkungsinstanzen der emotionalen Persönlichkeitsschicht funktionieren. Jeder neurotische und psychotische Mensch fürchtet sich vor der Intensität seiner Gefühle, besonders seiner negativen Gefühle. Ich habe erklärt, daß diese Gefühle ventiliert oder ausgedrückt werden müssen, ehe das Kerngefühl der Liebe frei und ungehindert in die Welt fließen kann. Das sollte am besten in der therapeutischen Situation geschehen, weil die betreffenden Gefühle sonst leicht an unschuldigen Personen abreagiert werden könnten. Man bemüht sich bei jeder bioenergetischen Behandlung darum, den Patienten zum Ausdrücken oder Äußern dieser Gefühle zu ermutigen, wenn sie gerade in den therapeutischen Zusammenhang passen. Das würde man zum Beispiel sofort bei einer jungen Frau machen, die unter sadistischen Demütigungen von seiten ihres Vaters zu leiden hatte. Bevor wir erwarten können, daß sie ihren sexuellen Gefühlen auf positive Art nachgibt, müssen wir ihr erlauben, den negativen Aspekten dieser Gefühle nachzugeben. Man sollte sich darüber klar sein, daß diese Patientin und alle anderen Frauen, die ein ähnliches Trauma erlebten, ambivalente Gefühle zu Männern entwickelt haben. Als Mädchen oder Frauen lieben sie Männer, wozu auch ihre Väter gehören, aber als Kinder, die von einem Mann verletzt und erniedrigt worden sind, hassen sie alle Männer. In einem bestimmten Teil ihrer Persönlichkeit möchten sie den Männern das zufügen, was diese ihnen zugefügt haben – sie verletzen und erniedrigen. Sie haben es allerdings in ihrer Kindheit nicht gewagt, solche Gefühle auszudrücken, und wagen es auch als Erwachsene noch nicht. Außerdem wissen sie, daß solche Gefühle jeder zwischenmenschlichen Beziehung genauso schaden, wie sie ihnen geschadet haben. Das bringt sie in eine Zwickmühle, aus der die Therapie sie befreien muß. Die Befreiung ist nur möglich, wenn man ihnen ein Ventil für ihre negativen Gefühle verschafft.

Dazu eignen sich mehrere Übungen. Bei einer gibt man der Patientin ein Frotteetuch, das sich zu einer Wurst drehen läßt. Das Tuch kann einen Menschen darstellen. In unserem Fall könnte es der Vater, der gegenwärtige Freund oder ich, also ein anderer Vertreter des verhaßten männlichen Geschlechts, sein. Während die Patientin das Tuch zusammendreht, soll sie alles sagen, was sie gern ihrem Vater oder irgendeinem anderen Mann sagen würde oder gesagt hätte. »Du Bastard! Ich hasse dich. Du hast mich erniedrigt, und ich verachte dich. Ich könnte dir den Hals umdrehen. Dann könntest du mich nicht mehr mit deinen lüsternen Augen begaffen.« Es liegt auf der Hand, daß das Frotteetuch auch den Penis verkörpern kann. Indem die Patientin es zusammendreht, kann sie auch eine ganze Menge Feindseligkeit gegen dieses Organ entladen.

Die Übung darf nicht zur Routine werden. Sie hat nur dann einen Wert, wenn sie gemacht wird, nachdem die Patientin ein traumatisches Erlebnis preisgegeben hat. Derartige Erlebnisse müssen nicht unbedingt sexueller Art sein. Man kann mit dieser Übung jedes feindselige oder zornige Gefühl entladen, das auf eine Verletzung oder Beleidigung zurückgeht.

Eine andere Übung wäre in unserem Fall ebenfalls angebracht: Die Patientin (natürlich kann es auch ein männlicher Patient mit dem entsprechenden Haß auf Frauen sein) legt sich bäuchlings auf ein Bett und stützt sich dann auf ihren Ellbogen und Knien hoch. Dabei graben sich ihre Zehen in die Matratze. Das ist die häufigste Position des Mannes beim Geschlechtsverkehr. Dann stößt sie das Becken mit einer harten, treibenden Bewegung immer wieder zum Bett hin. Sie kann die Bewegungen mit Worten begleiten. Dabei sollte es sich unbedingt um abfällige, sadistische, verletzende und vulgäre Vokabeln handeln.

Wenn sich ein Patient oder eine Patientin bei dieser Übung richtig gehenläßt, wird er bzw. sie ein umfassendes Gefühl der Erleichterung erleben. Er kann sich damit auf eine Weise abreagieren, die weder ihm noch anderen schadet. Man hat ja nur eine imaginäre Person erniedrigt; jedenfalls fühlt sich der Betreffende anschließend so sauber, als hätte er seine Hände gewaschen. Genauer gesagt: Bei dem sauberen Gefühl, das auf die Übung folgt, handelt es sich um Zorn – um »sauberen«, also ungetrübten Zorn auf die Person, die für die Verletzung oder Beleidigung verantwortlich ist. Der Patient kann seinen Zorn nun ausdrücken, indem er mit einem Tennisschläger auf das Bett schlägt. Die Schläge sollen weder erniedrigen noch bestrafen. Sie bestätigen vielmehr das Recht des Patienten, als Individuum geachtet zu werden, und bekräftigen das Gefühl der Selbstachtung. *Wenn man über eine persönliche Verletzung oder Beleidigung nicht in Zorn gerät oder geraten darf, kann man auch keine Achtung vor sich selbst haben.*

Bei jeder Entladung eines feindseligen oder negativen Gefühls verringert sich die Fallangst. Doch kann sie mit diesen Mitteln allein sicherlich nicht beseitigt werden. Sie führt jetzt gewissermaßen ein Eigenleben, stellt also eine Furcht dar, der man entgegentreten oder in die Augen sehen muß. Das Abreagieren lernt man nicht mit Worten, sondern mit Taten. Und bei diesem Prozeß lernt man auch seine Selbstachtung und Sexualität vor allen anderen Menschen, einschließlich des Therapeuten, zu behaupten.

Ich sollte vielleicht hinzufügen, daß man bei all diesen Übungen nicht nur unterdrückte Gefühle entlädt, sondern zugleich Muskelverspannungen lockert. Das Fallen befreit die Beine von der Anspannung, aus Furcht standhalten zu müssen. Ruckartige Beckenbewegungen reduzieren die Muskelspannungen in den Hüften und am Beckengürtel. Das Zusammendrehen von Tüchern und das Schlagen auf Betten haben ähnliche Auswirkungen auf andere Körperpartien.

All das sind typische Übungen in Selbst-Ausdruck. Es sind natürlich nicht die einzigen, mit denen wir in der Bioenergetik arbeiten, und sie beschränken sich auch nicht auf negative, feindselige und zornige Gefühle. Mit dem Greifen nach Kontakt, dem zärtlichen Berühren und Halten drückt man zum Beispiel Zuneigung und Sehnsucht bzw. Verlangen aus. Im nächsten Kapitel werde ich über das Wesen des Selbst-Ausdrucks sprechen und einige Methoden schildern, mit denen wir Schwierigkeiten beim Selbst-Ausdruck behandeln. Vorher möchte ich aber noch zwei abschließende Bemerkungen machen.

Die Notwendigkeit, negative Gefühle zum Ausdruck zu bringen, beruht auf der klinischen Tatsache, daß ein Mensch, der nicht nein sagen kann, auch nicht ja sagen kann. Es ist also wichtig, daß die Menschen ihre feindseligen oder zornigen Gefühle im geeigneten

Augenblick ausdrücken können. Es wäre unrealistisch, davon auszugehen, daß die menschliche Persönlichkeit von Natur aus positiv ist. Sie verhält sich dem Leben gegenüber positiv und dem Antileben gegenüber negativ. Manche Leute kommen jedoch durcheinander und verwechseln das eine mit dem anderen. Auf unserer Welt existieren beide Kräfte, und es wäre naiv, etwas anderes anzunehmen. Wenn wir sie voneinander unterscheiden können, hat auch die Negativität ihren rechtmäßigen Platz im menschlichen Verhalten.

Die scheinbare Überbetonung des Körpers führt den Leser vielleicht zu dem Glauben, Worte wären in der bioenergetischen Praxis nebensächlich. Bei meiner Arbeit ist das jedoch nicht der Fall, und ich werde im letzten Kapitel über die Rolle von Worten sprechen. Meiner Meinung nach betonen wir den körperlichen Ausdruck nicht über Gebühr. Die bioenergetische Behandlung legt so viel Wert auf ihn, weil er bei den meisten anderen ärztlichen Behandlungen ignoriert wird. Worte können die Bewegungen und Regungen des Körpers nicht ersetzen, aber genauso ist es auch umgekehrt: Die Bewegungen und Regungen des Körpers sind kein Äquivalent der Sprache. Zum Leben und zur Therapie gehören beide Bereiche. *Vielen* meiner Patienten fällt es irgendwie schwer, sich verbal zufriedenstellend auszudrücken. Wie jeder andere Therapeut arbeite auch ich mit ihnen an diesem Problem. *Alle* meine Patienten haben jedoch Schwierigkeiten, sich auf körperlicher Ebene optimal auszudrücken, und dieses Problem steht im Mittelpunkt der Bioenergetik. Ich habe außerdem festgestellt, daß das körperliche Problem dem verbalen Problem zugrunde liegt, obgleich es nicht identisch mit ihm ist. Mit Sex anzugeben, ist leichter, als sich beim Sex hinzugeben.

9 Selbst-Ausdruck

Die Bedeutung der Spontaneität

Der Selbst-Ausdruck besteht aus den freien, natürlichen und spontanen Aktivitäten des Körpers und gehört, wie auch der Selbsterhaltungstrieb, zu den angeborenen Eigenschaften aller lebenden Organismen. Jede einzelne Aktivität des Körpers trägt zum Selbst-Ausdruck bei, von den ganz normalen Handlungen wie Gehen und Essen bis zu so »raffinierten« Äußerungen wie Singen und Tanzen. Die Art, wie ein Mensch geht, weist ihn zum Beispiel nicht nur als menschliches Wesen aus, sondern gibt auch Aufschluß über sein Geschlecht, sein ungefähres Alter, seine Charakterstruktur und seine Individualität. Keine zwei Menschen haben genau den gleichen Gang, sehen genau gleich aus oder benehmen sich genau gleich. Wir drücken uns mit jeder Tätigkeit oder Bewegung aus, die wir bzw. unsere Körper machen. Aktionen und Körperbewegungen sind allerdings nicht die einzigen Mittel zum Selbst-Ausdruck. Die Form und Farbe des Körpers, seine Haare, Augen und Stimme identifizieren ebenfalls die Spezies und das Individuum.

Nach dieser Definition ist der Selbst-Ausdruck keine bewußte Aktivität. Natürlich können wir uns bewußt ausdrücken oder uns unseres Selbst-Ausdrucks bewußt sein. Aber wir drücken uns ohnehin ständig selbst aus, ganz gleich, ob wir uns darüber klar sind oder nicht. Aus dieser Tatsache ergeben sich zwei wichtige Schlußfolgerungen: Erstens beschränkt sich das Selbst nicht auf das bewußte Selbst und ist nicht mit dem Ich identisch. Zweitens haben wir es nicht nötig, etwas zu »tun«, um uns selbst auszudrücken. Wir beeindrucken die anderen schon mit unserem bloßen Sein, und manchmal beeindrucken wir sie mehr, wenn wir nichts tun, als wenn wir versuchen, besonders eindrucks- oder ausdrucksvoll zu sein. Im letzten Fall könnten wir sogar den Eindruck erwecken, wir bemühten uns verzweifelt um Anerkennung. Kurz gesagt: Auch unser Selbst-Bewußtsein kann unseren Selbst-Ausdruck hemmen. Das wesentliche Merkmal des Selbst-Ausdrucks ist nicht etwa Bewußtsein, sondern *Spontaneität.*

Spontaneität aber läßt sich nicht unterrichten. Man lernt nicht, spontan zu sein, und deshalb kann die bioenergetische Behandlung auch keine Spontaneität lehren. Da das Ziel der Behandlung darin besteht, dem Patienten zu helfen, spontaner zu werden und seinen Selbst-Ausdruck zu verbessern, was wiederum zu einem gesteigerten Selbst-Gespür führt, muß der Arzt versuchen, die Schranken oder Sperren niederzureißen, die den Selbst-Ausdruck hemmen. Zu diesem Zweck muß er die vorhandenen Sperren natürlich erkennen und begreifen.

Wenn man spontanes Verhalten mit erlerntem oder erworbenem Verhalten vergleicht, wird der Zusammenhang zwischen Spontaneität und Selbst-Ausdruck deutlich. Erlerntes Verhalten widerspiegelt im allgemeinen das, was einem beigebracht wurde, und sollte deshalb nicht als Ausdruck des Selbst, sondern als Ausdruck des Ichs oder Über-Ichs betrachtet werden. Diese beiden Arten des Verhaltens überschneiden sich aber in den meisten Fällen, weil das Verhalten fast immer erlernte *und* spontane Elemente enthält. Das Sprechen ist ein gutes Beispiel. Die Worte, die wir gebrauchen, sind erlernte Reaktionen, doch die Sprache ist mehr als Worte oder Sätze – sie schließt Modulation, Ton, Rhythmus und Gestik ein, also Komponenten, die großenteils spontan und individuell sind. Sie schenken dem Sprechen gewissermaßen Farbe und verleihen dem Ausdruck größeren Reichtum. Das heißt selbstverständlich nicht, daß man die hergebrachte Bedeutung der Worte mißachten und die grammatikalischen Regeln um der Spontaneität willen ignorieren darf. Eine Spontaneität, die sich von der Kontrolle des Ichs gelöst hat, ist Chaos und Unordnung; daran ändert auch die Tatsache nichts, daß man sich aus dem Lallen von Babys oder dem Gestammel von Schizophrenen manchmal durchaus einen Reim machen kann. Wenn das richtige Gleichgewicht zwischen der Kontrolle des Ichs und der Spontaneität besteht, kann ein Impuls in seiner wirksamsten Form ausgedrückt werden und gleichzeitig unverwechselbar und individuell sein.

Obgleich eine spontane Reaktion der unmittelbare Ausdruck eines Impulses und damit eine unmittelbare Äußerung des innersten Selbst ist, trägt nicht jede Reaktion zum Selbst-Ausdruck bei. Unser Reaktionsverhalten hat zum Beispiel einen spontanen Aspekt, der täuscht, da dieses Verhalten durch vorhergehende Erfahrungen bedingt und vorherbestimmt ist. Menschen, die jedesmal in blinden Zorn geraten, wenn sie etwas Unangenehmes erleben, scheinen spontan zu handeln, aber das wird bereits durch den explosionsartigen Charakter ihrer Reaktion widerlegt. Die Explosion beruht nämlich darauf, daß die Impulse zuvor eine Zeitlang blockiert wurden. Hinter der Blockade staute sich immer mehr Energie, die sich nun bei der nächstbesten Provokation Bahn bricht. Reaktionsverhalten geht letzten Endes darauf zurück, daß man »in den Strom seiner Impulse eingreift«, und ist der Ausdruck eines Blockadezustands im Organismus. Manchmal muß der Therapeut aber auch solche explosionsartigen Reaktionen fördern, um tief strukturierte Blockaden und Sperren zu beseitigen.

Die Bioenergetik wird oft wegen dieses Standpunkts angegriffen. Viele Psychotherapeuten glauben naiverweise, die Gewalttätigkeit hätte keine rationale Daseinsberechtigung im menschlichen Verhalten. Ich frage mich, wie *sie* reagieren würden, wenn ihr Leben bedroht wäre! Eine solche Drohung hat über vielen Patienten gehangen, als sie noch Kinder waren. Es spielt dabei keine Rolle, ob die Drohung real war oder nur aus »leeren Worten« bestand. Kleine Kinder können nicht zwischen den beiden Möglichkeiten unterscheiden. Ihre unmittelbare und uneingeschränkte spontane Reaktion war gewalttätiger Art. Wenn man solche Reaktionen aus Furcht vor Vergeltungsmaßnahmen blockiert oder hemmt, schafft man die innere Voraussetzung für das spätere Reaktionsverhalten. Die Blokkade läßt sich nicht durch gutes Zureden und Liebe auflösen; das gute Zureden und die Liebe müssen vielmehr das Recht des Patienten bekräftigen, seine Gewalttätigkeit in der kontrollierten Situation der Behandlung zu entladen – er darf sie also nicht im täglichen Leben an seinen Mitmenschen auslassen.

Die Lust ist der Schlüssel zum Selbst-Ausdruck. Jedesmal, wenn wir uns aufrichtig selbst ausdrücken, empfinden wir Lust. Die Lust am Selbst-Ausdruck hängt nicht von der Reaktion unserer Umwelt ab; schon der Selbst-Ausdruck als solcher verschafft Lust. Freilich kann die Lust von den positiven oder negativen Reaktionen anderer Menschen intensiviert bzw. gemindert werden. Sie wird jedoch nicht von ihnen geschaffen. Man denkt nicht an andere Leute, wenn man unter der Dusche singt, und doch trägt das zum Selbst-Ausdruck bei und ist angenehm und beglückend. Das Singen ist eine natürliche Art des Selbst-Ausdrucks. Es büßt jedoch viel von seiner Natürlichkeit ein, wenn es zur Schau wird – das heißt, wenn man nicht mehr ausschließlich aus einem spontanen Impuls heraus singt. Die Schau mag einem vielleicht eine gewisse Ich-Befriedigung verschaffen, doch wenn das spontane Element schwach ausgeprägt ist, nimmt die Lust entsprechend ab. Das gleiche gilt mehr oder weniger für das Tanzen, Reden, Schreiben, Kochen und andere Tätigkeiten. Künstler stehen vor der schweren Aufgabe, sich einen hohen Grad an Spontaneität zu bewahren. Sonst wirken ihre Darbietungen seelenlos, routiniert, aufgesetzt und können niemanden inspirieren.

In Situationen, in denen man uneingeschränkt spontan sein kann, ohne bewußt an den Ausdruck zu denken, ist die Lusterfahrung oft sehr intensiv. Das gilt zum Beispiel für Kinderspiele. Die meisten unserer Handlungen werden von einer Mischung aus Spontaneität und Kontrolle bestimmt, wobei die Kontrolle dazu dient, die Handlungen gezielter und wirksamer zu machen. Wenn Kontrolle und Spontaneität so aufeinander abgestimmt sind, daß sie sich nicht behindern, sondern ergänzen, ist die Lust am größten. Bei derartigen Tätigkeiten arbeiten das Ich und der Körper zusammen und schenken den Bewegungen eine Ausgeglichenheit, die man nur als anmutig und harmonisch bezeichnen kann.

Wenn unser Körper gut aussieht, empfinden wir Lust, weil er ausdrückt, wer wir sind. Wir beneiden Menschen mit schönem Haar, strahlenden Augen, weißen Zähnen, reiner Haut, guter Haltung, gewandtem Auftreten usw. Wir spüren, daß diese Eigenschaften oder Merkmale eine Quelle der Lust für sie sind – und daß sie es auch für uns wären, wenn wir sie besäßen. *Eine Grundthese der Bioenergetik lautet, daß sich die Gesundheit und Vitalität des Körpers in seinem Äußeren widerspiegeln. Gutes Aussehen und positive Gefühle gehören zusammen.*

Die Spontaneität beruht auf der Motilität des Körpers. Ein lebender Körper bewegt sich immer irgendwie, sogar im Schlaf. Erstens hören die vitalen Funktionen nie auf, und zweitens finden im Schlaf zahlreiche unwillkürliche Bewegungen statt. Sie werden allerdings häufiger, wenn wir wach und aktiv sind. Ihre Art und Intensität richtet sich nach dem Grad der Erregung. Kinder können bekanntlich so aufgeregt werden, daß sie vor Freude in die Luft springen *müssen.* Beim Erwachsenen bilden diese unwillkürlichen Bewegungen die Grundlage der Gestik, des Mienenspiels und anderer Ausdrucksformen des Körpers.

Zwischen der Motilität und dem Selbst-Ausdruck eines Körpers besteht ein unmittelbarer Zusammenhang. Man braucht Energie, um sich zu bewegen. Wenn der Energiespiegel niedrig oder gedrückt (»deprimiert«) ist, nimmt die Motilität zwangsläufig ab. Die Energie ist ebenfalls direkt mit dem Selbst-Ausdruck verbunden: Energie → Motilität → Gefühl → Spontaneität → Selbst-Ausdruck. Diese Kausalkette läßt sich auch umkehren. Wenn der Selbst-Ausdruck eines Menschen blockiert ist, wird seine Spontaneität gehemmt. Die

Verminderung der Spontaneität reduziert seinen Gefühlspegel, und der niedrigere Gefühlspegel verringert die Motilität des Körpers und drückt den Energiespiegel. Der Schweizer Biologe Adolf Portmann, der sich viel mit dem Selbst-Ausdruck von Tieren beschäftigt hat, kam bei seinen Untersuchungen zu einem ganz ähnlichen Ergebnis: »Wie reich das Innenleben ist, hängt großenteils vom Grad der Individualität ab, die wiederum durch vielseitigen und ausgeprägten Selbst-Ausdruck gekennzeichnet ist.«

Portmanns Feststellung besagt, daß zwischen drei bestimmten Elementen der Persönlichkeit eine Wechselbeziehung besteht: zwischen dem Innenleben, dem Ausdruck und der Individualität. Um zu veranschaulichen, daß die drei Elemente nicht ohne einander auskommen können, stellt man sie am besten als Dreieck dar:

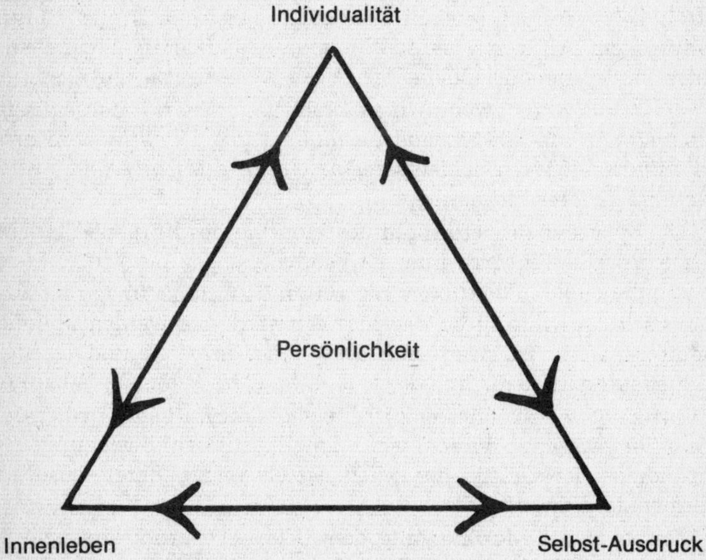

Wenn man in seinem Selbst-Ausdruck blockiert oder beschränkt ist, kann man als Kompensation eine bestimmte Selbst-Vorstellung projizieren. Das geschieht am häufigsten, indem man seine Macht gebraucht. Das beste Beispiel für eine solche Projektion war Napoleon. Man nannte ihn den »kleinen Korporal«, und im Alter wurde er noch kleiner, da sein Kopf förmlich zwischen seine Schultern rutschte, aber ganz Europa zitterte vor ihm. Er war ein Despot, der nach immer mehr Macht strebte. Für mich widerspiegelt dieses Machtbedürfnis ein Minderwertigkeitsgefühl, was das Selbst und den Selbst-Ausdruck betrifft. Wenn Napoleon gesungen und getanzt hätte, hätte er es vielleicht nicht nötig gehabt, mit seinen Armeen durch Europa zu ziehen, um der Selbst-Vorstellung zu entsprechen, die er projizierte. Ich bezweifle sogar, daß er ihr jemals wirklich entsprach. Die Macht schafft vielleicht ein imposanteres Image, aber kein größeres Selbst.

Ein anderes Beispiel für diese Kompensation sind Menschen, die unbedingt ein großes Haus, ein teures Auto oder eine Luxusjacht haben müssen, um das Gefühl zu betäuben, daß ihnen jede wahre Größe fehlt. Diese Größe fehlt ihnen vor allem im Bereich des Selbst-Ausdrucks. Sie mögen in materieller Hinsicht reich sein, weil sie dem Geld nachjagen, aber was ihr Innenleben, ihre Lebensbalance und ihre Art des Selbst-Ausdrucks betrifft, sind sie arm dran.

Die Bioenergetik konzentriert sich auf drei Hauptbereiche des Selbst-Ausdrucks: Bewegung, Stimme und Augen. Normalerweise drückt man sich auf jedem dieser drei Kommunikationswege gleichzeitig aus. Wenn wir zum Beispiel sehr traurig sind, sondern unsere Augen Tränen ab, wir sprechen mit schluchzender oder brechender Stimme, und unser Körper beginnt unwillkürlich zu zittern. Zorn wird ebenfalls mit Körperbewegungen, Tonfall und Blicken ausgedrückt. Wenn man einen dieser Kommunikationswege blockiert, schwächt man die Emotion und ihre Ausdrucksmöglichkeit.

Ich habe auf den vorigen Seiten einige Übungen und Methoden geschildert, mit denen wir Muskelverspannungen lockern und die Motilität des Körpers wiederherstellen. Hier möchte ich noch ein Wort zu den expressiven Bewegungen sagen, die aus dem gleichen Grund bei der Therapie eingesetzt werden. Wir lassen unsere Patienten treten, auf das Bett schlagen und nach etwas greifen, was auch Berühren, Saugen, Beißen usw. einschließen kann. Nur wenige Patienten sind imstande, diese Bewegungen anmutig und »mit Gefühl« auszuführen. Ihre Aktionen sind entweder schlecht koordiniert, also unharmonisch, oder explosionsartig. Sie können die Bewegungen fast nie mit den passenden vokalen Äußerungen und dem entsprechenden Augenkontakt kombinieren, um sie ausdrucksvoller zu machen. Die Blockaden oder Sperren gegen die expressiven Bewegungen beschränken die Motilität des Körpers und die Spontaneität der Persönlichkeit. Man kann diese Sperren nur niederreißen, indem man an und mit solchen Bewegungen arbeitet.

Das Treten ist ein gutes Beispiel. Treten bedeutet protestieren. Da den meisten Patienten in ihrer Kindheit das Recht auf Protest verwehrt wurde, sind sie nicht imstande, wirkungsvoll oder aus tiefster Überzeugung heraus zu treten. Sie brauchen eine Herausforderung, die diese Aktion explosionsartig auslöst. Ohne Provokation treten sie sozusagen nur »halbherzig« und unkoordiniert. Sie sagen vielleicht: »Ich habe es doch gar nicht nötig, zu treten.« Das ist jedoch ein Leugnungsmechanismus, denn ein Mensch, der meint, es gäbe in seinem Leben nichts, wogegen er protestieren müßte, braucht auch nicht zum Arzt zu gehen.

Wenn man mit den Beinen abwechselnd gegen ein Bett tritt und sich dieser Tätigkeit richtig hingibt, nimmt der ganze Körper daran teil. Verspannungen in irgendeinem Teil des Körpers können die Teilnahme unmöglich machen. Dann mögen sich die Beine zwar bewegen, aber Kopf und Rumpf bleiben starr. In diesem Fall kann sich keine Spontaneität entwickeln, und die Beintätigkeit ist erzwungen. Wir sagen, man habe Angst davor, »mitzugehen« oder sich der Tätigkeit hinzugeben. Obgleich die Tätigkeit willkürlich – also bewußt – begonnen wurde, kann sie, wenn man sich ihr hingibt, spontan und unwillkürlich werden. Und dann wird sie auch angenehm und befriedigend. Wenn man gleichzeitig mit der Stimme arbeitet, also beispielsweise bei jedem Tritt »nein« sagt, wird der Körper noch stärker beteiligt, und man spürt ein noch größeres Gefühl der Erleichterung oder Befreiung. Was für das Treten gilt, gilt auch für die anderen expressiven Bewegungen, die ich oben erwähnt habe.

Nach meinen Beobachtungen ist es notwendig, daß die Patienten wiederholt Treten, Schlagen, Beißen und Berühren üben, um ihre Bewegungen zu lockern und zu »befreien«, damit das Gefühl ungehindert in die Tätigkeit fließen kann. Mit jedem Tritt oder Schlag auf das Bett lernen sie zum Beispiel, sich der Bewegung rückhaltlos hinzugeben und den Körper mehr am Gefühl für die Aktion teilhaben zu lassen. In den meisten Fällen muß man dem Patienten zeigen, inwiefern er sich dagegen sperrt, sich der Bewegung hinzugeben. Patienten, die nach mir greifen, halten diese Regung zum Beispiel oft mit den Schultern zurück und werden sich der Sperre erst bewußt, wenn ich sie ausdrücklich darauf hinweise. Obgleich es eine relativ einfache Tätigkeit ist, mit den Fäusten oder einem Tennisschläger auf ein Bett zu schlagen, gibt es nur wenige Patienten, die sie gut ausführen können. Sie recken sich dabei nicht genug, sie biegen ihren Rücken nicht, sie federn nicht in den Knien – all das sind Sperren, die sie daran hindern, sich der Tätigkeit voll hinzugeben. Schlagen war bis dahin für die meisten Patienten tabu. Wenn man dieses Tabu mit psychologischen Mitteln vorübergehend aufhebt, hilft man dem Patienten wahrscheinlich nicht viel weiter, weil es sich im Körper längst als chronische Spannung strukturiert hat. Wenn die Patienten jedoch genug üben, werden ihre Schläge harmonischer und wirksamer, und sie empfinden dabei allmählich ein gewisses Lustgefühl – ein Zeichen, daß sie ein neues Gebiet des Selbst-Ausdrucks erschlossen haben.

Ich bin schon immer der Ansicht gewesen, daß man die bioenergetische Behandlung gewissermaßen unter einem doppelten Vorzeichen durchführen muß: Man konzentriert sich erstens auf die Vergangenheit und zweitens auf die Gegenwart. Die Arbeit mit der Vergangenheit besteht aus der Analyse; dabei soll das *Warum* aufgedeckt werden, das dem Verhalten, dem Handeln und den Bewegungen zugrunde liegt. Die Arbeit an der Gegenwart betont das *Wie* der Aktionen und Bewegungen. Die Koordinierung und Effektivität von Aktionen und Bewegungen sind bei den meisten höheren Lebewesen erlernt: Sie eignen sich diese Fähigkeiten beim kindlichen Spiel an. Wenn ein Kind jedoch emotionale Probleme hat, kann der Lernprozeß nicht ungehindert und natürlich ablaufen. Bis zu einem gewissen Grad muß man also bei jeder bioenergetischen Behandlung umlernen. Meiner Meinung nach darf keine Behandlung aus reiner Analyse bzw. reinem Lernen bestehen. Sie muß sich vielmehr aus einer wohlüberlegten Kombination beider Verfahren zusammensetzen.

Stimme und Persönlichkeit

Das Wort »Persönlichkeit« hat zwei Bedeutungswurzeln. Die erste leitet sich vom lateinischen *persona* ab, womit man ursprünglich die Maske bezeichnete, die ein Schauspieler auf der Bühne trug, um seine Rolle von vornherein deutlich zu machen. In einem gewissen Sinn wird die Persönlichkeit also durch die Rolle bedingt, die ein Mensch im Leben übernimmt. Mit anderen Worten: Das Gesicht, das man der Welt zeigt, entscheidet über die Persönlichkeit. Die zweite Wurzel des Wortes liegt in einem ganz anderen Bereich. Wenn wir die Vokabel *persona* in ihre beiden Hauptbestandteile *per* und *sona* zerlegen, erhalten wir ein Wortpaar mit der Bedeutung »durch den Klang«. Demnach spiegelt sich die Persönlichkeit des Menschen in seiner Stimme oder seinem Tonfall wider. Eine Maske dagegen ist ein toter Gegenstand und kann die Vibrationen eines lebenden Organismus im Gegensatz zur Stimme nicht vermitteln.

Man könnte also sagen: »Achte nicht auf die Maske, sondern lausche auf die Stimme, wenn du einen Menschen kennenlernen möchtest.« Es wäre allerdings ein Fehler, wenn man die Maske völlig übersähe. Die Stimme bzw. der Tonfall sagt uns nicht immer, was für eine Rolle der Betreffende übernommen hat. Es gibt spezifische Sprechweisen, die sich mit Rollen gleichsetzen lassen. Pfarrer, Lehrer, Dienstboten und Feldwebel haben eine charakteristische Art zu sprechen, die sofort auf ihren Beruf oder Stand hinweist. Die Maske beeinflußt und modifiziert die Stimme. Es gibt jedoch Elemente in der Stimme, die nicht von der Maske beeinflußt werden und die uns »anderslautende« Informationen über die Persönlichkeit vermitteln als diese.

Meiner Ansicht nach ist eine vollklingende oder »reiche« Stimme ein perfektes Werkzeug des Selbst-Ausdrucks und weist auf ein reiches Innenleben hin. Ich glaube, wir fühlen alle sofort, wenn ein Mensch diese Eigenschaft besitzt. Was meine ich mit »reiche Stimme«? Der wichtigste Faktor einer reichen Stimme sind ihre Unter- und Obertöne, die ihr Resonanz und Wohllaut geben. Ein anderer Faktor liegt in der Ausdrucksskala. Ein Mensch, der mit monotoner Stimme spricht, hat eine sehr begrenzte Skala, und wir neigen dazu, auch seine Persönlichkeit als begrenzt zu bezeichnen. Eine Stimme kann flach, ohne Tiefe oder Resonanz sein, sie kann leise sein, als fehlte es ihr an Energie, und sie kann dünn und substanzlos sein. Jede dieser Stimmqualitäten hängt irgendwie mit der Persönlichkeit des betreffenden Menschen zusammen.

Die Stimme ist so eng mit der Persönlichkeit verknüpft, daß mancher Arzt die Neurose eines Patienten schon durch eine Stimmanalyse diagnostizieren kann. Wer mehr über die Beziehung zwischen Stimme und Persönlichkeit wissen möchte, sollte Paul J. Moses' bereits erwähntes Buch *Die Stimme der Neurose* lesen. Die Stimmforschung ist heute schon so weit fortgeschritten, daß man ihre Ergebnisse zur Erkennung von Lügen benutzen kann. Diese Methode ist viel sicherer als die Auswertung der psychogalvanischen Hautreflexe, mit denen der herkömmliche Lügendetektor arbeitet. Beide Verfahren beruhen jedoch auf einem ähnlichen Prinzip. Wenn ein Mensch lügt, verliert seine Stimme an Tiefe, was man mit einem Instrument messen kann. Diese »Flachheit« unterscheidet sich von seiner normalen Stimmqualität und weist darauf hin, daß er den Impuls, die Wahrheit zu sagen, blockiert oder zurückhält.

Der neue amerikanische Lügendetektor, mit dem man diese Erscheinung nachweisen kann, heißt PSE, eine Abkürzung von »Psychological Stress Evaluator« (Psychologischer Streßbewerter). Allan D. Bell, der Präsident des Unternehmens, das ihn vertreibt, beschreibt seine Arbeitsweise folgendermaßen: »Sobald die Muskeln des menschlichen Körpers in Anspruch genommen werden, finden Vibrationen in ihnen statt. Unter Streß nehmen sie jedoch ab. Diese Vibrationen und dieser Streß-Effekt treten ebenfalls in den Stimmbändern auf. Mit dem elektronischen Gerät, das wir entwickelt haben, kann man die Tonbandaufnahme einer Stimme auswerten und feststellen, wie sich die Vibrationen verändern. Je größer der psychologische Streß ist, dem ein Mensch unterliegt, desto schwächer werden die Vibrationen.«

Ein Mensch, der nicht vibriert, steht unter Streß oder hält sich zurück, was seinen Körper und seine Stimme betrifft. Bei der Stimme führt der Vibrationsmangel zu einem Verlust an Resonanz. Der Zusammenhang sieht so aus: Streß = Zurückhalten = Vibrationsverlust = Flachheit des Affekts oder Gefühls.

Obwohl ich kein Stimmforscher bin, achte ich genau auf die Stimme meiner Patienten. Ich benutze sie nicht nur als diagnostisches, sondern auch als therapeutisches Hilfsmittel. Wenn ein Mensch seinen Selbst-Ausdruck wiederherstellen will, muß er imstande sein, seine Stimme mit allen ihren Registern und Gefühlsnuancen zu gebrauchen. Wenn ein Gefühl blockiert ist, kann es auch vokal nicht gut ausgedrückt werden. Man muß also die Gefühlssperren beseitigen, was wir in diesem Buch schon wiederholt unterstrichen haben. Es ist aber auch notwendig, gezielt an der Stimme zu arbeiten, um Verspannungen zu lockern, die sich in der Umgebung der Stimmwerkzeuge gebildet haben.

Um zu verstehen, inwiefern diese Verspannungen die Erzeugung von Tönen behindern, müssen wir die drei Faktoren betrachten, die beim Hervorbringen von Tönen eine Rolle spielen. Es handelt sich erstens um die Luft, die unter Druck auf die Stimmbänder geleitet wird und diese zum Schwingen bringt, zweitens um die Stimmbänder, die wie Saiteninstrumente arbeiten, und drittens um die Resonanzräume, die den Ton verstärken. Verspannungen, die unsere Atmung behindern, besonders Verspannungen in der Zwerchfellgegend, führen dazu, daß die Töne irgendwie verzerrt klingen. Bei schweren Angstzuständen beginnt das Zwerchfell zum Beispiel zu flattern, und dann »flattert« auch die Stimme, das heißt, sie wird zittrig. Im allgemeinen sind die eigentlichen Stimmbänder frei von Spannungen, doch wenn sie akut belastet werden, leiden sie ebenfalls und können nur noch heisere Töne produzieren. Verspannungen in der Hals- und Nackenmuskulatur, die relativ häufig sind, wirken sich auf die Resonanz der Stimme aus. Die natürliche Stimme besteht aus einer Kombination von Brust- und Kopftönen; das Mischungsverhältnis dieser Töne richtet sich nach dem Emotionsgrad. Eine ausgeglichene Stimme besteht aus einer harmonischen Kombination von Brust- und Kopftönen.

Eine unausgeglichene Stimme weist unweigerlich auf ein Persönlichkeitsproblem hin. Paul J. Moses beschreibt in seinem Buch zwei Fälle aus seiner Praxis, die ich hier zitieren möchte, weil er eine Kapazität auf dem Gebiet der Stimmforschung ist:

»Ein 25 Jahre alter Patient sprach mit hoher, kindlicher Stimme, was ihm große Verlegenheit bereitete. Seine völlig normalen Stimmbänder zeigten Proportionen eines Baritons, und der Patient war tatsächlich fähig, Bariton zu singen, trotz seiner abnorm hohen Falsettstimme. – Ein anderer Patient, ein junger Anwalt, klagte über chronische Heiserkeit. Er sprach tief, mit einem übergroßen Brustregister. Sein Vater spielte eine prominente Rolle in der Politik, und der Sohn hatte es schwer, es diesem Ideal nachzutun. Daher kam der forcierte ›Brustton‹, der ›Über-Vater-Ton‹. Mit diesem erzwungen tiefen Tonfall wollte der Sohn die Illusion schaffen, daß es ihm gelungen sei, sich mit der Leitfigur des Vaters zu identifizieren. Das ständige Falsettieren des anderen Patienten ließ sich ganz ähnlich darauf zurückführen, daß er sich immer noch an den Rockzipfel seiner Mutter klammerte.«

Moses interpretiert die beiden Fälle so: Der eine, wie der andere Patient mußte bestimmte Entwicklungsphasen nachvollziehen und die Lektion der Spätpubertät wiederholen. Ich bin sicher, daß sich jeder Psychoanalytiker oder Psychotherapeut an Patienten aus seiner eigenen Praxis erinnern kann, deren Stimme nach der erfolgreichen Behandlung eines Persönlichkeitsproblems reicher und resonanter wurde.

John Pierrakos hat eine der bioenergetischen Methoden beschrieben, mit denen er Stimmblockaden öffnet und die unterdrückten Gefühle, die sich dahinter angestaut haben, entlädt:

»Ein Mittel, um diese Probleme direkt anzugehen, besteht darin, den Hals des Patienten so mit der rechten Hand zu umfassen, daß der Daumen etwa 2,5 Zentimeter unterhalb der Kinnpartie liegt, während der Mittelfinger an der entsprechenden Stelle des Nackens ruht. So bekommt man den *Musculus scalenus* und den *Musculus sternocleidomastoides* zu fassen und übt kontinuierlich Druck auf sie aus, wobei der Patient einen gleichbleibend hohen Ton erzeugen muß. Dieses Verfahren wird mehrmals wiederholt, und zwar in der Mitte und am unteren Ende des Halses bzw. Nackens, also bei den tieferen Stimmregistern. Oft löst man dabei qualvolle Schreie aus, die sich zu tiefem Schluchzen entwickeln; man kann dann eine ganz reale emotionale Beteiligung und Hingabe hören. Der Kummer äußert sich in zuckenden Bewegungen, und der ganze Körper vibriert vor Emotion. Die Stimme wird lebendig und pulsierend, und die Sperre in der Kehle öffnet sich. Es ist erstaunlich, was sich alles hinter der Fassade der stereotypen Stimme verbirgt. Aus einer jungen Frau, die sich eine hohe Backfischstimme angewöhnt hatte, womit sie die Rolle des kleinen Mädchens spielte, das seinem Vater gefallen will, brach plötzlich eine melodiöse, reife, feminine Stimme hervor. Ein Mann mit einer flachen, tonlosen Stimme änderte sein Register nach dieser Entladung völlig und bekam eine tiefe, maskuline Stimme, womit er seinen tyrannischen Vater herausforderte. Ich war tief bewegt, als eine schizoide Patientin, die sich hinter einer tonlosen, beinahe unheilschwangeren Stimme versteckte, nach dem Öffnen der Sperren in ihrer Kehle plötzlich ein melodiöses und rührendes Lied sang, als wäre sie ein sechsjähriges Mädchen.«*

Da die Stimme so eng mit dem Gefühl verbunden ist, führt ihre Befreiung dazu, daß unterdrückte Gefühle mobilisiert und durch Töne ausgedrückt werden. Für die verschiedenen Gefühle gibt es natürlich auch verschiedene Töne. Furcht und Schrecken äußern sich in einem Aufschrei, Zorn in einem lauten, abgehackten Ton, Kummer in einer tiefen, schluchzenden oder brechenden Stimme, Lust und Liebe in weichen, schmeichelnden Modulationen. Im allgemeinen kann man sagen, daß eine hohe Stimmlage auf eine Blockierung der tiefen Noten hinweist, die Trauer oder Kummer ausdrücken; eine tiefe Bruststimme läßt erkennen, daß man das Gefühl der Angst leugnet und Hemmungen hat, es durch einen Schrei auszudrücken. Aber auch Menschen, die mit einer scheinbar ausgeglichenen Stimme sprechen, beschränken häufig ihren vokalen Ausdruck. Die Ausgeglichenheit kann nämlich bedeuten, daß sie sich perfekt unter Kontrolle

* John C. Pierrakos: *The Voice and Feeling in Self-Expression*, New York 1969,

haben und davor zurückschrecken, durch vokale Äußerung starker Emotionen aufzufallen.

Bei der bioenergetischen Behandlung bemüht man sich ständig darum, die Töne ungehindert hervorkommen zu lassen. Die Worte sind weniger wichtig – allerdings auch nicht völlig nebensächlich. Am besten sind die Töne, die spontan entstehen. Ich werde jetzt zwei Methoden beschreiben, mit denen man sie auslösen kann.

Jedes Baby wird mit der Fähigkeit geboren, weinerlich quäkend zu schreien. Mit diesem Akt beginnt die selbständige Atmung des Neugeborenen. Die Lautstärke des ersten quäkenden Schreiens ist ein recht guter Anhaltspunkt für die Vitalität des Kindes; manche Babys quäken aus vollem Hals, andere ziemlich leise, doch nach kurzer Zeit lernen die meisten Babys, laut zu quäken. Nicht lange nach der Geburt lernen sie auch eine andere Art des Schreiens, und zwar den lauten, aggressiven Schrei, mit dem man Spannungen abbaut, die auf Furcht, Zorn oder Frustration zurückgehen. Zu diesem Zweck benutzen auch viele Erwachsene das Schreien.

Vor einigen Jahren machte ich in Boston eine Rundfunksendung mit telefonischer Hörerbeteiligung. Eine Hörerin rief mich an und fragte, wie sie ihre Hemmungen überwinden könne, vor anderen Leuten zu sprechen. Ich kannte die Ursache ihres Problems nicht, mußte ihr aber trotzdem irgendeinen Rat geben. Ich schlug ihr vor, schreien zu üben, da ich wußte, daß ihr das nicht schaden, sondern nur nützen konnte. Am besten schreit man in einem fahrenden Auto, dessen Fenster geschlossen sind. Der Verkehrslärm ist so groß, daß man aller Voraussicht nach von niemandem gehört wird. Kurz darauf rief ein Herr an. Er sagte, er arbeite als Vertreter und sei abends immer so angespannt und hektisch, daß er auf keinen Fall in diesem Zustand vor seine Familie treten könne. Er hatte festgestellt, daß er sich am besten Erleichterung verschaffen konnte, wenn er im Auto schrie. Er berichtete, dieses Mittel habe ihm außerordentlich gut geholfen, und er sei überrascht, daß es noch anderen Leuten bekannt sei. Seitdem sind immer wieder Leute zu mir gekommen, die mir erzählten, sie hätten die Schreimethode erfolgreich angewandt.

Leider sind viele Menschen nicht imstande, laut und heftig zu schreien. Ihre Kehlen sind so verkrampft, daß die Töne nicht durchkommen. Man kann die stark verspannten Muskeln an den Seiten ihrer Kehle gut ertasten. Wenn man Druck auf diese Muskeln und besonders auf den vorderen *Musculus scalenus* oder Rippenhalter an beiden Seiten des Nackens ausübt, kann man die Spannungen lösen und einen Schrei hervorlocken. Wie wir gesehen haben, arbeitet Pierrakos mit einem ganz ähnlichen Griff; diese Technik ist jedoch so wichtig, daß ich noch beschreiben möchte, wie ich sie durchführe:

Der Patient liegt auf dem Bett und wird aufgefordert, einen lauten Ton von sich zu geben. Dann drücke ich mit Daumen und Mittelfinger fest – aber nicht zu fest – auf die genannten Muskeln. Der anfängliche Schmerz ist gewöhnlich so stark, daß sich der Ton, den der Patient produziert, wegen des Schocks plötzlich zu einem lauten Schrei steigert. Die Tonlage wird spontan höher, und der Schrei bricht sich explosionsartig Bahn. Erstaunlicherweise spürt der Patient beim Schreien keinen Schmerz, obgleich der Druck fortgesetzt wird. Oft hört der Schrei erst auf, wenn ich meine Finger schon eine ganze Weile von seinem Hals gelöst habe. Wenn der Patient nicht schreit, höre ich auf zu drücken, weil sich die Sperre oder Verkrampfung gegen den Schrei sonst nur noch intensivieren würde.

Mit dieser Methode kann man zwar sehr gut Schreie hervorbringen, doch sie baut nicht alle Verspannungen ab, die sich um den Mund und in der Kehle gebildet haben und die Tonerzeugung hemmen. Wenn die Stimme eines Menschen frei ist, kommt sie vom Herzen. Das bedeutet, daß der Kommunikationsweg vom Herzen zur Welt offen und frei von Hindernissen ist. Wenn wir die Anatomie dieses Kommunikationsweges untersuchen, stellen wir fest, daß es drei Stellen gibt, an denen chronische Spannungen zu ringförmigen Einschnürungen führen können, die das Ausdrücken von Gefühlen behindern. Der äußerste Ring bildet sich um den Mund. Ein verkrampfter Mund kann jede Kommunikation von Gefühlen blockieren. Wenn man die Lippen zusammenpreßt und die Zähne zusammenbeißt, verhindert man, daß sich Töne einen Weg ins Freie bahnen. Menschen, die das tun, werden oft mit der anschaulichen Bezeichnung »verschlossen« charakterisiert.

Der zweite Spannungsring bildet sich an der Verbindung von Kopf und Hals. Diese Partie ist besonders kritisch, weil sie den Übergang von der willkürlichen (bewußten) zur unwillkürlichen (unbewußten) Steuerung darstellt. Der Rachen und der Mund liegen vor dieser Zone, die Luftröhre und die Speiseröhre befinden sich dahinter. Der Organismus steuert alle Vorgänge bewußt, die im Rachen und im Mund stattfinden; wir haben zum Beispiel die Wahl, ob wir etwas schlucken oder ausspeien wollen. Sobald die feste oder flüssige Substanz dieses Gebiet passiert hat und in die Speiseröhre gelangt ist, haben wir keine Alternative mehr. Von diesem Punkt an ist die bewußte Steuerung beendet, und das unwillkürliche System übernimmt die Kontrolle. Die biologische Bedeutung der Übergangszone liegt auf der Hand: Diese Partie erlaubt dem Organismus nämlich, jede Substanz zu probieren und zurückzuweisen, wenn sie sich als unannehmbar oder unangenehm erweist. Ihre psychologische Bedeutung ist nicht ganz so offensichtlich, aber ebenfalls einleuchtend. Indem die Mund-Rachen-Partie ein unannehmbares oder schädliches Element zurückweist, also nicht schluckt, trägt sie dazu bei, die psychologische Integrität des Organismus zu erhalten.

Leider zwingt man Kinder oft, Dinge zu »schlucken«, die sie ansonsten zurückweisen würden, und verletzt damit ihre psychologische Integrität. Der Ausdruck »Dinge« bezieht sich auf Speisen und Medikamente ebenso wie auf Bemerkungen, Situationen usw. Ich bin sicher, daß wir alle in unserer Kindheit derartige Erfahrungen gemacht haben. Meine Mutter gab mir jahrelang eine Mischung aus Bibergeil-Öl und Orangensaft zu trinken. Ich fand das Gebräu widerlich und hatte noch Jahre später eine unüberwindliche Abneigung gegen den Geschmack von Orangen. Wir alle haben in unserer Jugend hin und wieder Beleidigungen oder abfällige Bemerkungen schlucken müssen, und viele waren gezwungen, »die Zähne zusammenzubeißen«, damit bestimmte Äußerungen oder Worte nicht laut werden konnten. Eine Patientin erzählte mir eine interessante Geschichte, die ihre Mutter stolz berichtet hatte. Die Mutter pflegte ihr als Baby immer einen Teelöffel mit Haferflocken in den Rachen zu schieben und ihr sofort danach die Brust an den Mund zu drücken, so daß sie die ungeliebte Speise hinunterschlucken mußte, um nicht zu ersticken.

Methoden, wie die Mutter meiner Patientin sie anwandte, führen dazu, daß sich um die Rachen-Hals-Partie ein Ring von Spannungen bildet. Die Spannungen schnüren die Verbindung zwischen Mundhöhle und Hals zusammen und stellen einen unbewußten Abwehrmechanismus dar, mit dem man sich gegen den Zwang wehrt, unannehmbare »Dinge« zu schlucken. Der unbewußte Abwehrmechanismus hat aber noch eine andere Funktion: Er soll Gefühle zurückhalten, von denen man befürchtet, sie seien für andere Menschen nicht akzeptabel. Die Verengung wirkt sich auch auf den Kanal aus, der für die Luft bestimmt ist, und behindert damit die Atmung. In der folgenden Zeichnung sieht man, wo der Spannungsring liegt.

Der Spannungsring ist natürlich keine anatomische, sondern eine funktionelle Einheit. Zu seiner Entstehung tragen viele Muskeln bei, und an seiner Tätigkeit beteiligen sich mehrere Knochen und

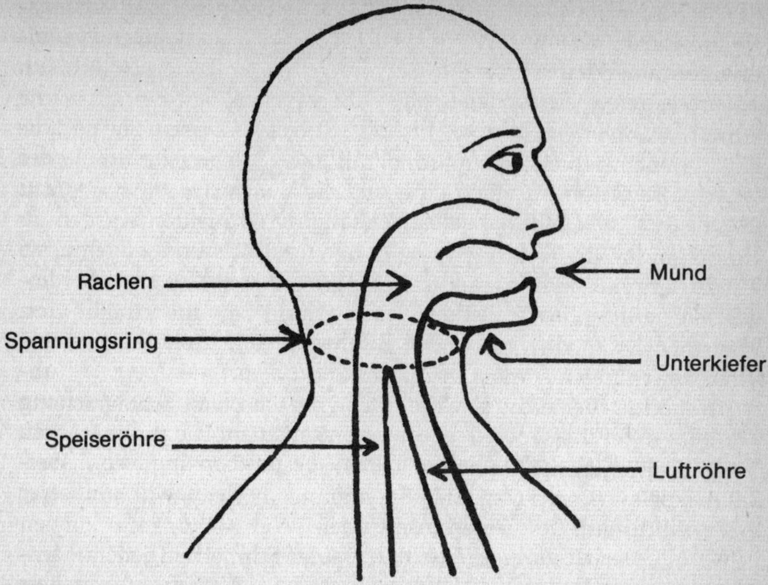

Organe, zum Beispiel die Kieferknochen und die Zunge. Die Kieferknochen spielen eine besondere Rolle, denn sie werden betätigt, wenn man die Zähne zusammenbeißt. Wenn man die Zähne zusammenbeißt, sagt man damit unweigerlich: »Ich will nichts durchlassen.« Die Kieferknochen funktionieren also gewissermaßen wie das Fallgatter einer Festung, das unerwünschte Besucher fernhält – und die Burgbewohner nicht hinausläßt. Sobald der Organismus mehr Energie braucht, zum Beispiel im Zustand der Erschöpfung oder Müdigkeit, muß das Gatter weit geöffnet werden, damit er besser atmen kann. Dieser Vorgang wird oft durch Gähnen eingeleitet. Beim Gähnen wird der Spannungsring, zu dem auch die Muskeln gehören, welche die Kieferknochen bewegen, vorübergehend gelockert, so daß Mund, Rachen und Kehle weit offen sind und die benötigte Luft einlassen.

Wegen ihrer strategischen Lage als »Fallgitter der Persönlichkeit« ist die Verspannung in den Muskeln, die den Unterkiefer bewegen, der Schlüssel zu den übrigen Sperrmechanismen im Körper. In der Bioenergetik wird viel Arbeit darauf verwendet, diese Verspannung, die mehr oder weniger bei allen Menschen vorhanden ist, zu lockern. Eine einfache Methode, dies zu erreichen, ist folgende:

Der Patient liegt auf dem Bett, und ich stehe neben ihm und übe Druck auf die Kaumuskeln an den Ecken des Unterkiefers aus. Da es eine schmerzhafte Prozedur ist, fordere ich den Patienten auf, laut zu protestieren. Ich schlage vor, daß er gegen das Bett tritt und schreit, während ich drücke. Er soll schreien: »Lassen Sie mich in Ruhe!« oder »Hören Sie endlich damit auf!« Wegen der Schmerzen ist seine Reaktion oft völlig echt, und die Vehemenz seines Protests überrascht ihn manchmal selbst. Die meisten Patienten wurden als Kinder nicht »in Ruhe gelassen«, um natürlich und ungehindert aufzuwachsen, sondern standen unter erheblichem Druck. Außerdem durften sie ihre Einwände oder Proteste nicht laut äußern. Für viele Menschen ist es eine ganz neue Erfahrung, mit ihrer Stimme und ihren Bewegungen starke Gefühle auszudrücken.

Ich möchte hier nicht den Eindruck erwecken, daß Schmerzen ein grundlegender Bestandteil der bioenergetischen Behandlung sind. Viele bioenergetische Methoden sind ausgesprochen angenehm, doch wenn man sich von chronischen Spannungen befreien will, muß man gelegentlich auch Schmerzen hinnehmen. Wie Arthur Janov in seinem Buch *Der Urschrei* erklärt hat, ist der Schmerz in jedem Menschen präsent. Weinen und Schreien sind ein Verfahren, mit dem man ihn lösen kann. Der Druck, den ich auf einen verspannten Muskel ausübe, ist als solcher nicht sehr schmerzhaft. Im Vergleich zu der Verspannung im Muskel ist er sekundär, das heißt, daß er von einem Menschen, dessen Muskeln entspannt sind, kaum empfunden werden würde. Wenn ich auf die Verspannung drücke, wird jedoch die Schmerzschwelle des Patienten überschritten. Der Druck macht ihm also die Verspannung bewußt und trägt entscheidend dazu bei, sie zu lockern.

Ich habe weiter oben gesagt, daß es drei Partien gibt, wo sich ein Spannungsring entwickeln kann, der den Kommunikationsweg von der Brust zur Außenwelt teilweise blockiert. Der erste Ring entsteht um den Mund, und der zweite bildet sich an der Verbindung von Kopf und Hals. Der dritte entwickelt sich an der Verbindung von Hals und Brustkorb. Er ist ebenfalls funktioneller Art. Dieser Spannungsring, der vor allem durch die Tätigkeit der vorderen, mittleren und hinteren Rippenhaltermuskeln entsteht, bewacht die Öffnung zur Brusthöhle und damit zum Herzen. Wenn die genannten Muskeln chronisch zusammengezogen sind, wölben sie sich hoch und machen die oberen Rippen unbeweglich, wodurch die Öffnung zur Brust verengt wird. Da bei diesem Prozeß auch die natürlichen Atembewegungen behindert werden, kommt es zu einer Beeinträchtigung der Stimmproduktion, besonders was das Brustregister betrifft. Deshalb muß man bei der Arbeit mit der Stimme auch auf dieses Spannungsgebiet achten.

Es sei noch hinzugefügt, daß jeder Laut, den wir hervorbringen, einen Stellenwert für den Selbst-Ausdruck hat. Lachen zählt ebenso wie Weinen, Singen zählt ebenso wie Wimmern. Ich fordere meine Patienten häufig auf, gurrende, schmeichelnde und lockende Töne hervorzubringen, damit sie die Lust am vokalen Ausdruck empfinden, die sie als Kleinkinder einmal gespürt haben müssen. Leider ist es für die meisten Menschen unendlich schwer, sich mit den beiden Babys in ihnen zu identifizieren – mit dem Baby, das sie einmal waren, und dem Baby, das sie immer noch sind.

Die Augen als Spiegel der Seele

In dem Lehrbuch der Augenheilkunde, das ich in den ersten Semestern studierte, stand auf der ersten Seite der Satz: »Die Augen sind der Spiegel der Seele.« Diese wohlbekannte Feststellung erregte meine Neugier jetzt insofern, als ich hoffte, in diesem Fachbuch einer medizinischen Kapazität eine wissenschaftliche Erörterung jener geheimnisvollen Seelenspiegelfunktion der Augen zu finden. Ich wurde bitter enttäuscht. Das Buch enthielt keinen weiteren Hinweis auf den Zusammenhang zwischen den Augen und der Seele oder den Augen und dem Gefühl. Nur die Anatomie, die Physiologie und die Pathologie der Augen wurden beschrieben, und zwar unter einem so mechanistischen Gesichtspunkt, als wären sie eine Kamera, nicht aber ein Ausdrucksorgan der Persönlichkeit.

Vermutlich ignoriert die Medizin diesen Aspekt, weil sie sich als naturwissenschaftliche Disziplin mit nachweisbaren Daten befassen muß. Die expressive Funktion der Augen läßt sich jedoch nicht nachweisen oder messen. Das wirft indessen die Frage auf, ob man bei einer objektiven, naturwissenschaftlichen Betrachtungsweise die Funktion der Augen – oder des ganzen menschlichen Wesens – richtig erfassen kann. Wer als Psychiater oder Angehöriger einer anderen Fachrichtung die Persönlichkeit des Menschen untersucht, kann sich diese begrenzte Betrachtungsweise nicht leisten. Wir müssen auch die expressive Natur des Menschen untersuchen, und die Art, wie wir ihn betrachten, entscheidet nicht nur darüber, wie wir ihn begreifen, sondern auch darüber, wie er auf uns reagiert.

Die Körpersprache enthält die Weisheit vieler Generationen. Ich bezweifle nicht, daß die Feststellung, die Augen seien der Spiegel der Seele, voll und ganz zutrifft. Wann immer wir in Augen blicken, haben wir sofort diesen *Eindruck*, und er entspricht meiner Meinung nach dem *Ausdruck*, den wir sehen. Wir können es auch poetischer ausdrücken und sagen, daß die Augen die Fenster des Körpers sind, da sie dessen Gefühle offenbaren. Doch wie alle Fenster kann man sie durch Jalousien oder Vorhänge uneinsehbar machen; dann zeigen sie nichts. Wenn die Jalousien aber geöffnet sind, kann man in den betreffenden Menschen hineinblicken. Augen können einen leeren oder abwesenden Blick haben. Leere Augen vermitteln einem den Eindruck: Hier ist niemand. Diesem Blick begegnet man häufig in den Augen schizoider Menschen. Wenn man in solche Augen blickt, hat man von ihrem Besitzer oft den Eindruck innerer Leere. Ein abwesender Blick zeigt an, daß der Besitzer weit fort, ganz woanders ist. Wir können ihn nur dann wieder zurückholen, wenn wir seine Aufmerksamkeit erregen. Bei seiner Rückkehr schließt er Augenkontakt mit uns, sobald er den Blick auf uns richtet.

Die Augen beginnen zu glänzen, wenn ein Mensch erregt wird, und werden stumpf, sobald die innere Erregung abklingt. Wenn man die Augen als Fenster auffaßt (wie wir noch sehen werden, sind sie viel mehr als das), kann man folgern, daß das Licht, das sich in ihnen zeigt, ein Widerschein der inneren Flamme ist, die im Körper brennt. Bei einem Fanatiker, der von seinem inneren Feuer verzehrt wird, sprechen wir zum Beispiel von brennenden oder glühenden Augen. Es gibt auch lachende Augen, weinende Augen, funkelnde Augen, blitzende Augen, und manche Menschen haben sogar Sterne in den Augen. Am häufigsten sieht man jedoch Kummer und Furcht in den Augen seiner Mitmenschen.

Die Ausdruckskraft der Augen läßt sich zwar nicht von der gesamten Augenpartie und dem Gesicht trennen, aber der eigentliche Ausdruck richtet sich großenteils danach, was im Auge selbst geschieht. Die physiologischen Vorgänge, die den Ausdruck der Augen bestimmen, sind noch unbekannt. Wir wissen allerdings, daß die Pupillen größer werden, wenn man Schmerzen oder Angst hat, und daß sie sich verkleinern, wenn man Freude oder Lust empfindet. Durch die Verengung der Pupillen vergrößert sich der Brennpunkt. Wenn sich die Pupillen erweitern, wird das periphere Gesichtsfeld größer, während der Brennpunkt unschärfer wird. Diese Reaktionen werden vom autonomen Nervensystem gesteuert, erklären aber nicht die oben genannten subtilen Phänomene.

Die Augen haben im Grunde eine doppelte Funktion, denn sie dienen nicht nur als Sehorgan, sondern auch als Kontaktorgan. Wenn sich die Augen zweier Menschen treffen, meinen die beiden einen körperlichen Kontakt zu spüren. Die Art des Kontaktes richtet sich natürlich nach dem Blick der Augen. Er kann so hart und stark sein, daß er sich wie ein Schlag ins Gesicht anfühlt, doch er kann auch weich und zart wie eine Liebkosung sein. Er kann durchdringend oder erotisch sein. Man kann in einen Menschen hineinsehen, durch ihn hindurchsehen, ihn übersehen und an ihm vorbeisehen. Das Betrachten hat eine aggressive oder aktive Komponente – man »vereinnahmt« etwas mit den Augen. Kontakt ist eine Funktion des Betrachtens. Das bloße Sehen ist dagegen ein mehr passiver Prozeß, bei dem man die visuellen Reize ins Auge dringen und ein Bild schaffen läßt. Nur beim Betrachten drückt sich ein Mensch aktiv mit den Augen aus.

Der Augenkontakt gehört zu den stärksten und intimsten Arten des Kontakts zwischen zwei Menschen. Da er eine Form des Berührens darstellt, werden die Gefühle bei ihm auf einer umfassenderen Ebene kommuniziert als beim verbalen Kontakt. Aus diesem Grund kann er auch außerordentlich erregend sein. Wenn sich zum Beispiel die Augen eines Mannes und einer Frau begegnen, kann diese Erregung so stark sein, daß sie die beiden Körper bis zum Unterleib und zum Geschlechtsorgan durchläuft. Ein solches Erlebnis charakterisiert man mit der Redensart »Liebe auf den ersten Blick«. Die Augen sind dabei weit geöffnet und einladend oder auffordernd, und der Blick hat eine erotische Qualität.

Wahrscheinlich ist der Augenkontakt der wichtigste Einzelfaktor in der Beziehung zwischen Eltern und Kindern, besonders in der Beziehung zwischen einer Mutter und ihrem Baby. Man kann zum Beispiel beobachten, daß ein Kleinkind beim Stillen regelmäßig aufblickt, um Augenkontakt mit der Mutter herzustellen. Wenn die Mutter liebevoll reagiert, empfinden beide Lust an der körperlichen Nähe, und dieses Lustgefühl verstärkt die Sicherheit und das Zutrauen des Kindes. Das ist natürlich nicht die einzige Situation, in der ein Kind sich um Augenkontakt mit der Mutter bemüht. Jedesmal, wenn eine Mutter in das Zimmer ihres Kindes tritt, wird dieses die Augen heben und ihren Blick suchen – in freudiger oder angstvoller Erwartung dessen, was der Augenkontakt bringen wird. Wenn eine Mutter ihr Kind nicht oft und lange genug anblickt, wird der mangelnde Augenkontakt als Zurückweisung empfunden und führt zu einem Gefühl der Isolation.

Gleichgültig, auf welche Weise Eltern ihr Kind anblicken – der Blick wird sich auf die Gefühle des Kindes auswirken und kann sein Verhalten tiefgreifend beeinflussen. Wie ich schon sagte, sind Blicke viel wirksamer als Worte. Oft strafen sie die Worte sogar Lügen. Eine Mutter mag ihrem Kind erzählen, sie liebe es, doch wenn ihr Blick dabei kalt und distanziert und ihre Stimme flach oder hart ist, wird dem Kind nicht die Empfindung der Liebe vermittelt. Es kann sogar das Gegenteil fühlen. Dadurch entsteht ein Zustand der Verwirrung, der durch eine neurotische Reaktion beendet wird: Das Kind wendet sich von seinen eigenen Empfindungen ab, weil es unbedingt den Worten glauben will. Die Persönlichkeit eines Kindes leidet nicht nur durch haßerfüllte Blicke; die verführerischen Blicke eines Elternteils sind noch schwerer zu verkraften. Ein verführerischer oder erotischer Blick eines Elternteils kann die Sexualität des Kindes anregen und zur Entstehung eines inzestuösen Bandes zwischen den beiden führen. Ich bin sicher, daß die meisten inzestuösen Beziehungen mehr auf Blicken als auf Taten beruhen. Viele Menschen vermeiden Augenkontakt, weil sie fürchten, daß ihre Augen zuviel verraten könnten. Es ist ihnen peinlich, einen anderen ihre Gefühle sehen zu lassen, und deshalb wenden sie entweder den Blick ab oder blicken bewußt ausdruckslos drein, beinahe leer. In diesem Zusammenhang sei erwähnt, daß bei manchen Naturvölkern die Redewendung »Ich sehe dich« als Grußformel benutzt wird. Da Augenkontakt eine Form von Intimität ist, kann er einen sexuellen Beigeschmack haben. Die »Anerkennung« eines anderen Menschen ist erst möglich, wenn man auch sein bzw. ihr Geschlecht anerkennt.

Weil die Augen einen so wichtigen Kommunikationsweg bilden, fördern viele neuere Formen der Gruppentherapie den Augenkontakt zwischen den einzelnen Mitgliedern der Gruppe durch spezielle Übungen. Wir arbeiten bei der bioenergetischen Gruppentherapie mit ähnlichen Übungen. Die meisten Patienten finden sie sehr nützlich, weil sie »mehr Gefühl in ihre Augen bringen« und damit zu ihrer Vitalisierung beitragen.

Ich bemühe mich immer wieder darum, Augenkontakt mit meinen Patienten herzustellen. Damit verfolge ich eine doppelte Absicht. Erstens kann ich besser erkennen, was von einem Moment zum anderen geschieht, und zweitens hat der Patient dann das beruhigende Gefühl, daß ich bei ihm bin. Wenn man bei einer Gruppentherapie oder Einzelbehandlung mit Augenkontakt arbeitet, darf man den Kontakt allerdings nicht mechanisch schließen. Es muß immer ein gewisses Maß an Spontaneität vorhanden sein, damit die Geste aufrichtig ist. Das erreicht man, indem man den Kontakt nur kurz herstellt – ein Blick, eine Berührung, aufblitzendes Verständnis, und dann wendet man die Augen wieder ab. Jeder Augenkontakt, der über eine gewisse – sehr kurz bemessene – Zeit hinweg ausgedehnt wird, ist unnatürlich oder anstrengend. Dann wirkt der Blick erzwungen und mechanisch.

Augen und Persönlichkeit

Die Augen sind der Spiegel der Seele, weil sie die Energieprozesse des Körpers unmittelbar und unverzüglich reflektieren. Wenn ein Mensch energetisch aufgeladen ist, glänzen seine Augen – ein Zeichen für seine gute Gesundheit. Sobald sich der Energiespiegel senkt, wird der Glanz in den Augen schwächer. Beim Tod werden die Augen glasig. Auch zwischen einer Energieladung der Augen und der Sexualität besteht ein Zusammenhang. Ich spreche hier nicht von der genitalen Erregung, die sich ebenfalls auf die Augen auswirkt. Die Sexualität ist ein gesamtkörperliches Phänomen und zeigt an, in welchem Ausmaß sich ein Mensch mit seinem Geschlechtsleben identifiziert. Bei einem sexuell ausgeglichenen Menschen ist der Energiefluß konstant, und die peripheren Kontaktpunkte zur Welt sind ständig geladen. Wie ich bereits erwähnte, handelt es sich bei diesen Punkten um die Augen, die Hände, die Füße und das Geschlechtsorgan.

Wer »gut geerdet« sein möchte, muß sich nicht zuletzt mit seiner Sexualität identifizieren. Jede Tätigkeit oder Übung, mit der man das Gefühl steigert, daß man gut geerdet ist, vermehrt die Ladung in den Augen. Man kann die Funktionsweise der Augen verbessern, indem man den Kontakt mit den Beinen und dem Boden intensiviert. In dieser Hinsicht leisten die verschiedenen Übungen in »Erden« sehr gute Dienste. Viele meiner Patienten haben nach ausgiebiger Arbeit mit den Beinen erklärt, ihr Sehvermögen habe sich so weit verbessert, daß ihnen die Gegenstände im Raum jetzt klarer und deutlicher vorkämen. Wenn ein Mensch nicht mit beiden Beinen fest auf der Erde steht, sieht er nicht mehr richtig, was ringsum geschieht – seine Illusionen blenden ihn.

Diese Erwägungen stützen die Annahme, daß der Grad der Energieladung in den Augen ein Maßstab für die Stärke des Ichs ist. Ein

Mensch mit einem starken Ich besitzt die Fähigkeit, einem anderen Menschen gerade in die Augen zu sehen. Es fällt ihm leicht, weil er seiner selbst sicher ist. Einem anderen Menschen in die Augen zu blicken, ist ein Akt der Selbst-Durchsetzung – wie das Blicken als solches eine Form des Selbst-Ausdrucks ist. Instinktiv sind wir uns dieser Tatsachen alle bewußt. Um so erstaunlicher ist es, daß man den Augen in den meisten Persönlichkeitsstudien so wenig Beachtung geschenkt hat.

Wenn wir die Beziehung zwischen den Augen und der Persönlichkeit weiter klären wollen, müssen wir als nächstes untersuchen, wie die Vertreter der verschiedenen Charakterstrukturen blicken. Jede Charakterstruktur hat nämlich einen typischen Blick, der dem Beobachter zwar nicht unbedingt auffällt, aber trotzdem so ist, daß er als Diagnosehilfsmittel dienen kann. Das gilt besonders für schizophrene Menschen, deren Augen einen »fernen« Blick haben. Sobald man ihn in den Augen eines andern bemerkt, weiß man, daß er »weggetreten« ist oder »wegtreten« kann.

Bevor ich die Blicke schildere, die ich mit den einzelnen Charaktertypen verbinde, möchte ich noch betonen, daß die Betreffenden keinesfalls *immer* so blicken und daß ein Mensch, der nur gelegentlich so blickt, deshalb noch nicht in die diesbezügliche Charaktergruppe gehören muß. Uns geht es darum, den *typischen* Blick zu beschreiben.

Der schizoide Charakter: Der typische Blick wirkt leer oder ausdruckslos. Für diese Persönlichkeit ist spezifisch, daß den Augen das Gefühl fehlt. Wenn man von einem Schizoiden angeblickt wird, spürt man sofort, daß kein richtiger Kontakt entsteht.

Der orale Charakter: Der typische Blick ist flehend – der orale Mensch fleht um Liebe, Schutz oder Geborgenheit. Manchmal wird der Blick durch eine pseudo-selbständige Haltung kaschiert, doch er bricht oft genug durch, um die orale Persönlichkeit kenntlich zu machen.

Der psychopathische Charakter: Für diese Persönlichkeit sind zwei Blicke typisch, die den beiden psychopathischen Einstellungen oder Haltungen entsprechen. Der eine Blick ist zwingend oder durchdringend; man begegnet ihm bei den Psychopathen, die das Bedürfnis haben, andere zu lenken oder zu beherrschen. Die Augen fixieren einen, als ob sie einem den Willen ihres Besitzers aufzwingen wollten. Der andere typische Blick ist sanft, verführerisch oder verlockend und soll denjenigen, auf den er gerichtet wird, dazu verleiten, sich dem psychopathischen Menschen hinzugeben.

Der masochistische Charakter: Sein typischer Blick ist leidend oder schmerzlich. Das wird jedoch häufig durch einen verwirrten Ausdruck kaschiert. Der Masochist sitzt in einer Falle, und mit diesem Gefühl hat er mehr Kontakt als mit dem Leid, das allem zugrunde liegt. Sadomasochistische Persönlichkeiten – also die Masochisten, deren Persönlichkeit zugleich eine starke sadistische Komponente hat – haben kleine, hart blickende Augen. Man kann das als »Umkehrung« des normalen masochistischen Auges deuten, das weich und traurig wirkt.

Der rigide Charakter: Diese Persönlichkeit hat im allgemeinen durchdringend wirkende, glänzende Augen. Wenn die Rigidität besonders ausgeprägt ist, wirken die Augen hart, ohne jedoch an Glanz zu verlieren. Die Härte ist eine Abwehrbastion gegen die Traurigkeit, die unter der Oberfläche des rigiden Charakters liegt und mit dem Gefühl der versagten Liebe verbunden ist. Im Gegensatz zum masochistischen Charakter kompensiert der rigide Mensch seinen Blick mit einer betont aggressiven Haltung, die sich sowohl in seinem Auftreten als auch in seinen Augen äußert.

Ich sollte vielleicht noch einige Bemerkungen über meine eigenen Augen machen. Ich habe immer geglaubt, mein rechtes Auge sei »stärker«, sähe also besser als das linke. Es hat einen entschlosseneren Blick, mit dem ich mich lieber identifiziere. Vor einigen Jahren erfuhr ich zu meiner Überraschung bei einem Sehtest, daß dieses Auge in Wirklichkeit das schwächere war. Ich hatte gemeint, mein linkes Auge sei schwach, weil es in einer traurigen Situation oder bei starkem Wind schneller und reichlicher Tränen absonderte. Nun aber begriff ich, daß es dieser Eigenschaft seine Sehschärfe verdankte, während mein scheinbar stärkeres rechtes Auge ständig gegen die Emotionen der Traurigkeit ankämpfte. Diese persönliche Erfahrung machte mir bewußt, wie eng der Gefühlsausdruck in den Augen mit der Sehfunktion zusammenhängt und wie sehr er diese beeinflußt.

Ich habe praktisch noch nie eine Brille getragen, obgleich ich schon längst das Alter erreicht habe, in dem angeblich jedermann eine Lesebrille braucht. Als ich vierzehn war, hatte ich jedoch eine Brille verschrieben bekommen. Bei einer Reihenuntersuchung in der Schule konnte ich einen oder zwei Buchstaben auf der untersten Zeile der Tabelle nicht genau erkennen. Daraufhin wurden meine Augen gründlicher untersucht, und das Ergebnis war das Brillenrezept. Man sagte mir nicht, welche Sehstörung ich eigentlich hatte. Heute nehme ich an, daß ich weitsichtig war.

Ich bekam damals die Brille, weigerte mich jedoch standhaft, sie außer beim Lesen aufzusetzen, und trug sie in der Schulmappe mit mir herum. Ich hegte einen ausgesprochenen Widerwillen gegen Brillen. Schon nach wenigen Tagen verlor ich die Brille – was vermutlich auf meine Einstellung zu ihr zurückzuführen war. Meine Mutter, die sich übertriebene Sorgen um meine Gesundheit machte, bestand darauf, daß ich mir eine neue kaufte. Da ich ihr nichts abschlagen konnte, tat ich es. Doch auch die zweite Brille hielt es nicht lange bei mir aus. Nach ein paar Tagen war sie auf geheimnisvolle Weise verschwunden. Eine dritte Brille überstieg die Finanzkraft meiner Eltern, und deshalb fand meine Mutter sich trotz aller Besorgnis damit ab, daß ich fürderhin brillenlos durchs Leben ging.

Die ausgezeichnete Sehkraft, die ich heute habe, beruht sicher auf meiner Gewohnheit, viel in der Sonne zu lesen und zu lernen; außerdem hängt sie bestimmt mit meiner – in der Therapie entwickelten – Fähigkeit zusammen, zu weinen und meine Gefühle offen auszudrücken. Ich habe die Sonne und das strahlende klare Licht wolkenloser Tage schon immer geliebt. Wie nützlich das war, begriff ich erst vor einigen Jahren, als ich erfuhr, daß viele Anhänger der Bates-Augentrainingsmethode an schönen warmen Tagen in die Sonne blicken und (mit geschlossenen Augen) über ihre Persönlichkeit meditieren, um Kurzsichtigkeit zu heilen. Heute *sehe* ich, daß ich damals das Bedürfnis hatte, scharf und deutlich zu sehen. Sehen heißt für mich glauben, und ich würde mich als einen visuell orientierten Menschen charakterisieren. Das mag nicht zuletzt mein Interesse für den körperlichen Ausdruck erklären.

Augenbeschwerden und Bioenergetik

Die Kurzsichtigkeit ist das häufigste Augenleiden – sie ist so weit verbreitet, daß sie statistisch gesehen beinahe als normal anzusehen ist. Insofern kann man sie mit Schmerzen im unteren Rücken und Depressionen vergleichen, also mit Beschwerden, die nach Ansicht vieler Fachleute in unserer Zivilisation ebenfalls »normal« sind, solange sie nicht zu Arbeitsunfähigkeit oder gar Bettlägerigkeit führen.

Viele Brillenträger sind sich darüber klar, daß die Brille ihre Sehkraft zwar in einem mechanischen Sinn verbessert, den Augenausdruck und Augenkontakt aber behindert oder gar blockiert. Ich bitte meine Patienten, die eine Brille tragen, bei jeder Sitzung, die Brille abzunehmen, damit ich den Ausdruck in ihren Augen besser lesen und leichter Augenkontakt mit ihnen herstellen kann. Manche Patienten sehen mich dann allerdings nur noch verschwommen, was natürlich ein Problem ist. Ich schließe in solchen Fällen einen Kompromiß: Solange sie mit mir reden, dürfen sie die Brille aufbehalten, aber wenn wir körperlich arbeiten, müssen sie sie abnehmen. Kontaktlinsen haben im Prinzip die gleiche Wirkung wie Brillen, nur nicht so ausgeprägt.

Meiner Überzeugung nach ist Kurzsichtigkeit eine Funktionsstörung der Augen, die sich als Verzerrung des Augapfels körperlich strukturiert hat. Sie unterscheidet sich also nicht von den anderen körperlichen Verzerrungen, die durch chronische Muskelspannungen verursacht werden. In vielen Fällen kann man die Verzerrung weitgehend beseitigen, wenn man die Spannungen lockert. Ich habe oft erlebt, wie die bioenergetische Behandlung und die bioenergetischen Übungen erhebliche körperliche Veränderungen bewirkten. Und ich kenne einen Fall, wo die Kurzsichtigkeit mit der Bates-Methode völlig geheilt wurde. Die Arbeit mit kurzsichtigen Augen ist insofern sehr schwierig, als man die verspannten Augenmuskeln weder ertasten noch drücken kann. Die Schwierigkeit der Bates-Methode besteht darin, daß man sich bei ihr hundertprozentig für ein intensives Programm von Augenübungen engagieren muß, was viele Leute einfach nicht schaffen. Trotz dieser praktischen Schwierigkeiten kann man weitgehende Heilerfolge bei kurzsichtigen Augen erzielen.

Die Bioenergetik befaßt sich mit dem Körperbau und versucht, ihn durch die dynamischen Kräfte zu erklären, die ihn geschaffen haben. Reich hat einmal erklärt, der Bau bzw. die Struktur sei »eingefrorene Bewegung«. Diese Feststellung ist zwar sehr allgemein und philosophisch, hat aber in Fällen, in denen sich der Körperbau aufgrund sogenannter psychologischer Traumata entwickelt, auch eine praktische Bedeutung. Das gilt zum Beispiel für das kurzsichtige Auge, das meist weit geöffnet und etwas starr ist. Der Augapfel ist nicht sehr beweglich. Die Augenmuskeln sind kontrahiert und verspannt. Wenn wir imstande sind, die Beweglichkeit des Auges wiederherzustellen, können wir seinen kurzsichtigen Zustand erheblich bessern. Zu diesem Zweck muß man jedoch seinen Ausdruck verstehen. Der Blick aus weitgeöffneten Augen und die oft etwas vorstehenden (»glotzenden«) Augäpfel, die für stark kurzsichtige Menschen typisch sind, stellen einen Ausdruck der Furcht dar. Große Furcht kann diesen Blick sogar bei Menschen hervorrufen, die nicht an Kurzsichtigkeit leiden. Der Kurzsichtige *spürt* jedoch keine Furcht und ist sich auch nicht über irgendeinen Zusammenhang zwischen seinen Augen und seinen Gefühlen klar. Der Grund? Seine Augen befinden sich in einem partiellen Schockzustand, und deshalb können sich keine Emotionen in ihnen abzeichnen.

Die Furcht ist unschwer zu erklären. Wenn ein Kind einen zornigen oder haßerfüllten Blick seiner Mutter auffängt, bekommt sein Körper einen Schock, der sich besonders in den Augen bemerkbar macht. Derartige Blicke vom Vater oder von der Mutter sind förmlich »ein Schlag ins Gesicht«. Viele Mütter sind sich noch nicht einmal bewußt, wie sie ihre Kinder anblicken. Ich habe einmal beobachtet, wie eine Mutter ihrer Tochter in meiner Praxis einen so bitterbösen Blick zuwarf, daß selbst ich einen Schreck bekam. Die Tochter dagegen achtete nicht weiter darauf; vielleicht war es für sie bereits etwas Alltägliches, und die Mutter schien den Blick schon bald vergessen zu haben. Ich konnte mir jedoch lebhaft vorstellen, daß das Persönlichkeitsproblem der Tochter etwas mit diesem Blick zu tun hatte. Das Mädchen war kurzsichtig. Es hatte jedes Bewußtsein für den Augenausdruck der Mutter blockiert, aber seine Augen waren vor Furcht weit geöffnet.

Alle Regungen der Furcht oder Angst lösen einen momentanen Schock im Organismus aus. Furcht- und Schockzustände rufen Kontraktionen im Körper hervor. Gewöhnlich löst der Körper die Kontraktion durch irgendeinen heftigen Ausbruch wieder auf – durch Weinen, Schreien oder Zorn. Diese Reaktionen befreien ihn vom Schock bzw. von der Furcht, und die Augen können anschließend wieder normal blicken. Wenn aber die Kontraktion nicht gelöst wird? Das kann zum Beispiel passieren, wenn der Zorn oder Haß der Mutter durch das Weinen oder Schreien des Kindes nur noch weiter angestachelt wird oder wenn das Kind ihren haßerfüllten Ausdruck permanent wahrnimmt.

Muß ein Kind ständig damit rechnen, daß es von Vater oder Mutter böse angeschaut wird, so neigen seine Augen früher oder später dazu, vor Furcht ständig weit geöffnet zu sein. Weit geöffnete Augen vergrößern – wie schon gesagt – das periphere Gesichtsfeld, verkleinern aber das zentrale. Um schärfer sehen zu können, muß das Kind die Augen bewußt verengen, wodurch sie belastet und verkrampft werden. Es gibt noch eine andere Begleiterscheinung. Furchtsame Augen tendieren dazu, nach oben zu rollen. Das Kind muß auch diese Tendenz mit einer Willensanstrengung bekämpfen, wenn es scharf sehen will. Diese Belastung kann allerdings nicht endlos lange ertragen werden. Einmal ermüden die Augenmuskeln, und das Kind versucht nicht mehr, »in die Welt hinauszublicken«.

Wenn diese Versuche aufgegeben werden, beginnt die Kurzsichtigkeit. Der Zeitpunkt hängt natürlich noch von vielen anderen Faktoren ab – etwa davon, wieviel Energie das Kind hat und welchem Ausmaß von Streß es zu Hause ausgesetzt ist. In vielen Fällen fängt der Rückgang der Sehkraft im Alter von zehn bis vierzehn Jahren an, wenn die einsetzende Sexualität alte Konflikte reaktiviert und neue schafft. Die Bemühung, deutlich zu sehen, schlägt fehl, und die Augen werden abermals vor Furcht weit geöffnet. Diesmal handelt es sich jedoch um eine unspezifische Furcht. Auf einer tieferen Persönlichkeitsstufe wird ein neuer Abwehrmechanismus entwickelt. Die Muskeln an der Kopfbasis, besonders die Muskeln in der Hinterhauptgegend und um das Kinn, ziehen sich zusammen und schneiden den Gefühlsfluß zu den Augen ab. Diesen Spannungsring findet man bei allen Kurzsichtigen. Psychologisch gesehen zieht sich das Kind in eine kleinere, fester umrissene Welt zurück und schließt gewissermaßen die Jalousien, damit die störenden Elemente der größeren Welt nicht mehr eindringen können.

Da sich kurzsichtige Augen in einer Art Schockzustand befinden, sind spezielle Augenübungen, wie sie die Bates-Methode bietet, zwar notwendig und nützlich, können das Problem aber kaum vollständig lösen. Sie würden viel mehr ausrichten, wenn man gleichzeitig die Verspannungen löste, damit mehr Energie und Erregung in die Augen strömen kann. Am wichtigsten ist es, gegen die Furcht anzugehen, die den Beschwerden zugrunde liegt. Der Patient muß diese Furcht spüren, erleben und austragen, um sich von ihr zu befreien. Unter diesem Gesichtspunkt packt die Bioenergetik das Problem der Kurzsichtigkeit an. Ein großes Hindernis besteht darin, daß die meisten Patienten noch viele andere Probleme und damit verbundene chronische Muskelspannungen haben, um die sich der Bioenergetik-Therapeut ebenfalls kümmern muß. Deshalb kann er den Augenbeschwerden meist nicht die Aufmerksamkeit zuwenden, die sie verdienen.

Was ich über die verschiedenen Abwehrmechanismen sagte, sollte auch plausibel machen, daß es Fälle gibt, in denen sich keine Kurzsichtigkeit entwickelt, obwohl alle ursächlichen Faktoren vorhanden sind. Viele meiner Patienten haben in ihrem Leben genausoviel oder mehr Furcht erfahren, wurden aber nicht kurzsichtig. Ich glaube nicht, daß der Unterschied erblich bedingt ist. Wenn die feindselige oder abweisende Haltung eines Elternteils einen noch größeren Schock beim Kind auslöst, wirkt sich das nicht nur auf die Augen, sondern auf den gesamten Körper aus. Es entwickelt sich eine Lähmung, die alles Fühlen auf einer tieferen Persönlichkeitsstufe reduziert und alle Formen des Selbst-Ausdrucks hemmt. Das kann man zum Beispiel bei schizoiden Menschen beobachten. Ihr Energiespiegel ist gesenkt, sie atmen weniger, und ihre Motilität ist schwächer. Der Konflikt hat sich von der Augenpartie auf den gesamten Körper ausgedehnt. Die Augen bleiben scheinbar verschont, weil der Betreffende nicht nur die sichtbare Welt, sondern auch seine persönliche Welt ausgesperrt hat. In vielen Fällen sind die Augen des Schizoiden also nicht kurzsichtig, aber sie sind auch nicht expressiv. Da die Sehfunktion aufrechterhalten werden mußte, wurde sie von der Ausdrucksfunktion losgelöst.

Die Bioenergetik behandelt Augenbeschwerden allgemein und gezielt. Allgemein heißt, daß der Energiespiegel des Patienten durch freieres und tieferes Atmen gesteigert werden muß, was auch bei Motilitätsproblemen und Schwierigkeiten beim stimmlichen Ausdruck gemacht wird. Dadurch intensiviert man nicht nur die körperlichen Empfindungen und Gefühle, sondern sorgt ebenso für die zusätzliche Energie, die zur Ladung der peripheren Kontaktpunkte zur Welt – einschließlich der Augen – nötig ist. Atmen hat eine positive Wirkung auch auf die Augen. Nach den verschiedenen Übungen, mit denen die Atmung verbessert wurde, bekamen die meisten Patienten viel glänzendere Augen, als sie vorher gehabt hatten. Wie ich bereits erwähnt habe, berichten die Patienten oft selbst, daß ihre Sehkraft besser geworden ist. Die Übungen in »Erden« tragen zusätzlich zu diesem Prozeß bei.

Die gezielte bioenergetische Behandlung von Augenbeschwerden setzt voraus, daß man die Energiekanäle zu den Augen genau kennt. Es gibt zwei solcher Kanäle, die ich beschreiben und in einer Zeichnung darstellen möchte. Der eine läuft an der Vorderseite des Körpers hoch, und zwar vom Herzen durch die Kehle und durch das Gesicht bis zu den Augen. Die hier fließende Energie ruft ein Gefühl der Sehnsucht nach Kontakt hervor und erregt den Wunsch, mit den Augen »nach außen zu greifen«, um zu spüren und zu berühren. Dieses Gefühl ruft einen sanften Blick hervor. Der zweite Kanal führt am Rücken hoch und läuft um den Schädel zur Stirn und in die Augen. Die hier fließende Energie verleiht dem Blick eine aggressive Komponente, die zum Beispiel zu der Redewendung »mit den Augen verschlingen« geführt hat. Normalerweise sind beide Komponenten in unterschiedlichem Ausmaß vorhanden. Wenn die sanfte, zärtliche Komponente, die mit Sehnsucht oder Verlangen einhergeht, abgeschnitten wird, wirkt der Blick hart und durchdringend, oft sogar feindselig. Er kann so hart und angriffslustig sein, daß der Angeblickte das Gefühl hat, er werde fortgestoßen. Wenn die aggressive Komponente nur schwach ausgeprägt ist, wird der Blick geradezu flehend, kann jedoch nicht richtig bis zu dem anderen Menschen vordringen: Er rührt ihn nicht an, bewegt ihn nicht. Zum guten Augenkontakt gehören *beide* Komponenten.

Die folgende Zeichnung weist außer den beiden genannten Kanälen noch einen dritten auf, der unter dem Gehirn verläuft und die Sehzentren direkt mit der Netzhaut verbindet. Diese drei Kanäle lassen sich im Augenblick zwar noch nicht objektiv nachweisen, aber es gibt subjektive Erfahrungen und klinische Anhaltspunkte, die für ihr Vorhandensein sprechen. Viele Patienten berichten, daß sie nach

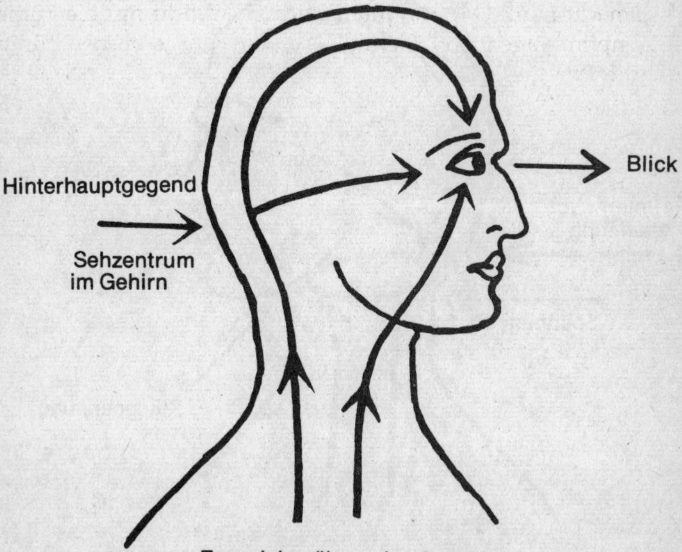

Energiekanäle zu den Augen

verschiedenen bioenergetischen Übungen fühlten, wie eine spürbare Energieladung in den Kanälen zu den Augen floß. Die Beobachtung, daß die Augen von Patienten nach solchen Übungen glänzender, aufgeladener und kontaktintensiver werden, bestätigt diese Angaben.

Wenn die Kanäle offen sind und die Ladung ungehindert in die Augen fließt, entspannen diese sich, und man befindet sich in einem ausgeglichenen, beinahe lustvollen Zustand, der sich in einer glatten Stirn, in gesenkten Augenbrauen, kleinen Pupillen und gutem Brennpunktsehen äußert.

Die nächste Zeichnung zeigt, wie durch Angst große Energiemengen aus den Augen abgezogen werden können. Der Energieabzug ruft den typischen Ausdruck der Furcht hervor. Wenn die aggressive Komponente in ihren Hinterkopfkanal zurückgeleitet wird, geschieht folgendes: Die Augenbrauen ziehen sich hoch, und die Augen öffnen sich weit. Wenn die Furcht sehr groß ist, spürt man manch-

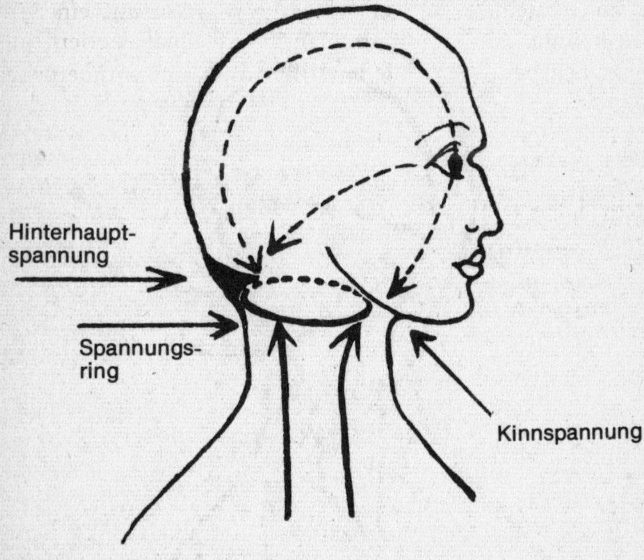

mal, wie sich die Haare sträuben und wie sich die äußeren Hautschichten der Nackenpartie zusammenziehen. Der Abzug der zärtlichen Komponente bewirkt, daß der Unterkiefer herunterfällt und der Mund sich weit öffnet. Wenn diese Komponente nur momentan abgezogen wird, fließt die Energie schnell in die Augen zurück, und die Gesichtszüge lockern sich wieder. Wenn sich die Furcht jedoch als chronische Erwartungshaltung im Körper strukturiert, wird die Energie von dem Spannungsring um die Kopfbasis blockiert. Dann muß man sich bewußt anstrengen, um seine Augen auf einen bestimmten Punkt zu richten bzw. zu konzentrieren, was eine starke Belastung des Augapfels und der Augenmuskeln bedeutet. Man beißt dabei auch angestrengt die Zähne zusammen, um das Angstgefühl zu überwinden. Wer die Zähne zusammenbeißt, will damit sagen: »Ich werde nicht zulassen, daß ich Angst habe.« Die Anstrengung schafft jedoch einen inneren Konflikt zwischen dem Gefühl und der Haltung, die es ausdrückt, und dieser Konflikt vergrößert die Muskelspannung noch mehr.

Vor einigen Jahren kam ein junger Mann zu mir, der schielte. Er sah mich nur mit seinem linken Auge. Die Sehkraft seines rechten Auges war zwar normal, wurde aber unterdrückt, um doppelte Bilder zu vermeiden, weil er seine Augen nicht auf einen Punkt fixieren konnte. Als Kind hatte man ihn zweimal operiert, um das Leiden zu beheben, aber beide Eingriffe hatten nur vorübergehenden Erfolg gehabt. Sein rechtes Auge war nach außen gerichtet, und seine rechte Gesichtshälfte war ein wenig verzerrt. Ich ertastete eine starke Muskelverkrampfung an der rechten Seite der Hinterhauptgegend. Der junge Mann war der Sohn eines Psychologen, der an einem bioenergetischen Seminar für Mediziner und andere Fachleute teilnahm. Er war mitgekommen, um die Behandlung mit einem Videorecorder aufzunehmen. Das Ganze war beinahe ein Experiment. Ich wollte zunächst nämlich nur herausfinden, ob ich etwas gegen das Schielen ausrichten könnte, indem ich Druck auf die verspannte Partie am Hinterkopf ausübte. Ich drückte die verkrampften Muskeln ungefähr dreißig Sekunden fest mit den Fingern und spürte, wie sie sich lockerten. Mehrere Ärzte, die um das Bett standen und zuschauten, stellten zu ihrer Verblüffung fest, daß sich die Augen des jungen Mannes ausrichteten. Der Patient wandte sich zu mir und erklärte, sein Gesichtsfeld decke sich plötzlich, und ich bemerkte ebenfalls, daß seine Augen nicht mehr schielten. Der Erfolg war erstaunlich, hielt aber nicht an. Der Krampf kehrte wieder zurück, und das rechte Auge wanderte abermals nach außen. Ob ich bleibende Fortschritte erzielt hätte, wenn ich die Behandlung fortgesetzt hätte, weiß ich nicht. Ich sah den jungen Mann nie wieder und habe auch nie mehr an einem ähnlichen Fall gearbeitet. Ich habe es mir aber bei jeder Therapie zur Regel gemacht, die Verspannungen in der Hinterhauptgegend zu lösen, indem ich selektiven Druck auf die dortigen Muskeln ausübe, während der Patient die Augen zur Decke richtet. Ich habe feststellen können, daß diese Methode eine positive Wirkung auf die Augen hat.

Bei der Arbeit an den Augen verfolgt der Therapeut jedoch vor allem das Ziel, die blockierte Furcht in ihnen zu lösen. Ich benutze zu diesem Zweck das folgende Verfahren: Der Patient liegt mit leicht angezogenen Knien auf dem Bett. Ich fordere ihn auf, einen furchtsamen Gesichtsausdruck aufzusetzen, die Augenbrauen hochzuziehen, die Augen weit zu öffnen und den Unterkiefer hängen zu lassen. Die Hände hält er in einer Schutzhaltung ungefähr zwanzig Zentimeter vor seiner Stirn; die Handflächen sind dabei nach außen gewandt und die Finger gespreizt. Dann beuge ich mich über ihn und bitte ihn, mir in die Augen zu blicken. Mein Gesicht ist rund dreißig Zentimeter von seinem entfernt. Trotz der Tatsache, daß die Patienten eine Lage eingenommen haben, in der sie jedem Angreifer preisgegeben sind, und trotz der Tatsache, daß sie einen furchtsamen Gesichtsausdruck aufgesetzt haben, schaffen es nur wenige von ihnen, sich dem Gefühl der Angst hinzugeben. Manche blicken mich spitzbübisch lächelnd an, als wollten sie sagen: »Ich brauche gar keine Angst zu haben. Sie werden mir bestimmt nicht weh tun.« Um diesen Abwehrmechanismus des Leugnens zu durchbrechen, drücke ich mit beiden Daumen auf die Lachmuskeln, die rechts und links von den Nasenflügeln liegen. Das hindert den Patienten am Lächeln und nimmt ihm die Maske vom Gesicht.

Wenn diese Technik richtig durchgeführt wird (ich sollte vielleicht hinzufügen, daß sie eine ganze Menge Erfahrung und Geschicklichkeit erfordert), evoziert sie oft ein Gefühl der Angst und kann sogar einen Schrei hervorlocken, da die Abwehrbastion gegen die Furcht nachgibt. Wenn man den Patienten aufgefordert hat, einen Ton zu produzieren, während man drückt, kann sich der Schrei leichter lösen. Ich höre auf zu drücken, wenn der Schrei einsetzt, aber er wird in vielen Fällen trotzdem fortdauern, solange die Augen weit geöffnet sind. Es gibt sogar einige Patienten, die auf einen Ausdruck der Furcht oder Angst mit einem spontanen Schrei reagieren. Andere reagieren selbst dann nicht, wenn man Druck ausübt. Bei ihnen ist die Abwehrbastion gegen die Furcht fester verankert.

Ich sage dem Patienten, daß meine Augen besonders hart, vielleicht sogar grausam blicken, während ich drücke. Wenn er zu schreien beginnt, spüre ich förmlich, daß mein Blick weicher wird, weil ich mit dem Patienten fühle. Nach dem Schrei fordere ich ihn gewöhnlich auf, die Hände auszustrecken und mein Gesicht zu berühren. Ich habe festgestellt, daß der Schrei die Furcht löst und den

Weg für liebevolle Empfindungen freimacht. Wenn wir uns anblicken, schmelzen seine Augen oft dahin und füllen sich mit Tränen, da das Verlangen nach Kontakt zu mir (als Vater- oder Muttersatz) in ihm aufwallt. Die ganze Prozedur endet oft mit einer richtigen Umarmung, wobei der Patient herzzerreißend schluchzt.

Wie ich schon erwähnte, wirkt die Methode nicht immer. Viele Patienten fürchten sich so sehr vor ihrer Angst, daß sie sie nicht an die Oberfläche kommen lassen. Wenn sie trotzdem hochkommt, ist die Wirkung oft verblüffend. Eine Patientin erzählte mir, sie habe beim Schreien die zornigen Augen ihres Vaters auf sich gerichtet gesehen; er sei gerade im Begriff gewesen, sie zu schlagen. Ein Patient berichtete, er habe sich plötzlich an die Zeit erinnert, als er ein Jahr alt gewesen sei, und seine Mutter habe ihm einen wütenden Blick zugeworfen. Eine Frau fühlte sich durch die Lösung ihrer Furcht derart befreit, daß sie vom Bett sprang und zu ihrem Mann lief, um ihn zu umarmen; er befand sich im selben Raum. Ein anderer Patient, den ich bereits seit einiger Zeit behandelt hatte, war so erschüttert, als er seine innere Furcht auf diese Weise erlebt hatte, daß er meine Praxis halb von Sinnen verließ. Er fuhr sofort nach Haus und schlief zwei Stunden lang. Als er aufgewacht war, rief er mich an und sagte, er spüre ein Gefühl der Freude, wie er es noch nie erlebt habe. Die Freude ging unmittelbar darauf zurück, daß sich die Furcht gelöst hatte.

Es gibt noch mehrere andere Methoden, mit denen man das Gefühl in den Augen mobilisieren kann. Eine davon ist so wichtig, daß ich sie hier beschreiben sollte. Ich versuche dabei, den Patienten durch seine Augen in die Welt treten zu lassen, indem er Kontakt mit meinen Augen schließt. Er liegt in der gleichen Lage auf dem Bett wie die Patienten, bei denen ich das eben geschilderte Verfahren anwende. Ich beuge mich über ihn und bitte ihn, die Arme auszustrecken und mein Gesicht mit den Händen zu berühren. Ich lege die Daumen auf seine Augenbrauen und versuche, mit einer zarten, beruhigenden Bewegung jeden Ausdruck der Furcht oder Sorge zu entfernen, der zu einem Zusammenziehen der Brauen führen könnte. Während ich ihm – oder ihr – dabei sanft in die Augen blicke, sehe ich oft ein kleines Kind, das gleichsam hinter einem Zaun oder durch ein Loch in der Mauer zu mir blickt und hervorkommen möchte, es aber nicht wagt. Das ist das Kind, das vor der Welt versteckt wird. Manchmal sage ich zu ihm: »Komm doch heraus und spiel mit mir. Du brauchst keine Angst zu haben.« Die Reaktion ist faszinierend zu beobachten: Die Augen entspannen sich und lassen Gefühl ein, das zu mir strömt. Das kleine Kind wünscht sich verzweifelt, herauszukommen und zu spielen, hat aber gleichzeitig eine Todesangst davor, verletzt, zurückgewiesen oder ausgelacht zu werden. Es braucht meinen Zuspruch, um sich weiter vorzuwagen, und es braucht vor allem meine liebevolle Berührung. Und wie gut tut es ihm dann, wenn es herauskommt und fühlt, daß es akzeptiert wird!

Bei einer solchen Situation lassen viele Patienten das in ihnen verborgene Kind zum erstenmal seit langer Zeit hervorkommen und erkennen seine Existenz an. Sobald es bewußt anerkannt worden ist, kann man alle Ängste und Befürchtungen, die es zwangen, sich zu verstecken und seine Liebe zu betäuben, analysieren und durcharbeiten. Das Kind liebt nämlich, und es ist diese Liebe, die man nicht mit seinen Augen, seiner Stimme und seinem Körper auszudrücken wagt.

Alle diese Reaktionen werden registriert und besprochen; sie sind der beste Rohstoff für das analytische Verfahren, da sie durch unmittelbare und überzeugende Erfahrungen ausgelöst worden sind. Es kommt natürlich sehr auf das Einfühlungsvermögen des Therapeuten und auf die Ungezwungenheit an, mit der er Kontakt herstellt, berührt und sich berühren läßt. Außerdem darf er kein emotionales Engagement für die Patienten entstehen lassen. In einer solchen Situation könnte er nämlich leicht in Versuchung kommen, sein eigenes Kontaktbedürfnis am Patienten zu befriedigen. Das wäre ein tragischer Irrtum. Der Patient muß alles daran setzen, seine eigenen Bedürfnisse und Gefühle zu akzeptieren und zu bewältigen. Wenn er auch noch mit den persönlichen Gefühlen des Arztes fertig werden soll, versperrt er sich vollends den Weg zur Wiedererlangung seiner Selbst-Beherrschung. Dann reagiert er auf die Gefühle des Therapeuten, um seinen eigenen Gefühlen zu entkommen; dann meint er, das Bedürfnis des Therapeuten sei größer als sein eigenes. Letzten Endes zahlt der Patient ja dafür, daß sich die Behandlung allein um seine Probleme dreht, und ein Therapeut, der die Situation für sich ausnutzt, begeht einen groben Vertrauensbruch.

Ich möchte gleich noch eine warnende Bemerkung machen – selbst auf die Gefahr hin, daß sie dem Leser bekannt vorkommt: Obwohl der Patient sich im Lauf einer Sitzung einem infantilen Stadium nähern kann, bleibt er ein erwachsener Mensch und ist sich dieser Tatsache bewußt. Berührungen zwischen Erwachsenen haben meistens einen erotischen Beigeschmack. Man berührt ja kein Neutrum, sondern einen Mann oder eine Frau. Das ist ganz natürlich. Wenn man sich aber des Geschlechts eines Menschen bewußt ist, ist man sich auch seiner oder ihrer Sexualität bewußt. Einige Patienten bemühen sich vielleicht, dieses Bewußtsein zu verdrängen, aber das gelingt niemandem hundertprozentig. Ich weiß, daß mir viele Patientinnen sexuelle Gefühle entgegengebracht haben. Eine ganze Reihe von ihnen hat es mir selbst erzählt. Damit muß es aber sein Bewenden haben, das heißt, ich darf diese Gefühle keinesfalls erwidern. Mehr noch, meine Gefühle gehen sie nichts an, und es wäre ein unverzeihlicher Fehler, sie in die Behandlung hineinzubringen. Falls es therapeutisch ratsam ist, können wir darüber reden, aber wenn ich sie näher an mich herankommen lasse, bin ich ein schlechter Arzt. Ein Therapeut muß imstande sein, seine Gefühle zurückzuhalten – das heißt, Selbst-Beherrschung zu üben.

Ich habe wiederholt davon gesprochen, daß man sich bei bestimmten Gelegenheiten lockern, gehenlassen, hingeben muß. Zurückhaltung ist jedoch ebenso wichtig und wird in der Bioenergetik ähnlich betont. Sie wird zu den Hauptthemen des nächsten und letzten Kapitels gehören. Die Zurückhaltung, die ich meine, ist ein bewußter und willkürlicher Prozeß, der die Fähigkeit zum Lockern und Gehenlassen voraussetzt. Wenn man sich nicht gehenlassen oder hingeben kann, weil man sich unbewußt zurückhält und weil sich die Zurückhaltung im Körper strukturiert hat, ist man auch nicht zur bewußten Zurückhaltung als Ausdruck der Persönlichkeit imstande. Dann hält man sich nicht zurück, sondern wird zurückgehalten, ist also blockiert oder gehemmt.

Kopfschmerzen

Das Thema Kopfschmerzen gehört in unser Kapitel über den Selbst-Ausdruck, weil diese Beschwerden manchmal durch eine Belastung der Augen verursacht werden und, wie ich meine, immer mit einem blockierten Selbst-Ausdruck zusammenhängen. Ich bin zwar kein Fachmann für Kopfschmerzen, habe sie aber oft bei meinen Patienten und anderen Leuten behandelt. Das bioenergetische Konzept der Verspannungen bildet einen hervorragenden Ausgangspunkt zum Verständnis dieses Problems.

Ich habe bei zahlreichen Gelegenheiten vor Zuschauern demonstriert, wie man Kopfschmerzen durch das Lockern von Muskelverspannungen beheben kann. Bei öffentlichen Vorträgen fragte ich zum Beispiel, ob jemand aus dem Publikum gerade unter Kopfschmerzen litte. Gewöhnlich meldete sich mindestens ein Anwesender, und ich bat ihn, auf das Podium zu kommen, da ich versuchen wolle, seine Schmerzen zu beseitigen. Die Methode ist sehr einfach: Der Patient sitzt auf einem Stuhl, während ich an seiner Hinterhauptpartie, auf dem Schädel oder in der Gesichtsgegend nach Verspannungen taste. Dann halte ich seine Stirn mit der linken Hand fest und massiere mit der rechten Hand die verspannten Muskeln am Hinterkopf und in der Hinterhauptgegend. Nach ungefähr einer Minute halte ich den Hinterkopf mit der linken Hand fest und lockere die Gesichtspartie mit der rechten. Anschließend umfasse ich seine Kopfhaut mit beiden Händen, wobei meine Finger auf der Schädeldecke liegen, und bewege die Kopfhaut sanft von einer Seite zur anderen. An diesem Punkt erkläre ich den Zuschauern, daß ich den »zu fest angeschraubten Deckel auf seinem Kopf« losdrehe. Bisher war diese Methode immer erfolgreich, und der Behandelte erklärte danach unweigerlich, seine Kopfschmerzen seien verschwunden.

Das Verfahren wirkt allerdings nur bei Spannungskopfschmerzen. Migränekopfschmerzen sind etwas anderes und verlangen eine andere Technik. Ich werde den Unterschied gleich erläutern.

Ich habe die eben geschilderte Methode ganz zufällig entdeckt. Vor vielen Jahren besuchte ich Verwandte, die ich lange nicht mehr gesehen hatte. Sie interessierten sich für meine körperorientierte psychotherapeutische Arbeit. Ich erklärte ihnen die Rolle, die Muskelverspannungen bei emotionalen Problemen spielen; dann fiel mir ein, daß sie mich besser verstehen würden, wenn ich ihnen meine Technik demonstrierte. Nachdem ich ihnen gesagt hatte, daß die meisten Menschen erhebliche Verspannungen im Nacken haben, ging ich zu meinem Vetter, legte meine Hände auf seinen Nacken, genau unter dem Hinterkopf, und massierte die Partie sanft. Er war an dieser Stelle verspannt, was ich jedoch nur beiläufig erwähnte. Das war alles. Als wir wieder zu Haus waren, bedankte sich meine Frau mit einigen Zeilen bei der Gastgeberin. Zwei Wochen später bekam ich eine Antwort: »Ich weiß nicht, was Du mit meinem Mann angestellt hast, aber Du hast ihn von den Kopfschmerzen befreit, die ihn in den letzten fünfzehn Jahren plagten.«

Die Verspannung an der Kopfbasis läßt sich mit der Verspannung in der Lenden-Kreuzbein-Partie vergleichen. Beide treten gewöhnlich gemeinsam auf und drücken das Bedürfnis aus, die Kontrolle über den Körper aufrechtzuerhalten. Die Kopf- und Halsverspannungen sind das somatische Äquivalent des psychologischen Gebots: »Nicht den Kopf verlieren!« Das bedeutet: »Verliere nie die Kontrolle über deine Gefühle!« Die Rückenverspannungen haben die entsprechende Bedeutung für die Sexualität. Sie heißen etwa: »Laß dich nicht von deinem Unterleib beherrschen!« Die meisten von uns bemühen sich, ihre Gefühle und ihre Sexualität streng unter Kontrolle zu haben.

Lassen Sie mich noch einmal auf die Zeichnung aus dem vorigen Abschnitt zurückkommen, um zu veranschaulichen, wie ich die Ursache bestimmter Kopfschmerzen sehe.

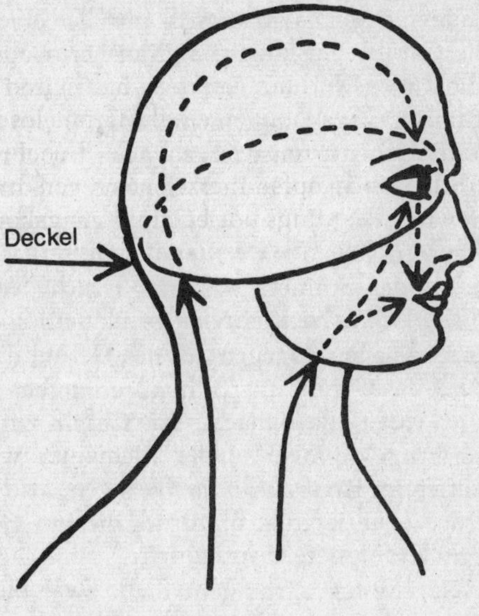

Die Skizze zeigt den Kanal, in dem die Energie oder Erregung vom Rücken durch den Kopf bis in die Augen und zu den oberen Zähnen fließt. Dieser Fluß befördert die aggressive Komponente aller Gefühle. Wir brauchen ihn zum Beispiel, wenn wir aktiv Augenkontakt herstellen oder etwas hinausschreien wollen. Wenn wir unsere Aggressionen mit einem Deckel verschließen, staut sich unter dem Deckel unweigerlich ein starker Druck an, der Kopfschmerzen verursacht.

Der Deckel ist natürlich bildlich gemeint. Er besteht aus Verspannungen. In manchen Fällen ist die ganze Oberseite des Kopfes so verspannt, daß sie genau wie ein Deckel wirkt. Dann empfindet man die Kopfschmerzen im gesamten Schädel. In anderen Fällen läuft in Höhe der Stirn ein Spannungsband um den Kopf, das aggressive Impulse daran hindert, durchzukommen. An diesem Band staut sich Druck an, und man spürt den Schmerz im allgemeinen in der Stirnpartie und gelegentlich am Hinterkopf. Wenn die Verspannungen gelöst werden, verschwinden die Kopfschmerzen.

Man kann die Kopfschmerzen auch lindern, indem man das blokkierte Gefühl *ausdrückt*. Menschen mit chronischen Kopfschmerzen wissen allerdings nur sehr selten, welche Gefühle sie unbewußt blockieren. Im allgemeinen ist man sich nur bei einem bewußten Konflikt über die Gefühle im klaren, die ihn verursachten. Das bedeutet, daß sie die Tiefenschichten verlassen haben und an der Oberfläche des Bewußtseins angekommen sind. Man meint dann manchmal, der Kopf werde sogleich zerspringen, aber das ist nicht dasselbe Empfinden wie bei permanenten Kopfschmerzen. Diese gehen auf unbewußte Kräfte zurück; sowohl das Gefühl als auch die Verspannung, die es blockiert, liegen *unter* der Bewußtseinsschicht. Alles, was man spürt, ist der Schmerz, den der Druck verursacht. Das erklärt, weshalb Kopfschmerzen jahrelang andauern können.

Migräneschmerzen gehen dagegen auf das Gefühl der Sehnsucht, genauer gesagt, auf das Gefühl unerfüllten Verlangens zurück; diese Erfahrung habe ich jedenfalls gemacht. Das Gefühl wird hauptsächlich von den Arterien getragen. Jeder Mediziner weiß, daß bei Migräne die Arterien im Kopf zusammengezogen, also verengt sind und daß der daraus resultierende Blutdruck die intensiven pochenden oder pulsierenden Schmerzen hervorruft.

Das erotische Gefühl des Verlangens fließt zwar durch die Blutkanäle, beschränkt sich aber nicht auf sie. Wie die Skizze zeigt, strömt die Erregung oder Energieladung an der Vorderseite des Körpers nach oben und versucht, sich in den Augen, im Mund und in den ausgestreckten, nach Kontakt greifenden Händen auszudrücken. Ich habe festgestellt, daß Menschen mit Migräne rechts oder links am Hals, und zwar genau unter dem Kinnansatz, starke Muskelverspannungen haben. Wenn man diese Stelle leicht drückt, entsteht ein stechender Schmerz, der bis hinter die Augen ausstrahlt. Die Verspannung befindet sich immer auf derselben Seite wie die Kopfschmerzen. Ich weiß allerdings nicht, warum sie entweder nur rechts oder nur links auftritt.

Es hat sich herausgestellt, daß man mit der Psychotherapie etwas gegen Migränekopfschmerzen ausrichten kann. Ich habe einmal viele

Jahre lang mit einer Patientin gearbeitet, die an Migräne litt, und konnte zunächst die Häufigkeit und Intensität der Schmerzen mindern, ehe ich sie völlig vertrieb. Manchmal befreite ich die Frau während eines schweren Migräneanfalls von den Schmerzen, indem ich ihr half, ihre Gefühle durch Weinen und Schreien zu lösen. Bei anderen Anfällen linderte ich mit dieser Methode zwar die Intensität der Schmerzen, konnte diese aber nicht sofort beheben. Am Morgen nach der Sitzung waren die Schmerzen aber unweigerlich verschwunden.

Dieser Frau fiel es sehr schwer, irgendein Gefühl des Verlangens nach Kontakt auszudrücken. Sie wurde verlegen, wenn ich sie aufforderte, mein Gesicht auf eine sanfte, fühlende Weise mit den Händen zu berühren. Bei einer so starken Sperre gegen jeden Gefühlsausdruck des Verlangens konnte es nicht weiter überraschen, daß sie auch sexuell außerordentlich gehemmt war. Vor einem Rendezvous bekam sie jedesmal einen Migräneanfall, falls ihr etwas an dem Herrn lag, mit dem sie sich verabredet hatte. Wenn ich zu der betreffenden Zeit gerade auf einer Vortragsreise war oder Urlaub machte, waren diese Anfälle schwerer als sonst. Wenn sie mich anrief, half ihr das, so daß sie häufig Ferngespräche mit mir führte. Natürlich hatte sie die Gefühle, die sie für ihren Vater gehegt hatte, weitgehend auf mich übertragen, mochte sich diese Transferenz aber nicht eingestehen. Um die Ursache ihrer Kopfschmerzen zu beseitigen, mußte ich zuerst das Transferenzproblem analytisch durcharbeiten und sie dazu bringen, daß sie sich über ihr Verlangen nach der Nähe ihres Vaters klar wurde. Und erst als sie die Fähigkeit entwickelt hatte, diese Gefühle in ihren Augen und ihrer Stimme auszudrücken, konnte ich sicher sein, daß sie von dem quälenden Leiden geheilt werden würde.

Jeder Migränekranke hat eine sexuelle Sperre, die allerdings nichts mit der sexuellen Aktivität zu tun hat. Ich kannte viele Migränepatienten, die sexuell sehr aktiv waren. Die Kopfschmerzen beruhen auf einer Blockierung der zärtlichen und erotischen Komponente der Sexualität. Das Gefühl strömt in den Kopf statt in das Geschlechtsorgan, wo es ventiliert und entladen werden könnte. Das Kopfende des Körpers bietet kein derartiges Ventil. Weinen und Schreien lockern zwar die unmittelbare Spannung, können das Problem aber nicht dauerhaft lösen. Die Fähigkeit zum vollkommenen Orgasmus kann das.

Ein Patient sagte mir einmal, er habe bei Migräneanfällen immer das Gefühl, alles gehe ihm gegen den Strich. Ich glaube, daß diese

Feststellung sehr treffend ist. Der Migränekranke müßte imstande sein, die Denkrichtung zu wechseln. Das kann er zum Beispiel erreichen, indem er das »Erden« übt. Die diesbezüglichen Übungen werden ihm nicht nur Linderung verschaffen, wenn der Anfall schon in Gang ist, sondern wirken auch prophylaktisch, wenn ein Anfall droht.

Die Angst, sich dem Boden und der Sexualität hinzugeben, hängt eng mit der Angst vor dem Fallen zusammen. Ich erwähne diese Tatsache wegen des Gefühls der Übelkeit, das unweigerlich mit schweren Migräneanfällen einhergeht. Die Übelkeit wird durch eine Kontraktion des Zwerchfells hervorgerufen, die wiederum auf die Angst vor der Hingabe zurückgeht.

Ein Bioenergetik-Therapeut mag mit der körperlichen Methode noch so viel ausrichten, aber wenn er es nicht schafft, das Bewußtsein seines Patienten zu erweitern, damit dieser Verständnis für seine Probleme entwickeln kann, wird es ihm auch nicht gelingen, die bestehenden Persönlichkeitsstörungen oder emotionalen Probleme mit ihm durchzuarbeiten. Erst die Bewußtseinserweiterung ermöglicht das Verständnis. »Verständnis« ist jedoch nicht nur ein intellektueller Vorgang. Für mich beinhaltet es auch, daß man einer Sache im wahrsten Sinn des Wortes *auf den Grund* geht. Es bedeutet, daß man zu den Wurzeln eines Zustands vorstößt und intensiv die Kräfte spürt, die das Fühlen und das ganze Verhalten bestimmen.

10 Bewußtsein: Einheit und Dualität

Bewußtseinserweiterung

In den letzten zehn Jahren begann man sich zunehmend für die Bewußtseinserweiterung zu interessieren. Tatsächlich gehört sie zu den wichtigsten Anliegen der neuen, humanistisch orientierten psychologischen Schule, die sich aus dem Sensitivitätstraining, den Encounter Groups (»Begegnungsgruppen«), der Gestalttherapie, der Bioenergetik und anderen Bewegungen entwickelte. Die Vertreter dieser Richtungen haben ein gemeinsames Ziel: Sie wollen den Menschen helfen, sich besser über ihre eigene Persönlichkeit und die ihrer Mitmenschen klarzuwerden. Da die Bioenergetik zu dieser Entwicklung beitrug, müssen wir uns vor Augen führen, welche Rolle das Bewußtsein für die bioenergetische Behandlung spielt und wie es bei dieser Behandlung erweitert wird.

Die Idee der Bewußtseinserweiterung ist im Grunde nicht neu. Unsere Kultur und Zivilisation sind nämlich nichts anderes als das Ergebnis der unablässigen Bemühungen des Menschen, sein Bewußtsein zu erweitern. Jeder kulturelle Fortschritt – ob auf dem Gebiet der Religion, der Kunst, der Wissenschaft oder der Politik – stellte eine Erweiterung des Bewußtseins dar. Neu ist jedoch das *Bedürfnis*, sein Bewußtsein zu erweitern. Für mich bedeutet dieses Phänomen, daß viele Menschen die gegenwärtige Kultur als einengend und hemmend empfinden. Sie meinen, unter dem zunehmend materialistischen Druck dieser Zivilisation psychisch zu ersticken, und haben den sehnlichen, verzweifelten Wunsch, frischen Wind in ihren Geist und ihre Lungen zu bringen.

Verzweiflung ist die stärkste Motivation für jeden Wandel, aber sie ist auch eine sehr unberechenbare Antriebsfeder. Wir wissen sehr wenig über das Wesen des Bewußtseins und machen in unserem verzweifelten Bemühen, etwas zu verändern, leicht falsche Schritte. Wer sich von seiner Verzweiflung leiten läßt, kommt nur zu oft vom Regen in die Traufe. Die Annahme, Wandel führe immer zum Besseren, ist naiv. Menschen und ganze Kulturen können genausogut bergab wie bergauf gehen; aus der Geschichte wissen wir, daß es nicht nur Perioden des Fortschritts, sondern auch Perioden des Niedergangs gegeben hat. Die Reaktion auf einen Mißstand führte fast immer zum anderen Extrem, und dann bemühte man sich, einen Kompromiß zwischen den beiden Extremen zu schließen, um einen neuen Ausgangspunkt für langsame Fortschritte zu finden.

Wer unsere gegenwärtige Kultur und das Bewußtsein, das sie verkörpert, als ausgesprochen mechanistisch empfindet, den wird die Reaktion auf diese Erkenntnis zum Mystizismus führen. Die Bezeichnungen »mechanistisch« und »mystisch« bedürfen einer kurzen Erklärung. Die mechanistische Philosophie geht von der Annahme aus, daß es einen unmittelbaren Zusammenhang zwischen Ursache und Wirkung gibt. Auch unsere technisch-naturwissenschaftlich orientierte Weltanschauung beruht auf dieser Voraussetzung, und deshalb kann man sie mechanistisch nennen. Man denkt zum Beispiel mechanistisch, wenn man das Verbrechen als unmittelbare Folge der Armut betrachtet. Es gibt natürlich einen Zusammenhang zwischen Kriminalität und Armut, aber die Annahme, daß Armut die Kriminalität *verursacht,* ist naiv; sie ignoriert die komplizierten und subtilen psychologischen Faktoren, die das menschliche Verhalten beeinflussen. Wie falsch diese Denkweise ist, zeigt sich in der zunehmenden Kriminalität, die man in Wohlstandsperioden beobachten kann.

Der Mystiker lehnt das Gesetz von Ursache und Wirkung ab. Er sieht alle Phänomene als Äußerungen eines kosmischen Bewußtseins und bestreitet die Wichtigkeit des individuellen Bewußtseins. In einer Welt, in der das Kausalitätsprinzip eine Illusion ist, hat das Handeln, so meint er, keinerlei Bedeutung. Dieser Glaube zwingt den Mystiker zum Rückzug aus der Welt. Er wendet sich nach innen, um den wahren Sinn des Lebens zu finden, und stellt dann fest, daß er mit dem Leben und dem Kosmos eins ist. Oder er bemüht sich wenigstens um dieses Einssein, weil das Leben keinen totalen Rückzug aus der Welt erlaubt. Schließlich ist es die Welt, die unser aller Leben ermöglicht, und die einzige wahre Flucht aus der Welt ist der Tod. Weder der Mystiker noch irgendein anderes Wesen kann seine körperliche Existenz negieren.

Da heute weltweit eine Reaktion gegen die mechanistische Philosophie unserer Zivilisation spürbar ist, könnten wir leicht in Versuchung kommen, die Lösung des Problems im Mystizismus zu sehen. Viele haben sich bereits dem Mystizismus zugewandt, um ihr Bewußtsein vom Würgegriff der mechanistischen Weltbetrachtung zu befreien. Ich glaube nicht, daß dieser Weg bergauf führt. Nicht, daß der Mystiker von vornherein im Unrecht wäre – nein, seine

Haltung hat durchaus positive Aspekte. Aber auch der Vertreter der mechanistischen Denkweise liegt nicht völlig falsch, denn die Wissenschaft hat gezeigt, daß das Gesetz von Ursache und Wirkung in bestimmten Situationen – nämlich in geschlossenen Systemen, in denen alle Variablen, also veränderlichen Größen, kontrolliert oder bestimmt werden können – tatsächlich gültig ist. Das Leben ist jedoch kein geschlossenes, sondern ein offenes System; man kann niemals alle Variablen, die das menschliche Verhalten beeinflussen, kennen oder kontrollieren, so daß das Kausalitätsprinzip hier nur eine beschränkte Gültigkeit besitzt. Andererseits ist das Leben nicht nur dynamisch, sondern auch mechanisch: Wenn ich einem anderen ein Messer ins Herz stoße, wird er gewiß sterben, weil ich dem Herzen die Fähigkeit genommen habe, seine mechanische Arbeit des Pumpens weiter zu verrichten.

Wenn aber keine der beiden Geisteshaltungen völlig falsch ist, müssen beide teilweise richtig sein. Wir sollten also feststellen, wo ihr Gültigkeitsbereich liegt. Lassen Sie es mich folgendermaßen ausdrücken. Der mechanistische Standpunkt ist in vieler Hinsicht objektiv richtig. In der Welt der Gegenstände und Dinge, besonders der materiellen Dinge, scheint das Gesetz von Ursache und Wirkung anwendbar zu sein. Aber auch der Mystiker kann bestimmte subjektive Wahrheiten für sich beanspruchen, denn er beschreibt eine spirituelle Welt, in der Gegenstände nicht existieren. Die beiden Welten existieren nebeneinander, weil keine die andere negiert, und ein normaler Mensch hat Kontakt mit beiden, denn er erfährt und erlebt sich als Subjekt und als Objekt. Ich glaube nicht, daß dieses Phänomen typisch menschlich ist – auch die anderen höheren Lebewesen scheinen in beiden Welten zu funktionieren. Typisch für den Menschen ist vielmehr das *Bewußtsein* der Polarität der beiden Standpunkte. Spezifisch menschlich ist jedoch auch die Fähigkeit, die Einheit der inneren und äußeren Welt zu spalten. Diese Fähigkeit beherrscht er ziemlich perfekt, seit es ihm gelang, die Einheit des Atoms zu spalten – was bekanntlich zu dem objektiven Schrecken der Atombombe führte. Man könnte die Atombombe sogar als Gestaltwerdung des subjektiven, alles negierenden Schreckens der schizoiden oder gespaltenen Persönlichkeit bezeichnen.

Mit einer einfachen schematischen Darstellung kann man diese Zusammenhänge besser verdeutlichen als mit Worten. Wir werden den Organismus, das heißt, den Menschen, als Kreis mit einem Mittelpunkt oder Kern darstellen. Impulse, die im Mittelpunkt oder Kern als Energieströme entstehen, fließen als Wellen zur Peripherie des

Kreises, wenn der Organismus mit seiner Umwelt in Beziehung tritt. Gleichzeitig dringen Reize der Umwelt in den Organismus ein, und er reagiert auf einige von ihnen.

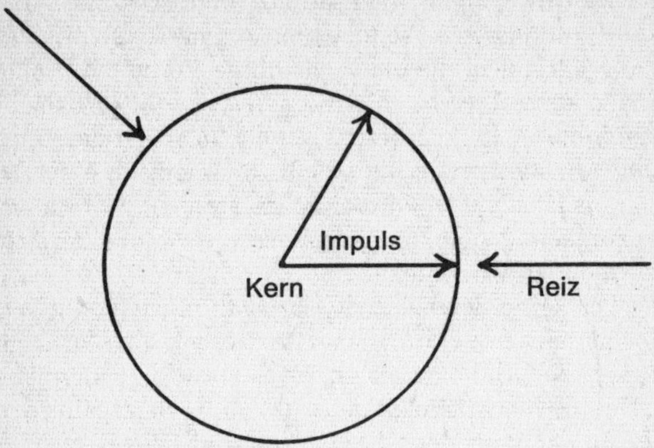

Unser Schaubild erinnert an ein einzelliges Lebewesen, das von einer halbdurchlässigen Membran umgeben wird, die in der Zeichnung als Kreis erscheint. Der menschliche Organismus besteht aus einer einzigen Zelle, wenn er ins Leben tritt. Obgleich diese Zelle sich astronomisch vervielfältigt, um den Menschen zu schaffen, bewahrt sich der Mensch in seiner energetischen Einheit eine funktionelle Identität mit der einen Zelle, die seinen Ursprung bildete. Jeder Organismus ist von einer lebenden Membran umgeben, die ihn von der Welt abgrenzt und damit seine Individualität schafft. Aber die Membran ist keine Mauer; sie ist vielmehr selektiv durchlässig und erlaubt Wechselbeziehungen zwischen dem Individuum und der Welt.

Im gesunden Zustand nimmt ein Mensch den Kontakt zwischen seinem Kern und der äußeren Welt wahr. Impulse seines pulsierenden Kerns (Herzens) fließen in die Welt, und Ereignisse der Außenwelt gelangen zu seinem Herzen. Als selbständige Einheit fühlt er sich eins mit der Welt und dem Kosmos. Er schließt nicht allein auf mechanische Weise Kontakt mit der Welt, wie uns die Theorie vom konditionierten oder bedingten Verhalten glauben machen möchte, sondern reagiert mit dem Herzen aus der Einzigartigkeit seines individuellen Seins heraus. Da er sich seiner Individualität jedoch bewußt ist, ist er sich auch darüber klar, daß seine auf Reaktionen und Spontaneität beruhenden Handlungen die Welt und die darin lebenden anderen Menschen *kausal* beeinflussen und daß er für diese Handlungen verantwortlich ist. Das Kausalitätsprinzip funktioniert nämlich tatsächlich; wenn ich etwas sage oder mache, das einem anderen weh tut, muß ich die Verantwortung für den Schmerz übernehmen, den ich ihm zufüge.

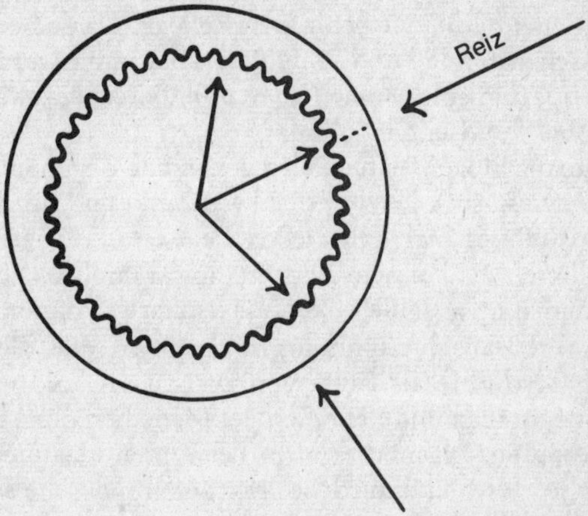

Dieser normale Zustand wird gestört, wenn sich der Mensch »panzert«, wie Reich es nannte. In der obigen Zeichnung wird der Panzer von der Wellenlinie unter der Oberfläche oder Membran des Organismus dargestellt. Die Panzerung trennt die Gefühle des Kerns von den Empfindungen an der Peripherie. Dadurch spaltet sie aber auch die Einheit des Organismus und die Einheit seiner Beziehung zur Welt. Der Organismus hat nun innere Gefühle und äußere Reaktionen, eine innere Welt und eine äußere Welt; er kann sich mit beiden Welten identifizieren, doch wegen der Trennung kommen die beiden Welten nie zusammen. *Die Panzerung wirkt wie eine Mauer, und der Mensch kann auf der einen oder auf der anderen Seite sein – aber nie auf beiden Seiten zugleich.*

Nach diesen Erläuterungen wird der Leser den Gegensatz zwischen

Mystizismus und Mechanismus gewiß besser verstehen. Beide Geisteshaltungen sind das Ergebnis einer Panzerung. Der Mystiker lebt in der inneren Welt und hat sich von den Ereignissen der äußeren Welt gelöst. Das Kausalitätsprinzip ist für ihn irrelevant; für ihn zählt allein das *Bemühen*, mit seinem pulsierenden Kern in Kontakt zu bleiben. Wenn er versucht, sich für die Welt der Gegenstände zu engagieren, muß er die Mauer überwinden. Dann würde er aber den Kontakt zu seinem Zentrum verlieren. Der Mechanist befindet sich auf der anderen Seite der Mauer und hat den Kontakt zu seinem Zentrum verloren. Er spürt oder sieht nur, daß er kausal auf die Ereignisse der Außenwelt reagiert, und glaubt deshalb, das Leben sei lediglich eine Sache der bedingten Reflexe. Da seine Reaktionen allein von Gegenständen und Ereignissen bestimmt werden, benutzt er seine Energie, um eine Umwelt zu manipulieren, die er als existenzbedrohend und feindselig empfindet.

Das mystische Bewußtsein ist also genau das Gegenteil des mechanistischen Bewußtseins. Letzteres ist beschränkt und richtet sich ständig auf ein isoliertes Ziel, da es jeden Gegenstand fixieren muß, um ihn kontrollieren zu können. Die Ereignisse muß es ebenfalls aus dem Zusammenhang reißen und als isolierte Phänomene untersuchen, um ihre Kausalverbindung zu erkennen. Aus diesem Grund sieht es die Geschichte als Kette von Ereignissen und nicht als das fortwährende Streben und Bemühen der Menschen, ihr Lebenspotential auszuschöpfen. Ich möchte nicht behaupten, das mechanistische Bewußtsein sei durch und durch schlecht; es entwickelte sich aus dem starken Individualitätsdrang und Egoismus des westlichen Menschen, der jahrhundertelang um seine persönliche Freiheit kämpfte. Das mystische Bewußtsein ist im Gegensatz dazu sehr breit – aber es ist so breit, daß es verschwommen und sinnentleert zu werden droht. Wir könnten sagen, daß das mechanistische Bewußtsein den Wald vor lauter Bäumen nicht sieht (weil es darauf bedacht ist, die Bäume zu fällen), während das mystische Bewußtsein die Bäume vor lauter Wald nicht sieht. Das erinnert mich daran, daß es Leute gibt, die vor lauter Liebe zur ganzen Menschheit nicht imstande sind, den *einen* Menschen zu begreifen oder auf ihn zu reagieren. Hier bietet sich noch eine andere Analogie an. Der Mystiker hat nur Augen für die Wunder des Kosmos, so daß er die Steine auf seinem Weg nicht sieht und darüber stolpert. Der Mechanist achtet dagegen nur auf die Steine, die seine Reise aufhalten könnten, und hat keine Augen für die Schönheit des Himmels.

Man kann diesen Konflikt nicht lösen, indem man beides abwechselnd tut – nach unten schauen, nach oben schauen, wieder nach unten schauen. Um die Mauer so oft und so schnell zu überspringen, müßte man ein Akrobat sein. Der einzige Weg besteht darin, die Mauer niederzureißen, den Panzer zu durchbrechen, das heißt, die Verspannungen zu lockern. Darum dreht sich die ganze Bioenergetik. Solange die Mauer steht, ist man in Mystizismus und Mechanismus gespalten, denn jeder Mechanist ist in seinem Inneren ein Mystiker, und jeder Mystiker ist an der Oberfläche ein Mechanist. Mystiker und Mechanisten unterscheiden sich letztlich nur darin, welche Seite des Wendemantels sie nach außen tragen. Das erklärt auch, weshalb der große österreichische Physiker Erwin Schrödinger in seinem Buch *Was ist Leben?* aus mystischer Sicht schreibt und die »inneren Werte«, die Gefühle sprechen läßt, obwohl er doch Naturwissenschaftler ist.

Das Denken, das weder mechanistisch noch mystisch ist, heißt »funktionelles Denken«. Ich betrachte den Begriff, wie er von Reich ausgearbeitet wurde, als eine der großen Leistungen des menschlichen Geistes. Er trägt besonders zum Verständnis des Bewußtseins bei.

Wir wollen das Bewußtsein hier als Funktion betrachten – also nicht als Stadium oder Zustand – und es mit der Funktion des Sprechens vergleichen: Es kommt auf die jeweiligen Umstände an, ob der Mensch spricht oder schweigt, und ebenso verhält es sich mit dem Bewußtsein: Man ist sich einer Sache nur bewußt, wenn die Situation es erfordert. Es ist interessant, wie eng das Bewußtsein mit dem »stummen Sprechen« verbunden ist, mit dem wir uns unsere Gedankengänge bewußt zu machen pflegen. Interessant ist auch die folgende Beobachtung: Beim Sprechen bemühen wir uns, anderen Menschen Informationen zu vermitteln, während sich das Bewußtsein bemüht, uns selbst Informationen zu verschaffen. Auch zwischen Bewußtsein und Aufmerksamkeit besteht ein Zusammenhang, denn je mehr Aufmerksamkeit wir einer Sache zuwenden, desto stärker wird sie uns bewußt.

Da das Bewußtsein eine Funktion ist, hat es auch etwas mit einer Fähigkeit oder Fertigkeit zu tun. Wenn wir unsere Aufmerksamkeit von einer Sache auf die andere verlagern, erweitern wir dadurch keineswegs unser Bewußtsein, denn in dem Moment, in dem wir das Neue sehen, haben wir das Alte schon aus den Augen verloren. Das Bewußtsein gleicht gewissermaßen einem Suchscheinwerfer, der ein Gebiet teilweise beleuchtet; wir können den beleuchteten Teil zwar besser sehen, haben aber unwillkürlich den Eindruck, daß das restliche Gebiet noch dunkler geworden ist als vorher. Nichtsdestoweniger trägt die Mobilität des Scheinwerfers – der »Erleuchtung« – zur Bewußtseinsbereicherung bei. Ein Mensch, dessen Blick auf einen einzigen Aspekt des Lebens fixiert ist, hat ein begrenzteres Bewußtsein als ein Mensch, der den Blick auf viele verschiedene Dinge richtet.

Der Vergleich des Bewußtseins mit einem Suchscheinwerfer erlaubt mir, mit einer Reihe von Faktoren zu arbeiten, die die Funktion oder Tätigkeit des Bewußtseins meßbar machen. Es liegt auf der Hand, daß klares Licht besser leuchtet als getrübtes Licht. Entsprechend verhält es sich mit dem Bewußtsein: Ein Mensch, der klarer sieht, schärfer hört, genauer riecht, feiner schmeckt – also ein ausgeprägteres Wahrnehmungsvermögen besitzt –, hat ein besseres, umfassenderes Bewußtsein als ein Mensch mit getrübtem Wahrnehmungsvermögen. Die Stärke oder Leuchtkraft des Lichts, die auf der Intensität der Stromenergie und auf der Schärfe des Brennpunkts beruht, entspricht einem ganz ähnlichen Bewußtseinsfaktor. Es gibt Menschen, die in psychologischer Beziehung *weitsichtig* sind, also tief denken und weit voraussehen. Das geht auf eine bestimmte Eigenschaft ihres Bewußtseins zurück. Es wäre andererseits natürlich ein Handikap, wenn sie nicht auch die Dinge sähen, die sich direkt vor ihrer Nase befinden. Außerdem braucht man unbedingt die Fähigkeit, sein Gesichtsfeld je nach Bedarf zu vergrößern oder zu verkleinern, damit man ständig zwischen der mechanistischen und der mystischen Betrachtungsweise wählen kann. Das ist selbstverständlich nur möglich, wenn man nicht durch die Mauer bzw. den Panzer behindert wird.

Diese Ausführungen sollten begreiflich machen, daß die Funktion des Bewußtseins von der Lebendigkeit oder Vitalität abhängt und unmittelbar mit der emotionalen Gesundheit verbunden ist. Noch wichtiger ist die Schlußfolgerung, daß die Fähigkeit, bewußt zu sein, mit den energetischen Prozessen des Körpers verknüpft ist – sie richtet sich nämlich danach, wieviel Energie ein Mensch besitzt und wie frei und ungehindert die Energie fließen kann. Das Bewußtsein spiegelt den Stand der inneren Bewegung wider; es ist das Licht, das die innere Flamme auf die Oberfläche des Körpers und des Geistes wirft.

Eine andere Analogie mag diese Zusammenhänge weiter verdeutlichen. Wir können das Bewußtsein mit einem Fernsehgerät vergleichen. Ein Fernsehgerät besteht aus einer Vorrichtung zum Empfang von Signalen, einem Verstärker und einer Energiequelle, die Elektronen auf einen empfindlichen Schirm wirft. Wenn das Gerät eingeschaltet und so justiert wird, daß es die ankommenden Signale richtig empfängt, wird der Schirm hell und zeigt ein Bild. Im Bewußtsein sind ähnliche Faktoren am Werk – nämlich die Energieladung der Impulse, die vom Herzen losgeschickt werden, und die Empfindlichkeit oder Empfangsbereitschaft der beiden Oberflächen oder Schirme, nämlich der Oberfläche des Körpers und des Geistes. Wir sagen, daß ein Mensch ein dickes Fell hat oder dünnhäutig ist – diese Eigenschaften richten sich nach dem Grad seiner Sensibilität oder Empfänglichkeit. Ein Körper mit einer sehr dünnen Haut kann die eintreffenden Reize nicht richtig zurückwerfen, und wer einen solchen Körper hat, ist hypersensibel und jedem Windhauch schutzlos ausgeliefert. Dieser Zustand ist außerordentlich unangenehm.

Ein Fernsehgerät ist zwar »nur« ein mechanischer Apparat, doch auch die Funktionsweise des Körpers hat einen mechanischen Aspekt, und deshalb kann man solche Vergleiche ziehen. Ein Körper besitzt jedoch eigene Energie und ein eigenes Ich und einen eigenen Willen, der die Energie steuert, um seine Bedürfnisse zu befriedigen. Wir können unser Bewußtsein mit dem Willen auf jeden Teil unseres Körpers lenken. Wir tun es, indem wir unsere Aufmerksamkeit auf den gewünschten Teil konzentrieren. Ich kann zum Beispiel meinen Fuß betrachten, um mir ein Bild von ihm zu verschaffen; ich kann ihn bewegen, um ihn kinästhetisch zu spüren, und ich kann Energie und Gefühl in ihn hineinfließen lassen, um Kitzeln und Vibrationen hervorzurufen. Nur dann bin ich mir bewußt, daß mein Fuß ein lebendiger und empfindender Teil meines Körpers ist. Es gibt jedoch unterschiedliche Stufen des Bewußtseins, die ich vielleicht erklären sollte.

Ich habe dieses Phänomen bereits in einem früheren Kapitel geschildert und gezeigt, wie man seine Aufmerksamkeit auf seine rechte oder linke Hand konzentrieren kann, um die energetische Ladung in ihr zu steigern. Dann intensiviert sich automatisch das Bewußtsein in derjenigen Hand. Die gesteigerte Ladung versetzt den Körperteil in einen Spannungszustand, der mit geistiger Spannung einhergeht. Es handelt sich nicht um die chronische Spannung eines kontrahierten oder verkrampften Muskels, sondern um ein vitales, positives Stadium, das zu einer natürlichen Reaktion und zur Befreiung oder Entladung führen kann. Wenn dieses Phänomen in der Muskulatur auftritt, nennt man es Aktionsbereitschaft. Im Penis schafft es die Voraussetzung für den Ausdruck sexueller Bereitschaft.

Wir können unsere Aufmerksamkeit mit dem Willen steuern, und das bedeutet, daß unser Ich den Energiefluß in unserem Körper bis zu einem gewissen Grad unter Kontrolle hat. Meist wird unsere Aufmerksamkeit jedoch durch äußere oder innere Ereignisse beeinträchtigt, über die der Wille keine Macht hat. Ich habe schon darauf hingewiesen, daß der Wille gewissermaßen ein Mechanismus für Notfälle ist. Damit unsere Reaktionen spontan sind, müssen die peripheren Teile des Körpers, die mit der Welt in Kontakt stehen, jederzeit relativ stark geladen und reaktionsbereit sein. Wenn wir wach sind, befinden wir uns in einem Stadium relativ großer Wachsamkeit oder Aufmerksamkeit. Wir sind, lapidar gesagt, bewußt oder bei Bewußtsein. Im Schlaf dagegen ist die Ladung von der Oberfläche des Körpers abgezogen, weshalb die Skala der Aufmerksamkeit und des Bewußtseins auf Null zusammenschrumpft. Das ist natürlich auch der Fall, wenn man aus anderen Gründen geistig »wegtritt« oder das Bewußtsein verliert.

Ich habe erwähnt, daß es verschiedene Bewußtseinsstufen gibt. Das Bewußtsein eines Kleinkindes liegt auf einer anderen, niedrigeren Stufe als das eines Erwachsenen. Ein Kleinkind hat ein größeres Körper-Bewußtsein als ein Erwachsener, aber sein Bewußtsein arbeitet nicht so korrekt und differenziert. Es nimmt mehr körperliche Empfindungen auf, ist sich aber kaum über gedankliche und emotionale Regungen klar. Das Bewußtsein schärft sich mit dem Wachstum und der Entwicklung des Ichs, das wiederum eine Kristallisierung des Bewußtseins ist. Ich bin daher der Meinung, daß die Stufen des Bewußtseins mit der weiter vorn geschilderten Hierarchie der Persönlichkeitsfunktionen übereinstimmen. Diese Funktionen werden in dem Schaubild auf Seite 279 als Bewußtseinsstufen dargestellt.

Das Bewußtsein um die körperlichen Prozesse ist die unterste und breiteste Bewußtseinsstufe. Bei diesen Prozessen handelt es sich um das rhythmische Atmen, den vibrierenden Zustand der Muskulatur, die unwillkürlichen und spontanen Tätigkeiten, die strömenden Empfindungen und die pulsierende Erweiterung und Zusammenziehung des Herzkranzsystems. Im allgemeinen sind wir uns ihrer nur im Zustand hochgradiger Erregung oder mystischer Versenkung bewußt. Auf dieser Stufe *fühlen* wir unsere Identität mit der Basis des Lebens, mit der Natur und dem Kosmos. Für Naturvölker ist dieses Bewußtsein eine mystische Partizipation, was eine mystische Identifikation mit natürlichen und kosmischen Prozessen beinhaltet. Wenn man das Extrem dieses Bewußtseins erreicht, verliert man das Gefühl für die eigene, einzigartige Individualität, da die Grenze des Selbst so verschwommen wird, daß das Bewußtsein nicht mehr zwischen dem Selbst und der Umwelt unterscheiden kann. Dieses

Bewußtsein ist zugleich die Stufe des infantilen Bewußtseins, das jedoch einen entgegengesetzten Kurs verfolgt: Das infantile Bewußtsein steuert auf eine Differenzierung der Persönlichkeit zu, während das mystische Bewußtsein dem Stadium der Un-Differenziertheit zustrebt.

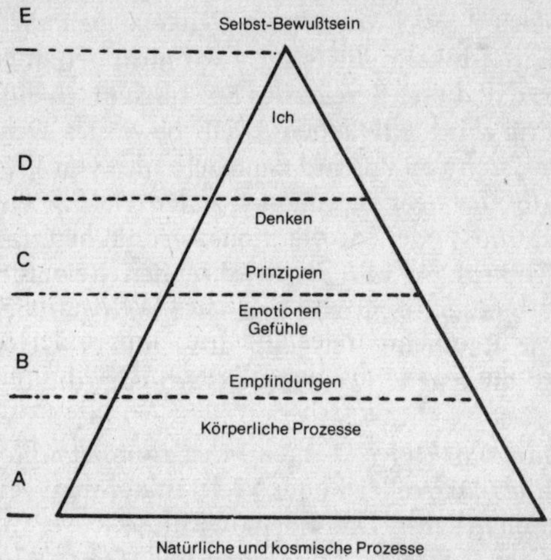

Die Stufen des Bewußtseins

Auf der nächsten Bewußtseinsstufe nimmt man bereits spezifische Emotionen wahr. Ein kleines Baby kann weder Zorn, Trauer, Furcht noch Glück fühlen. Diese Emotionen identifiziert man erst, wenn man sich bis zu einem gewissen Grad über die Außenwelt klar ist. Zorn setzt zum Beispiel eine gezielte Bewegung gegen eine »feindselige« Kraft außerhalb des Organismus voraus. Ein kleines Baby kann zwar gegen eine hemmende Kraft ankämpfen, aber seine Aktionen sind ungezielt. Es kann seine Bewegungen noch nicht bewußt steuern und spürt das Wesen der äußeren Kräfte noch nicht. Trauer setzt ein Gefühl des Verlusts voraus, das ein sehr kleines Kind ebenfalls noch nicht empfinden kann. Das Baby schreit oder weint als Reaktion auf einen gespannten Zustand, der auf widrige Umstände (Hunger, Unbehagen usw.) zurückgeht. Das heißt natürlich nicht, daß kein Verlust entstanden ist; ein Kleinkind schreit nach seiner Mutter, weil es die notwendige Verbindung zu ihr verloren hat, doch es empfindet den Verlust erst als solchen, wenn es die

Mutter als externen Faktor begreift, der mit einem positiven Gefühl verbunden ist.

Das Bewußtsein entfaltet sich wie eine Knospe – so allmählich, daß man die Veränderung nicht unmittelbar wahrnehmen kann. Unser Bewußtsein ist jedoch fähig, verschiedene Stadien zu unterscheiden, die wir zu Analysezwecken beschreiben können.

Wann wird sich ein Kind seines Denkens bewußt bzw. wann denkt es bewußt? Ich kann die Frage zwar nicht genau beantworten, bin aber sicher, daß dieser Bereich des Bewußtseins in einer bestimmten Periode tätig wird. Mir scheint, daß bewußtes Denken wenigstens für die meisten von uns mit dem Gebrauch von Worten einhergeht. Da Worte nun aber in einem sozialen Gefüge entstehen und zu Kommunikations- oder Informationszwecken benutzt werden, ist diese Bewußtseinsphase mit der wachsenden Bewußtheit der sozialen Welt verbunden. Während sich diese Welt ständig vergrößert, wird der eigene Raum im Vergleich dazu immer kleiner. Dadurch wird wiederum die eigene Position (das Ich oder die Individualität) festgelegt.

Bewußtes oder objektives Denken führt zum Bewußtsein des Ichs. Man sieht sich als Darsteller in der Welt, in der man sein Verhalten bewußt bestimmen kann. Die – sehr wichtige – Alternative lautet, ob man die Wahrheit sagen oder lügen will. Diese Alternative bedeutet, daß sich das Bewußtsein wieder um sich selbst dreht, weil es sich über die Persönlichkeit als objektiven Faktor im Denkprozeß klarwerden möchte. Einfacher gesagt: Man kann darüber nachdenken, wie man denkt. Diese Entwicklung schafft die Dualität, die das reife Bewußtsein charakterisiert. Der Mensch ist sowohl Subjekt als auch Objekt; er ist sich bewußt, daß er eine Rolle spielt, weiß aber zugleich, daß er als Schachfigur benutzt wird.

Auf der Ich-Stufe ist das Bewußtsein nicht gespalten, sondern dualistisch. Eine Spaltung findet statt, wenn das Bewußtsein die Persönlichkeit transzendiert, wodurch das übersteigerte Selbst-Bewußtsein entsteht. Das bedeutet allerdings nicht, daß man sich seiner selbst bewußt ist. Es handelt sich vielmehr um einen krankhaften Zustand, in dem sich das Bewußtsein so intensiv auf das Selbst – das heißt, auf die Persönlichkeit – konzentriert, daß Bewegung und Ausdruck schmerzhaft und schwierig werden. Ein solches Stadium des Bewußtseins ist öfters bei Schizophrenen anzutreffen, kann aber auch vorübergehend bei gesunden Menschen auftreten. Wegen des kleinen Brennpunkts verengt sich das Bewußtsein so sehr, daß es Gefahr läuft, sich zu verflüchtigen, was furchtbar beängstigend ist.

Unsere Analyse läßt erkennen, daß sich das Bewußtsein nicht erweitert, wenn es von einer Stufe zur nächsten steigt. Es gewinnt dabei vielmehr an Schärfe und Unterscheidungskraft. Da es sich aber gleichzeitig vertieft, um auch die Gefühle und Empfindungen sowie die körperlichen Prozesse zu erfassen, die diese schaffen, wird es auch breiter und umfassender. Um diesen Unterschied hervorzuheben, werde ich zwei sehr allgemeine Bezeichnungen – Kopf-Bewußtsein und Körper-Bewußtsein – benutzen. Das Kopf-Bewußtsein bildet die Spitze des Dreiecks, das Körper-Bewußtsein seine Basis.

Viele Menschen, vor allem die sogenannten Intellektuellen, haben ein besonders stark ausgeprägtes Kopf-Bewußtsein. Sie halten sich für außerordentlich bewußt, was sie auch sind, aber ihr Bewußtsein ist beschränkt und eng. Es beschränkt sich nämlich auf *ihre* Gedanken und Vorstellungen. Eng ist es, weil sie sich und die Welt nur als Gedanken und Vorstellungen sehen. Sie können ihre Gedanken leicht mitteilen, aber es fällt ihnen sehr schwer, ihre Gefühle zu begreifen und auszudrücken. Sie sind sich gewöhnlich nicht darüber klar, was in ihrem Körper vorgeht, und aus dem gleichen Grund sind sie sich auch nicht der Körper der Menschen in ihrer Umgebung bewußt. Sie sprechen zwar von Gefühlen, spüren diese aber nicht wirklich und handeln nicht entsprechend. Sie sind sich nur der *Idee* des Fühlens bewußt. *Man könnte sagen, daß sie das Leben nicht leben, sondern denken.* Sie leben gleichsam im Kopf.

Das Körper-Bewußtsein ist der Gegenpol. Besonders ausgeprägt ist es bei Kindern, die in der Welt des Körpers und seiner Gefühle leben, sowie bei Erwachsenen, die stets engen Kontakt zu dem Kind halten, das sie einmal waren und in ihrem tiefsten Innern immer noch sind. Ein Mensch mit Körper-Bewußtsein weiß, was er fühlt und an welcher Stelle seines Körpers er es fühlt. Er kann uns aber auch sagen, was wir fühlen und wie er unsere Gefühle an unserem Körper abliest.

Es ist nicht das gleiche, ob man sich seines Körpers bewußt ist oder Körper-Bewußtsein hat. Man kann sich seines Körpers auch allein mit dem Kopf bewußt sein, und das gilt vor allem für viele Hobby-Sportler (beispielsweise für die Anhänger der Trimm-Bewegung, die nur Sport treiben, um eine bessere Figur zu bekommen), Berufssportler und darstellende Künstler. Sie sehen den Körper nicht als das wahre Selbst, sondern als Werkzeug des Ichs. Ich habe schon viele von ihnen bioenergetisch behandelt, und es überrascht mich längst nicht mehr, wenn ich feststellte, wie wenig Kontakt sie zu ihrem Körper hatten.

Ich behaupte nicht, daß Körper-Bewußtsein wertvoller ist als Kopf-Bewußtsein. Viele Leute meinen allerdings, Kopf-Bewußtsein sei besser. Ich schätze ein losgelöstes Kopf-Bewußtsein nicht sehr, habe aber die größte Hochachtung für ein solches, das vollständig in das Körper-Bewußtsein integriert ist. Entsprechend betrachte ich ein isoliertes Körper-Bewußtsein als unreife Stufe der Persönlichkeitsentwicklung.

Die Bioenergetik bemüht sich darum, das Bewußtsein durch eine Intensivierung des Körper-Bewußtseins zu erweitern. Sie kann es sich also gar nicht leisten, die Bedeutung des Kopf-Bewußtseins zu unterschätzen. Deshalb arbeitet man bei der bioenergetischen Behandlung auch mit der Sprache und mit Worten, um das Bewußtsein zu schärfen. Wir müssen uns jedoch darüber klar sein, daß wir in einer Zivilisation leben, die in erster Linie vom »Kopf« beherrscht wird, und daß unser Körper-Bewußtsein meist unterentwickelt ist.

Das Körper-Bewußtsein liegt zwischen dem Kopf-Bewußtsein und dem Unbewußten. Es dient dazu, uns mit den geheimnisvollen Kräften unseres Wesens zu verbinden. Diese Beziehung wird in der folgenden Zeichnung vereinfacht dargestellt.

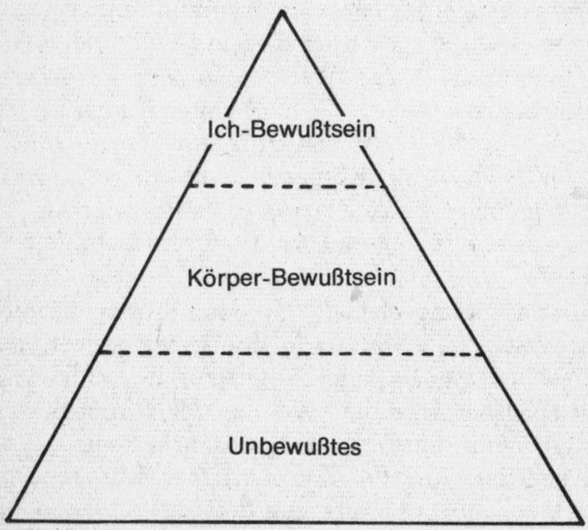

Im Gegensatz zum Körper-Bewußtsein hat das Kopf-Bewußtsein keine direkte Verbindung mit dem Unbewußten. Das Unbewußte umfaßt jene Bereiche unserer Körpertätigkeit, die wir nicht wahrnehmen oder nicht wahrnehmen können. Während wir uns zum Beispiel auf unsere Atmung konzentrieren können und uns in bestimmten Stadien der Erregung auch unseres Herzschlags bewußt sind, nehmen wir die Tätigkeit unserer Nieren und die subtilen Vorgänge, die sich in unseren Geweben abspielen, nie wahr. Auch die lebenswichtigen Stoffwechselprozesse entziehen sich unserem Wahrnehmungsvermögen. Ein großer Teil unseres Lebens spielt sich in einem dunklen Reich ab, das nicht vom bewußten Geist erhellt wird. Und da der bewußte Geist reines Licht ist, fürchtet er sich vor der Dunkelheit.

Auf der Stufe des Kopf-Bewußtseins ist die Welt eine Kette von Diskontinuitäten, von Ereignissen und Ursachen ohne Beziehung zueinander. Der Geist schafft Dualitäten und spaltet die grundlegende Einheit aller natürlichen Funktionen auf. Das hat Albert Camus in seinem Werk *Der Mythos von Sisyphos* unübertrefflich poetisch gesagt: »Solange der Geist in der reglosen Welt seiner Hoffnungen schweigt, spiegelt und ordnet sich alles zu jener Einheit, die sein Heimweh ersehnt. Bei seiner ersten Regung aber wird diese Welt brüchig, sie stürzt ein, und wir haben es mit einer Unzahl schillernder Bruchstücke zu tun.« Der bewußte Geist wirkt unterbrechend oder zerbrechend. Das *theoretische* Problem ist, wie man die Einheit bewußt wiederherstellen kann.

Da diese Aufgabe nicht zu lösen ist, nennt Camus die Welt »absurd«. Muß man sie aber überhaupt lösen? Diese Frage, die so viele Denker quält, verfolgt den Durchschnittsbürger kaum. Ich habe nie Patienten erlebt, die darauf zu sprechen kamen. Sie klagen über *praktische* Probleme und widerstreitende Gefühle. Zu mir ist bisher noch niemand gekommen, der unter »existenzieller« Angst litt. Bei den Leuten, die ich behandelte, hatte die Angst immer etwas mit einem »Würgen in den Engpässen« zu tun. Warum nehmen wir an, daß das Bewußtsein alle Antworten liefern kann, wo doch sämtliche Indizien darauf hinweisen, daß es ebenso viele Probleme schafft, wie es löst? Warum sind wir so arrogant zu glauben, daß wir alles wissen können? *Es ist gar nicht notwendig, alles zu wissen.*

Warum denn Angst haben vor dem Dunkel, vor dem Unbewußten und vor den geheimnisvollen Prozessen, die unser Dasein bestimmen? In der Tat sind manche Prozesse trotz aller wissenschaftlichen Fortschritte ein Mysterium geblieben – aber seien wir doch froh, daß unser Leben noch etwas Geheimnisvolles hat! Wenn wir alles erhellen könnten, würden wir Gefahr laufen, unser Bewußtsein zu blenden, also zu zerstören. Es wäre vielleicht wie der Lichtblitz im Gehirn eines Epileptikers, der dem Anfall und der Umnachtung vorausgeht. Wenn wir das Bewußtsein an der Spitze der Pyramide noch weiter schärfen oder steigern, riskieren wir den Schritt ins Leere.

Die Bioenergetik geht anders vor. Indem sie das Bewußtsein *nach unten*, also zur Basis hin, erweitert, nähert sie uns dem Unbewußten. Das Ziel besteht nun nicht etwa darin, das Unbewußte bewußt zu machen. Der Bioenergetiker will es vielmehr vertrauter, weniger furchterregend machen. Wenn wir in die Grenzregion hinabsteigen, wo das Körper-Bewußtsein das Unbewußte berührt, werden wir uns darüber klar, daß das Unbewußte unsere Kraft und Stärke ist, während das Bewußtsein unser Ruhm und Stolz ist. Wir spüren die Einheit des Lebens und begreifen, daß der Sinn des Lebens darin besteht, daß wir leben. Wir können sogar noch tiefer hinabtauchen und uns vom Unbewußten einhüllen lassen, wie es im Schlaf oder bei einem ekstatischen Orgasmus geschieht. Dann werden wir in den Quellen unseres Seins erneuert und können wieder mit frischer Kraft ins Leben emporsteigen – mit einem geschärften Bewußtsein, das sich nicht aus Furcht vor dem Dunkeln an sein vergängliches Licht zu klammern braucht.

Worte und Bewußtseinsschärfung

1949 änderte Wilhelm Reich den Namen seiner Behandlungsmethode von »charakteranalytische Vegetotherapie« in »Orgon-Therapie«. Orgon war die Bezeichnung, die er der kosmischen Urenergie gab. Gleichzeitig mit der Namensänderung kam er zu dem Schluß, daß man bei der Therapie auf Worte verzichten könne, weil durch unmittelbare Arbeit an den Energieprozessen des Körpers weit mehr auszurichten sei. Bei der Orgon-Therapie wurde außerdem der Orgon-Akkumulator benutzt, um den Körper mit der Urenergie aufzuladen.

Ich habe schon im ersten Kapitel gesagt, daß Reich manchen Patienten in sehr kurzer Zeit helfen konnte, den Orgasmusreflex zu entwickeln, daß der Erfolg aber nach der Behandlung nicht lange anhielt. Im Streß des täglichen Lebens kamen die Probleme bzw.

Beschwerden wieder, weil sie nicht genügend »durchgearbeitet« waren, und der Patient verlor die Fähigkeit, seinem Körper nachzugeben oder sich ihm hinzugeben. Was bedeutet die Redewendung »seine Probleme durcharbeiten« nun aber genau?

Analytisch betrachtet ist ein Problem durchgearbeitet, wenn der Patient *weiß, was* es ist, *wie* es sich bemerkbar macht und *warum* es entstand. Was ist das Problem? Wie beeinflußt es mein Verhalten im Leben? Warum habe ich es? Die psychoanalytische Methode bemüht sich ebenfalls, diese Fragen zu beantworten. Wie kommt es, daß sie dabei nicht erfolgreicher war? Weil es noch einen vierten Faktor, und zwar einen ökonomischen oder energetischen Faktor gibt. Reich zeigte, daß man Patienten nur dann helfen kann, wenn man ihr Sexualleben oder ihren Energiehaushalt ändert – sie müssen also mehr Energie haben als entladen, und sie müssen ihre Energie besser und wirksamer entladen als vorher.

Wissen allein ist nicht genug. Wir alle kennen Leute, die irgend etwas über das Was, Wie und Warum ihrer Probleme wissen und trotzdem nicht imstande sind, ihre emotionalen Reaktionen zu ändern. Es sind so viele Bücher über Psychologie geschrieben worden, daß man sich ein ziemlich umfassendes Wissen über Persönlichkeitsprobleme relativ schnell aneignen kann. Diese Bücher helfen dem Menschen aber nur in den seltensten Fällen, seine Probleme durchzuarbeiten, selbst wenn sie ihn hundertprozentig über das Was, Wie und Warum dieser Probleme aufklären. Der Grund? Wissen ist eine Funktion des Kopf-Bewußtseins, die sich nicht unbedingt auf das Körper-Bewußtsein auswirkt. Selbstverständlich *kann* sie sich auf das Körper-Bewußtsein auswirken. Das geschah zum Beispiel in der Anfangszeit der Psychoanalyse, als die Menschen noch nicht so viel über ihre Psyche wußten. Damals bekam der Patient, der aus einer Traumdeutung erfuhr, daß er eine inzestuöse Mutterbindung hatte, einen Schock, der ihn emotional und physisch berührte. Die Erkenntnis *traf* ihn mit voller Wucht, und er reagierte mit seinem ganzen Sein darauf. Heute sind die Patienten viel abgeklärter als damals und reden mit großer Zungenfertigkeit darüber, daß sie ihre Mutter hassen oder daß ihre Mutter sie in der Kindheit zurückwies. Ihren Worten fehlt jedoch die starke emotionale oder energetische Ladung. Ihre Erkenntnisse können sie nicht *treffen*.

Man spricht also von Gefühlen, ohne dabei zu fühlen. Diese Situation veranlaßte Reich zunächst zur Entwicklung der Technik der Charakteranalyse und von Methoden zur »Entpanzerung« des Körpers. Wir glauben einfach zuviel an Worte. Wir meinen, wir könnten mit Worten etwas ändern. Meiner Ansicht nach geht es noch weiter. *Wir benutzen Worte oft, um nichts zu ändern.* Wir fühlen uns so lange sicher, wie wir über etwas reden können, denn beim Reden braucht man nicht soviel zu fühlen oder zu handeln. Worte sind ein Ersatz für Taten, manchmal ein notwendiger und wertvoller Ersatz, manchmal jedoch eine Schranke oder Sperre gegen das Leben des Körpers. Und wenn Worte als Ersatz für Gefühle gebraucht werden, lenken sie vom Leben ab und machen es ärmer.

Bei Worten besteht immer die Gefahr, daß sie nicht die Wahrheit über einen Menschen sagen. Mit Worten kann man lügen. Mit dem Körper aber kann man nicht lügen, da man ein Gefühl auch dadurch verrät, daß man es kaschiert. Es gibt kaum Patienten, die mich bewußt belügen, aber die meisten machen sich unbewußt irgendwie selbst etwas vor. Sie sagen Dinge, die ihrer Meinung nach wahr sind, die sich aber nicht mit der Wahrheit ihres Körpers vereinbaren lassen. Viele Patienten erklären: »Mir geht es fabelhaft«, obgleich man schon auf den ersten Blick sieht, daß sie erschöpft, traurig oder niedergeschlagen sind. Meist ist es gar keine bewußte Lüge; mit der Fassade, die sie errichten, wollen sie mehr sich selbst als anderen etwas vorgaukeln.

Wer würde behaupten, daß er alle Worte glaubt, die seine Mitmenschen sagen? Ein Mensch, der das tut, ist naiv oder töricht. Jeder Therapeut mißtraut den Worten seiner Patienten so lange, bis er die Fassade oder die Abwehrbastionen durchdringt, die sie unbewußt aufgebaut haben, um sich nicht preiszugeben.

Es ist also zumindest verständlich, daß Reich versuchte, die verbale Stufe zu verlassen und die Probleme oder Beschwerden seiner Patienten allein auf der körperlichen oder energetischen Stufe zu behandeln. Warum schlug dieser Versuch fehl? Weil die Worte trotz ihrer Unzuverlässigkeit für das menschliche Dasein notwendig sind.

Worte sind ein großes Magazin von Erfahrungen. Sie erfüllen ihre Aufgabe auf kultureller Ebene mit den Geschichten aus vergangener Zeit, die sie uns erzählen, und mit den Büchern, die wir lesen. Die Menschheitsgeschichte manifestiert sich zwar nicht nur in Worten, denn es gibt ja auch gegenständliche Relikte unserer Vergangenheit, die uns vieles sagen. Die Geschichte ohne Zuhilfenahme von geschriebenen und gesprochenen Worten zu studieren, wäre jedoch ein aussichtsloses Unterfangen.

Für den einzelnen erfüllen Worte die gleiche Aufgabe wie für die Gesellschaft. Der Körper ist die *lebende* Geschichte eines Menschen;

die *bewußte* Geschichte des Menschen liegt in seinen Worten. Wenn er sich nicht an seine Erfahrungen erinnern kann, fehlen ihm auch die Worte, um sie zu beschreiben. Wenn er sich aber erinnern kann, wird er die Erinnerung in Worte umsetzen, die er zu sich selbst spricht, vor anderen äußert oder aufschreibt. Auf jeden Fall gewinnt eine in Worte umgesetzte Erinnerung objektive Realität, vor allem, wenn die Worte ausgedrückt werden. Als ich bei meiner Therapie plötzlich das Bild meiner Mutter vor mir sah, die mich zornig anblickte, weil ich sie mit meinem Schreien gestört hatte, sagte ich laut: »Warum bist du zornig auf mich? Ich schreie doch nur, weil du bei mir sein sollst.« In jenem Augenblick empfand ich das Gefühl als Kind, sprach aber die Worte eines Erwachsenen. Dabei wurde ich mir mit aller Deutlichkeit bewußt, was für eine Verletzung und was für einen Schock ihre Reaktion für mich bedeutet hatte. Weil mir diese Gefühle bewußt wurden, konnte ich verstehen, warum ich im späteren Leben mit ähnlichen Empfindungen reagierte, wenn ich bei meinen Bemühungen um Kontakt eine ähnliche Reaktion auslöste.

Indem ich die Erfahrung aussprach, objektivierte ich sie nicht nur für mich, sondern auch für meinen Zuhörer, nämlich Reich. Er begriff sie ebenfalls und teilte sie mit mir. Das Teilen machte sie noch realer: Wenn *ich* sie vergessen hätte, hätte *er* sich an sie erinnert.

Das ist natürlich nur ein Einzelbeispiel. Bei der Behandlung entdeckt und berichtet man viele »verlorengegangene« Erfahrungen, die bisher gleichsam versteckte Teile des Selbst gewesen sind. Wenn man die Erfahrung auf körperlicher Ebene wieder durchlebt, wird sie so deutlich, wie es auf keine andere Art möglich ist. Wenn man sie aber anderen Menschen erzählt, gewinnt sie eine Realität, die nur mit Worten zu erreichen ist. Diese Realität wird von dem Teil des Selbst oder des Körpers aufgenommen, der an der Erfahrung beteiligt war, und fördert damit seine Integration in die Persönlichkeit.

Fühlen und Erfahren sind wichtig, weil die Worte ohne sie leer bleiben würden. Erfahren allein ist jedoch nicht genug. Man muß wiederholt über die Erfahrung sprechen, damit man alle ihre Nuancen und Bedeutungen ausloten und sie zu einer objektiven Realität im Bewußtsein machen kann. Wenn man das tut, braucht man sie nicht immer wieder neu zu durchleben, um sie zu einer Triebkraft des Wandels zu machen.

Aus diesem Grund ist das Reden für den therapeutischen Prozeß wichtig. Ich halte es für so wichtig, daß ich etwa die halbe Behandlungszeit darauf verwende, mit dem Patienten zu sprechen. Manchmal unterhalten wir uns sogar eine ganze Sitzung lang über sein

Verhalten und seine Haltung, wobei wir versuchen, beides mit früheren Erfahrungen in Zusammenhang zu bringen. Auch bei der Körperarbeit wird geredet. Manchmal merke ich natürlich, daß wir im Grunde immer wieder dasselbe sagen und daß die Diskussion nicht weiterführt. Dann fangen wir mit den Übungen an, die entwickelt wurden, um die Erfahrungen erreichbar zu machen, die man mit Worten allein nicht erreichen kann.

Der Leser weiß inzwischen, daß ich den unmittelbaren Zusammenhang zwischen der Realität und dem Körper immer wieder betone. Deshalb überrascht und verwirrt es ihn vielleicht, wenn ich plötzlich von der Realität der Worte spreche. Diese Verwirrung tritt dann ein, wenn wir die Tatsache ignorieren, daß der moderne Mensch ein dualistisches Bewußtsein hat. Darauf habe ich bereits im vorangegangenen Abschnitt hingewiesen. Worte können im allgemeinen nicht die unmittelbare Realität vermitteln, die uns körperliche Erfahrungen bieten. Andererseits können Worte – vor allem für Kinder – mehr Wucht haben als ein Fausthieb.

Worte können aber nicht nur verletzen, sondern auch eine positive Wirkung haben. Ein anerkennendes oder lobendes Wort wird meist sehr dankbar empfunden. Sicher, es tut gut, wenn wir *spüren*, daß man unsere Bemühungen anerkennt; es ist jedoch eine ganz andere Sache, wenn diese Anerkennung auch mit Worten *ausgedrückt* wird. Die Worte »Ich liebe dich« sind manchmal noch erregender und befriedigender als das Gefühl, daß man geliebt wird.

Ich kann nur vermuten, weshalb Worte eine solche Macht ausüben. Gefühle sind subjektiv, Worte haben jedoch etwas Objektives. Wir können sie hören, also erfahren. Außerdem haben sie eine dauerhafte Qualität. Wir wissen alle, daß es nicht leicht ist, die Wirkung eines Wortes, das einmal ausgesprochen wurde, auszulöschen oder rückgängig zu machen. Einmal ausgesprochen oder gar geschrieben, scheint das Wort ein eigenes Leben zu führen. Manche Worte leben sogar ewig.

Da Worte als Speicher vergangener Erfahrungen dienen, beeinflussen und formen sie auch zukünftige Erfahrungen. Nehmen wir als Beispiel eine Warnung, die wohl jedes junge Mädchen von seiner Mutter zu hören bekommt: »Die Männer denken nur an sich. Du darfst ihnen nie über den Weg trauen!« Eine Mutter, die diese Worte zu ihrer Tochter sagt, teilt ihr erstens die eigenen Erfahrungen mit und strukturiert zweitens die Erfahrungen, die das Mädchen später mit Männern machen wird. Sie braucht den Nachsatz noch nicht einmal hinzuzufügen. Die Bemerkung »Die Männer denken nur an sich« hat die gleiche Wirkung. Der Fachmann bezeichnet diese Wirkung als »Schuleffekt«. Die Schule verfolgt das Ziel, dem Kind vergangene Erfahrungen nahezubringen, und zwar größtenteils mit Worten. Dabei will sie die zukünftige Beziehung des Kindes zur Welt im Sinne dieser Erfahrungen prägen oder strukturieren.

Ich kann hier nicht näher auf die Vor- und Nachteile eingehen, die der Unterrichts- oder Schulprozeß für das Kind mit sich bringt. Die Institution der Schule war für die Entwicklung unserer jetzigen Kultur und Zivilisation notwendig. Man muß sich nur die Frage stellen, ob die Erfahrungen so weitergegeben wurden, wie sie tatsächlich waren – das heißt, in ihrem wahren Kontext. Zumindest im Unterrichtsfach Geschichte kam und kommt es sicher häufig zu Entstellungen und Verzerrungen.

Uns geht es darum, welche Macht die Worte beim Formen von Erfahrungen haben. Man stelle sich ein Kind vor, das von seinem Vater oder seiner Mutter hört: »Du machst aber auch alles falsch.« Dieses Kind wird sein Leben lang mehr oder weniger das Gefühl haben, nie etwas richtig machen zu können. Das Gefühl der Unfähigkeit wird selbst dann fortbestehen, wenn das frühere Kind als Erwachsener nach außenhin im Leben ganz gut zurechtkommt. Die Worte haben seinen Geist gewissermaßen negativ gestempelt und lassen sich nur schwer wieder auslöschen.

Bei den meisten Patienten, die ich behandelt habe, mußte ich feststellen, daß sie bis zu einem gewissen Grad »gestempelt« waren. Eine Patientin berichtete, was ihre Mutter ihr ständig gesagt hatte: »Du wirst nie einen Mann finden.« Diese Worte wirkten wie ein Fluch. Ein Patient erklärte mir: »Ich kann keine Freundschaften schließen. Ich erwarte einfach zuviel.« Ich wußte, daß es stimmte, aber mir war nicht klar, weshalb er trotz seiner Einsicht fortfuhr, an seine Mitmenschen zu hohe Anforderungen zu stellen. Endlich bekam ich heraus, daß seine Mutter ihm feindselig gegenübergestanden hatte. Deshalb fragte ich ihn: »Ist es zuviel verlangt, wenn man eine Mutter haben möchte, die nicht feindselig ist?« Er antwortete wie aus der Pistole geschossen: »Ja, viel zuviel.« Als ich ihn nach dem Grund fragte, sagte er, er könne eine solche Mutter nicht bekommen. Ich wies ihn darauf hin, daß ich nicht von *bekommen*, sondern *verlangen* gesprochen hatte. »Ist es zuviel verlangt?« Er erwiderte: »Für andere nicht, aber für mich.« Und dann: »Meine Mutter sagte mir immer, ich verlange zuviel.«

Ein Kind verlangt nie »zuviel«. Es verlangt, was es gern haben möchte. Das »zuviel« ist eine Bewertung der Erwachsenen, die dem Kind wegen seines *Wunsches* Schuldgefühle einflößen soll. Das Trotzgefühl veranlaßt es wiederum, zuviel zu verlangen, so daß man es ruhigen Gewissens zurückweisen oder abweisen kann. Die Zurückweisung verstärkt das Trotzgefühl und schließt damit den Teufelskreis, dem das Kind nicht mehr entrinnen kann.

Die Macht von Worten ist nur mit anderen Worten zu brechen. Die neuen Worte müssen einen wahren Klang haben, müssen in dem Patienten etwas zum Klingen bringen, wenn sie ihn von der Fessel der alten Worte befreien sollen. Das machen wir beim »Durcharbeiten« eines Problems, indem wir sein Was, Wie und Warum erhellen. Dieser Prozeß führt auch zu dem Phänomen, das der Analytiker »Einsicht« nennt: Der Patient sieht, inwiefern der Stempel, der ihm aufgedrückt wurde, negativ oder verzerrt ist.

Ich behaupte nicht, daß eine Persönlichkeit allein durch Analyse und Einsicht zu ändern ist. Es gibt noch einen anderen wichtigen Faktor, nämlich den energetischen Faktor, mit dem man auf körperlicher Ebene arbeiten muß. Ich behaupte jedoch, daß man eine Persönlichkeit nur dann langfristig ändern kann, wenn die Probleme so gründlich durchgearbeitet worden sind, daß die Einsicht groß genug und stabil ist.

Die schnelle »Heilung«, die Reich erzielen konnte, könnte als magische Verwandlung oder transzendentale Erfahrung bezeichnet werden. Sie war aber nicht von Reichs Persönlichkeit und Verfahren zu trennen, das heißt, sie »widerfuhr« dem Patienten gewissermaßen von außen. Ich habe bei manchen Patienten ähnliche »Wunderheilungen« bewirkt, war mir aber von vornherein darüber im klaren, daß die Veränderungen nicht anhalten würden. Eine Veränderung kann unter ganz bestimmten Bedingungen eintreten, doch unter bestimmten anderen Bedingungen kann sie ebensogut wieder rückgängig gemacht werden. Wenn sie rückgängig gemacht worden ist, findet der Patient den Weg zu dem zuvor erlebten befreiten Stadium nicht mehr wieder. Er braucht eine Karte, wie sie der Romanheld Conway gebraucht hätte, als er Shangri-La suchte.*

Ein Ziel der Analyse besteht darin, diese Karte im Geiste des Patienten zu entwerfen. Es ist eine Karte aus Erinnerungen, welche die Geschichte seines ganzen Lebens enthält. Wenn diese Erinnerungen wie die Bestandteile eines Puzzlespiels zusammenfinden, ergeben sie endlich einen Sinn, und der Patient sieht, wer er ist, wie

* Vgl. Seite 20.

er in der Welt steht und warum sein Charakter so wurde. Das Ergebnis ist ein intensiviertes oder geschärftes Bewußtsein seiner selbst, seines Lebens und seiner Welt. Ich bemühe mich bei jeder Behandlung abwechselnd darum, das Bewußtsein des Patienten auf der körperlichen Ebene zu erweitern und auf der verbalen Ebene zu schärfen.

Eine meiner Patientinnen drückte das sehr treffend aus. Sie sagte: »Wenn man seine Gefühle nicht verbalisiert, funktioniert es letzten Endes nicht. Worte sind wie der Auslöser beim Fotoapparat. Sie fixieren das Bild.« Ich verstand sofort. Worte entscheiden darüber, ob das Bild gut oder schlecht aussieht, klar oder undeutlich. Ich würde sogar noch weiter gehen und sagen, daß Worte in unserem Geist das Bild unserer Umwelt schaffen. Ohne ein solches Bild sind wir »verloren«. Das ist einer der Gründe, weshalb Schizophrene so gefährdet sind. Sie haben kein vollständiges Bild von der Welt oder von sich selbst, sondern nur Bruchstücke, die sie nicht zusammensetzen können. Wenn das Bild anscheinend vollständig, aber durch Einbildungen oder Illusionen verzerrt ist, befindet man sich in einer neurotischen Situation. Im Verlauf der Therapie gewinnt man ein immer klareres und zutreffenderes Bild von seinem bisherigen Leben und seiner Persönlichkeit. Aber ich möchte noch einmal betonen, daß es sich nicht um ein visuelles, sondern um ein verbales Bild handelt. Durch die richtigen Worte sehen und erkennen wir uns richtig.

Der Gebrauch der richtigen Worte ist eine energetische Funktion, weil er eine Funktion des Bewußtseins ist. Wer die richtigen Worte gebraucht, ist sich der Übereinstimmung zwischen einem Wort (oder Satz) und einer Empfindung, zwischen einer Idee und einem Gefühl bewußt. Wenn sich Worte und Gefühle decken, kommt es zu einem energetischen Fluß, der den Erregungspegel im Geist und im Körper steigen läßt, das Bewußtsein intensiviert und den Brennpunkt des Bewußtseins schärft. Die Herstellung des Kontakts zwischen Worten und Gefühlen ist jedoch kein bewußter Vorgang. Sicher, wir bemühen uns bewußt, die Worte zu finden, die genau zu unseren Gefühlen passen (das tut natürlich auch der Schriftsteller), aber der Kontakt – die »Deckung« – an sich erfolgt spontan. Das richtige Wort rutscht gleichsam an seinen Platz, manchmal ganz unerwartet, wenn wir uns unseren Gefühlen geöffnet haben und sie fließen lassen. Ich glaube, daß die mit dem Fühlen einhergehende energetische Ladung die Neuronen im Gehirn, die für die Wortbildung verantwortlich sind, erregt und aktiviert. Wenn diese Neuronen richtig auf das Gefühl reagieren, wird der Kontakt geschlossen, und in unserem Gehirn scheint ein Licht aufzuleuchten: Wir haben einen »Geistesblitz«.

Die Menschen benutzen manchmal Worte, die nicht mit Gefühlen verbunden sind. Wir sagen dann, sie reden mit dem Kopf, statt mit dem Herzen. Solche Worte sind rein sachlich oder intellektuell und lassen erkennen, daß es dem Sprecher mehr um die Idee als um die Empfindung geht. Natürlich gibt es Gelegenheiten, bei denen diese Worte durchaus angebracht sind. Doch selbst dann imprägnieren gute Redner ihren Vortrag wohlweislich mit Körpersprache und Gefühl. Sie tun es, weil sie ihre Ideen nicht völlig von ihren Empfindungen trennen können und wollen.

Die Trennung von Ideen und Empfindungen führt zu einem sterilen Intellektualismus, den manche Leute irrtümlich für einen Beweis von Vernunft und Bildung halten. Wer so redet, kann sagen, was er will – man findet seine Bemerkungen langweilig und fade. Kürzlich sah ich ein Fernseh-Streitgespräch zwischen dem englischen Journalisten Malcolm Muggeridge und dem New Yorker Politiker William Buckley jr. Der Unterschied in ihrer Redeweise war verblüffend. Muggeridge drückte seine Ideen mit relativ einfachen Worten und mit Gefühl aus. Buckley benutzte dagegen Worte, die man normalerweise nur in philosophischen Abhandlungen findet. Muggeridge wirkte interessant und fesselnd, Buckley wirkte langweilig, und dieser Unterschied manifestierte sich auch in ihren Körpern. Muggeridge, der ältere von beiden, hatte klare, strahlende Augen und lebhafte, zwanglose Bewegungen. Buckley war steif und verkrampft, und seine Augen blickten stumpf in die Kamera.

Worte sind die Sprache des Ichs und lassen sich in dieser Hinsicht mit Bewegungen vergleichen, die die Sprache des Körpers sind. Aus diesem Grund befaßt sich die Ich-Psychologie mit den Worten, die ein Mensch benutzt. Keine ernsthafte Untersuchung der menschlichen Persönlichkeit kann die Bedeutung des Ichs und seiner Psychologie ignorieren; man darf sich andererseits aber auch nicht allein auf diesen Aspekt beschränken. Das Ich ist nicht der ganze Mensch und arbeitet nicht unabhängig vom Körper. Ein losgelöstes Ich und eine losgelöste Intellektualität stellen einen Integritätsverlust der Persönlichkeit dar. Die Ich-Psychologie kann dieses Problem nicht lösen, weil sie sich allein auf das Ich konzentriert und damit die Trennung von Ich und Persönlichkeit zementiert. Man muß das Problem von der Seite des Körpers *und* seiner Gefühle anpacken, um einen Heilungsprozeß auszulösen.

Nur mit Worten kann man einen Konflikt in den Kopf bringen und lösen. Ich gebrauche das Wort »Kopf« als Synonym für Haupt des Körpers. Alle Lebewesen bewegen sich mit dem Kopf zuerst durch das Leben, wie sie auch mit dem Kopf zuerst ins Leben getreten sind. Der Kopf mit den Ich-Funktionen ist gleichsam die Speerspitze unseres Körpers. Wenn man sich einen Pfeil ohne Spitze vorstellt, hat man das Bild eines Körpers mit seinen Gefühlen, dem der Kopf fehlt; der Kopf ist aber nötig, um diese Gefühle in wirksame Taten umzusetzen. Wir dürfen allerdings auch nicht vergessen, daß eine Pfeilspitze ohne Schaft – oder ein Ich ohne Körper – ebenso nutzlos ist.

Prinzipien und Lebensbalance

Der fehlgeschlagene Versuch der Ich-Psychologie, das Problem des losgelösten Intellekts zu erhellen, hat in den letzten Jahren zur Entwicklung von Methoden geführt, die mit der *Regression* arbeiten, um dem Menschen Zugang zu tieferen Gefühlsschichten zu ermöglichen. Unter »Regression« versteht der Psychologe das Wiederauftreten oder Wiedererreichen von Phasen oder Stadien, die in der Entwicklung bereits durchlaufen worden sind. In vielen Fällen erweitern diese Regressionsmethoden das Bewußtsein, indem sie den Patienten in Kontakt mit unterdrückten infantilen Regungen bringen. Die Bioenergetik benutzt derartige Techniken schon seit vielen Jahren. Regression und Bewußtseinserweiterung sind jedoch nur Mittel zum Zweck, stellen also nicht das eigentliche Ziel der Therapie dar. Die Patienten wollen ja die Fähigkeit erlangen, als voll integrierte und erfolgreiche menschliche Wesen in der Welt zu funktionieren. Das kann man nur durch eine ausgewogene Kombination von Regression und Progression schaffen: Das Bewußtsein muß nicht nur erweitert, sondern auch geschärft oder intensiviert werden, und die Bewegung nach unten muß durch eine entsprechende Bewegung nach oben, nämlich zum Kopf, ausgeglichen werden. *Man geht in die Vergangenheit zurück, um in der Gegenwart voranzukommen.*

Ausgeglichenheit oder Balance ist ein wichtiges Merkmal des gesunden Lebens. Diese Feststellung ist so einleuchtend, daß sie keiner weiteren Erklärung bedarf. Wir sprechen von einer ausgeglichenen Nahrung, einem ausgeglichenen Verhältnis von Arbeit und Freizeit, von geistiger und körperlicher Tätigkeit usw. Gewöhnlich ist man sich nicht richtig darüber im klaren, bis zu welchem Grad das Prinzip der Ausgeglichenheit in unserem Körper und in der Natur wirksam ist. Immerhin ist uns die entscheidende Bedeutung dieses Prinzips in letzter Zeit immer bewußter geworden. Früher nahmen wir die Natur einfach als feste Größe hin, beuteten sie aus und gefährdeten damit das empfindliche ökologische Gleichgewicht, von dem unser Überleben abhing. Jetzt, wo unser Überleben tatsächlich bedroht ist, begreifen wir allmählich, wie verhängnisvoll unsere Ignoranz und Gier sind. Das gilt nicht nur für die Natur, sondern auch für unseren Körper.

Das Prinzip der Ausgeglichenheit läßt sich beim lebenden Organismus am besten durch die sogenannten homöostatischen Mechanismen des Körpers veranschaulichen. Die chemischen Körperprozesse können nur ablaufen, wenn zwischen den Wasserstoff- und Hydroxyl-Ionen im Blut ein bestimmtes Gleichgewicht besteht; ähnlich ist es bei den anderen Körperflüssigkeiten. Ein Säuregrad von 7,4 ist das optimale Verhältnis. Zu viele Wasserstoff-Ionen führen zur Übersäuerung oder Azidose des Blutes; zu wenige führen zur Alkalose, zum überhöhten Alkaligehalt. Beide Erscheinungen können tödlich verlaufen. Da unser Leben kein statischer Zustand, sondern ein Prozeß ist, bei dem es ständig zu Wechselwirkungen und zum Austausch mit der Umwelt kommt, ist der Säuregrad nicht konstant. Er schwankt zwischen den Grenzwerten 7,38 und 7,42 und wird durch ein Rückkoppelungs- oder Feedback-System gesteuert, das mit der Atmung funktioniert.

Wenn sich das Gleichgewicht zu sehr zugunsten der Azidität ändert, atmet man schneller, um das überschüssige Kohlendioxyd loszuwerden und auf diese Weise die Konzentration von Wasserstoff-Ionen zu vermindern. Wenn es sich zur alkalischen Seite verschiebt, atmet man langsamer, um Kohlendioxyd zu behalten und die Wasserstoff-Ionen im Blut zu vermehren.

Wir wissen, daß die Temperatur in unserem Körper immer ca. 37 Grad betragen sollte. Wir sind uns jedoch nicht der subtilen Mechanismen bewußt, die unsere Körperwärme regulieren und stabilisieren. Wenn wir frieren, zittern wir. Dieses Zittern ist eine Reaktion, mit der unser Körper ein ganz bestimmtes Ziel verfolgt. Die Hyperaktivität der Muskeln, die sich im Zittern äußert, produziert die Wärme, die zur Aufrechterhaltung der Körpertemperatur nötig ist. Das Zittern regt außerdem die Atmung an, wodurch mehr Sauerstoff für den Stoffwechselprozeß verfügbar wird. Eine ganz ähnliche Wirkung haben die unwillkürlichen Vibrationen der Muskeln, die bei der bioenergetischen Behandlung auftreten. Ein Übermaß an Körperwärme wird durch vermehrtes Schwitzen und verminderte Muskeltätigkeit automatisch wieder abgebaut.

Betrachten wir einmal die Flüssigkeitsverhältnisse in unserem Körper. Unsere Körperflüssigkeiten müssen ebenfalls in einem bestimmten Gleichgewicht gehalten werden, weil wir sonst austrocknen oder »überschwemmt« würden. Ohne daß wir uns dessen bewußt sind, reguliert der Körper die Flüssigkeitsaufnahme und -abgabe, um dieses Gleichgewicht zu halten. Der bewußte Verstand spielt für den Flüssigkeitshaushalt nur eine untergeordnete Rolle, denn er veranlaßt uns nur dann, etwas zu trinken, wenn der Körper ihm signalisiert, daß Flüssigkeit benötigt wird. Der Körper »weiß«, was er braucht und was er tun muß, um sich das Gewünschte zu verschaffen. Dieses »Wissen« ist so erstaunlich, daß der amerikanische Wissenschaftler W. B. Cannon, der die betreffenden Prozesse untersuchte, seiner Studie den Titel »Die Weisheit des Körpers« *(The Wisdom of the Body)* gab.

Der Mensch greift bewußt in diese Prozesse ein, wenn die homöostatischen Mechanismen infolge einer Krankheit versagen. Mit seinem Eingreifen will er das Gleichgewicht wiederherstellen, damit der Körper sich selbst heilen und seine Aufgaben wieder voll erfüllen kann. Die Lebensbalance ist lebensnotwendig.

Auch bei unseren willkürlichen Aktivitäten ist Balance vonnöten. Betrachten wir zum Beispiel das Stehen und Gehen. Nur wenn wir auf zwei Füßen stehen, sind wir richtig im Gleichgewicht. Man kann das Gleichgewicht eines Menschen stören, indem man ihn auffordert, auf einem Fuß zu stehen. Das macht der Bioenergetiker bei den Fallübungen. Wir gehen oder laufen auf zwei Beinen und halten dabei das Gleichgewicht, indem wir die Last unseres Körpers in regelmäßigen Abständen von einem Bein auf das andere verlagern. Das tun wir jedoch nicht bewußt. Wenn unser Bewußtsein zu sehr in diese Tätigkeit eingreift, kommen wir nicht weit. Der Fall des Tausendfüßlers, der sich bewußt entscheiden wollte, mit welchem Bein er zuerst gehen und in welcher Reihenfolge er seine Beine bewegen wollte, ist symptomatisch: Das arme Geschöpf kam überhaupt nicht von der Stelle.

Gleichgewicht beinhaltet Dualität – z. B. zwei Beine – oder Polarität. Es ist jedoch kein statisches Phänomen, denn in diesem Fall wäre keine Bewegung möglich. Wenn beide Beine gleich stark und zur gleichen Zeit aktiviert würden, könnte man nicht gehen. Man könnte höchstens hüpfen oder springen. Das Leben ist zugleich Bewegung und Gleichgewicht oder Gleichgewicht in der Bewegung, das heißt ausgeglichene Bewegung. Diese ausgeglichene Bewegung wird durch einen kontinuierlichen Ladungswechsel, durch den Wechsel der Erregung von einem Pol zum anderen, vom linken Fuß zum rechten und wieder zurück, vom Einatmen zum Ausatmen, von der Ausdehnung zum Zusammenziehen, vom Bewußtsein des Tages zum Unbewußten der Nacht erreicht. Diese rhythmische Tätigkeit des Körpers ist die *Einheit,* die allen Dualitäten zugrunde liegt, deren wir uns bewußt sind.

Es gibt im Leben keine Dualität, der nicht eine bestimmte Einheit zugrunde liegt. Und es gibt keine Einheit, die nicht ihre entsprechenden Dualitäten hat. Dieses Konzept der Dualität und Einheit aller Lebensprozesse habe ich von Wilhelm Reich übernommen. Ich betrachte es als seinen größten Beitrag zum Verständnis des Lebens und der menschlichen Persönlichkeit. Er postulierte es als Prinzip der Einheit und Antithese in allen natürlichen Abläufen. Die Dualitäten sind immer antithetisch, das heißt gegensätzlich oder entgegengesetzt.

Unser logischer Geist sieht alle Dinge als Dualitäten – als Ursache und Wirkung. Das ist die mechanistische Einstellung. Unser spiritueller Geist – wenn ich diesen Ausdruck benutzen darf – sieht dagegen nur die zugrunde liegende Einheit. Dadurch entsteht eine mystische Einstellung. Um das Paradoxon von Einheit *und* Dualität zu fassen, muß man funktionell denken. Dazu gehört ein neues Bewußtsein, das weder mystisch noch mechanistisch sein darf.

Funktionelles Denken ist dialektisch, und ich habe in diesem Buch mit dialektischen Schaubildern gearbeitet, um bestimmte Beziehungen und Zusammenhänge zu erklären. Ich werde jetzt noch ein solches Schaubild benutzen, um die Beziehung zwischen den beiden Arten des Bewußtseins zu zeigen.

Das Bewußtsein hat es stets mit *Dualitäten* zu tun: Kopf-Bewußtsein oder Körper-Bewußtsein, Denken oder Fühlen. *Einheit* existiert nur auf der Stufe des Unbewußten oder in den Körperprozessen, die jenseits unseres Warnehmungsvermögens liegen. Wie können wir wissen, daß es eine solche Einheit gibt, wenn wir sie nicht wahrnehmen können? Wir leiten sie ab, wir erfassen die Beziehung intuitiv, wir sind manchmal imstande, die Einheit unbestimmt zu spüren, weil die Grenze zwischen dem Bewußtsein und dem Unbewußten nicht aus einer Mauer, sondern gleichsam aus einer Dämmerzone besteht. Wenn wir diese Zone nachts durchschreiten, erhalten wir viele bruchstückhafte Informationen über die Einheit, die allem zugrunde liegt. Mystiker, deren Bewußtsein die Dämmerzone leichter durchmessen kann, sind sich der Einheit stärker bewußt als andere Menschen.

Man kann die Einheit noch auf eine andere Art spüren. Kopf- oder Geist-Bewußtsein und Körper-Bewußtsein stehen nicht nur in steter Wechselbeziehung zueinander, sondern berühren sich auch und verschmelzen dann und wann. In der Hitze und Erregung, die bei der Verschmelzung entstehen, werden sie sublimiert und bilden vorübergehend ein einheitliches Bewußtsein, das gleichzeitig bewußt und unbewußt ist. Jeder Mensch hat mehr oder weniger oft »ekstatische« Erlebnisse, bei denen er die Einheit des Lebens »erfährt« und fühlt. Meist funktionieren wir allerdings mit einem doppelten Bewußtsein. Das ist normal, denn eine Ekstase muß eine außergewöhnliche Erfahrung sein, wenn sie eine wahre Ekstase ist. Wir sind diesem Stadium jedoch näher, wenn das Bewußtsein sowohl geschärft als auch erweitert ist. Dann streben die beiden Pfeilspitzen des dialektischen Schaubilds zusammen.

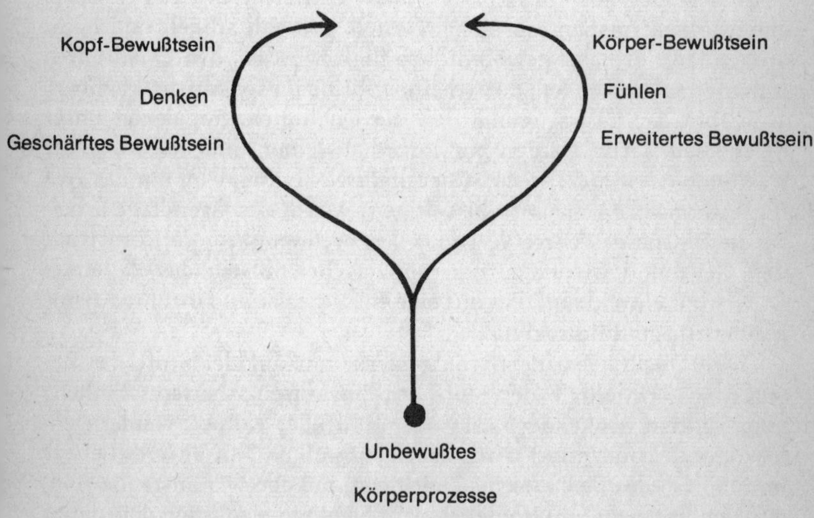

Gesteigerte energetische Ladung oder Erregung

Um diesen Zustand zu erreichen, müssen wir die doppelte oder dualistische Natur des Bewußtseins akzeptieren. Auf einer Seite allein kann es keine Ekstase geben. Der Funken, der die Verschmelzung auslöst, entsteht nur, wenn sich die Gegensätze treffen.

Wenn wir die Dualität des Bewußtseins akzeptieren, müssen wir uns auch mit der dualistischen Natur unserer ganzen Persönlichkeit befreunden. Da das Denken eines Menschen individuell und einzigartig ist, begreift man, daß man einen einzigartigen Geist hat. Wenn man sich anschließend auf seinen Körper konzentriert, wird man sich darüber klar, daß er ebenfalls ein individuelles Leben hat. Vom Standpunkt des Bewußtseins aus muß man sich dann fragen: »Wer bin ich nun? Bin ich dieser denkende Geist oder dieser lebende Körper?« Sowohl als auch, lautet die Antwort, aber man kann sich normalerweise nicht seines Geistes und seines Körpers zugleich bewußt sein. Es ist dem Bewußtsein nicht möglich, sich gleichzeitig auf zwei verschiedene, scharf voneinander getrennte Tätigkeitsbereiche zu konzentrieren. Stellen Sie sich nur einmal vor, daß zwei Flugzeuge in zwei verschiedenen Himmelsquadranten fliegen und daß man versucht, sie mit einem einzigen Suchscheinwerfer zu erfassen; es ist unmöglich. Dieses Problem der Dualität des Menschen quält uns normalerweise aber nicht. Der Suchscheinwerfer des Bewußtseins steht gewissermaßen auf einem Gestell, das sich schnell und leicht drehen läßt. Er kann gewöhnlich so flink zwischen den Quadranten hin und her schwenken, daß scheinbar beide im Gesichtsfeld bleiben.

Ich bin der Überzeugung, daß die Dualitäten, mit denen unser Bewußtsein fertig werden muß, durchaus einen Sinn haben. Ohne sie könnten wir nicht so zielsicher und effektiv handeln, um das Auf und Ab unseres Lebens zu bewältigen. Auf dieser Grundlage arbeitet die Bioenergetik. Sie verlagert den Brennpunkt vom Körper auf den Geist und wieder zurück, um das Bewußtsein des Patienten so weit zu entwickeln, daß er beide Bereiche seines bewußten Seins gleichzeitig im Blickfeld hat.

Diese Dualität existiert wohlgemerkt nur auf der Stufe des Bewußtseins. Unterhalb der Stufe des Bewußtseins herrscht Einheit; man *ist* kein denkender Geist oder fühlender Körper, sondern ein lebender Organismus. Da wir aber den größten Teil unseres Lebens im Stadium des Bewußtseins zubringen, müssen wir imstande sein, mit Dualitäten zu funktionieren – mit Dualitäten zu leben. Die ganze Theorie der Gestaltpsychologie beruht auf dieser Tatsache – daß es nämlich keinen Vordergrund ohne Hintergrund, keinen Menschen ohne Umgebung, keine Eigenschaft ohne ihr Gegenteil gibt.

Auf die Persönlichkeit bezogen, bedeutet das folgendes: Es gibt keinen Gedanken ohne den Gefühlsrahmen, in dem er auftritt. Wenn man jedoch das Licht des Bewußtseins auf diesen Gedanken konzentriert, taucht man das übrige Terrain (den Hintergrund oder die Umgebung) in Dunkelheit und verliert oft das Gefühl aus den Augen, das den Gedanken motiviert hat. Wir können unser Gefühl natürlich wiederfinden und prüfen, ob es mit unserem Denken harmoniert. Es geschieht jedoch bekanntlich nicht selten, daß Denken und Fühlen in Konflikt miteinander geraten. Er bricht aus, wenn man ein Gefühl oder Verlangen ausdrücken möchte, aber Angst vor den Folgen hat. Wenn man einen solchen Konflikt nicht ohne weiteres lösen kann, muß man das Verlangen oder Gefühl, das die Angst verursacht hat, unterdrücken. Dadurch wird der Konflikt verdrängt: Das heißt, man entfernt ihn einfach aus dem Bewußtsein, und in einem gewissen Sinn existiert er dann nicht mehr. Er verschwindet jedoch nicht. Er strukturiert sich vielmehr auf einer unbewußten Stufe im Körper. *Er verschwindet lediglich aus dem Blickfeld des Bewußtseins.*

Diese Art der Konfliktbewältigung schafft die verschiedenen Charakterstrukturen, die ich beschrieben habe.* Sie stellt eine Anpassung dar, die wir als neurotisch betrachten, weil sie die Fähigkeit des Menschen, als voll integriertes und effektives Individuum zu funktionieren, ernstlich beeinträchtigt.

Wie bewältigen aber relativ »unneurotische« Menschen die zahllosen Konflikte, die in ihrem Leben zwischen Denken und Fühlen entstehen? Meine Antwort lautet, daß sie Verhaltensnormen entwickeln und *bewußt* akzeptieren, die das Gegenteil der unbewußt strukturierten Verhaltensmuster sind. Diese Verhaltensnormen sind *Prinzipien.*

Der Begriff des Prinzips taucht in der Persönlichkeitstheorie nur selten auf. Unsere Zivilisation scheint fast den Punkt erreicht zu haben, an dem jedes Prinzip als schlecht gilt, weil es Grenzen setzt und Reaktionen determiniert. Man assoziiert Prinzipien unwillkürlich mit moralischen Prinzipien, die so viele Leute als Einschränkung ihrer Freiheit oder ihres Rechts auf Selbst-Ausdruck betrachten. Diese Tendenz ist insofern bedauerlich, als Prinzipien das Merkmal von Menschen sind, die eine höhere Bewußtseinsstufe erreicht haben. Ich spreche natürlich von den Prinzipien, die man bewußt entwickelt. Sie können allerdings den Prinzipien entsprechen, die von der Gesellschaft gepredigt und gefördert werden.

Wie wir gesehen haben, beginnt das Bewußtsein mit dem Wahrnehmen von Empfindungen. Die meisten Empfindungen sind ent-

* Vgl. Seite 130 ff.

weder lokalisiert oder vage. In dieser Hinsicht besteht ein Gegensatz zu den Gefühlen, die durchdringender und bestimmter sind. Wenn die Gefühle noch stärker und genauer werden, nennen wir sie Emotionen. Man kann also sagen, daß man sich niedergeschlagen *fühlt*, während man die Trauer gewöhnlich als eine *Emotion* bezeichnet. Das Dumme ist, daß wir dazu neigen, alle körperlichen Wahrnehmungen mit dem Oberbegriff »Gefühle« zusammenzufassen. Wenn unsere Emotionen nun mit unserem Denken verschmelzen oder in unser Denken integriert werden, können wir sagen, daß ein Prinzip entstanden ist. Die Entwicklung läuft so:

1. Empfindung
2. Gefühl
3. Emotion
4. Prinzip

Das Prinzip hat sich etabliert, wenn Ich und Körper, Denken und Fühlen zu einer bewußten Einheit verschmolzen wurden.

Eines der Prinzipien, denen viele Menschen zumindest Lippenbekenntnisse zollen, ist die Wahrheitsliebe. Man sagt die Wahrheit, weil man sich vor der Strafe eines allwissenden Gottes fürchtet, weil man aus einem Zwang heraus handelt oder weil man der *inneren* Überzeugung ist, daß der Mensch so und nicht anders handeln soll. Um diese Überzeugung zu gewinnen, muß man jedoch wenigstens einmal die Wahl zwischen Wahrheit und Lüge gehabt haben. Die Überzeugung entsteht dann aus der Erfahrung, die Wahrheit gesagt bzw. gelogen zu haben. Wenn man die Wahrheit sagt, spürt man die Harmonie zwischen dem Gefühl und den Worten und empfindet die Lust, die aus dieser Harmonie resultiert. Wenn man lügt, fehlt die Harmonie, und man merkt förmlich, wie schmerzhaft der Konflikt ist. Anschließend kann man eine bewußte Wahl treffen, die auf dem Körpergefühl basiert.

Alle Kinder lügen irgendwann einmal. Sie tun es, um zu entdecken, was Täuschung oder Irreführung ist und was man mit ihrer Hilfe alles erreichen kann – welche Macht man mit ihr ausüben kann. Kinder lügen, um zu testen, ob sie imstande sind, ihre Eltern zu täuschen. Es verschafft ihnen ein Gefühl der Überlegenheit, wenn sie nicht erwischt werden. Sie lügen aber auch, wenn sie Angst vor den Folgen haben, die die Wahrheit mit sich bringen würde. In beiden Fällen haben sie etwas gewonnen und etwas verloren. Der Gewinn ist das Gefühl der Macht und Überlegenheit oder die ausgebliebene Strafe. Der Verlust liegt darin, daß sie das angenehme Gefühl, das mit der Wahrheit verbunden ist, nicht spüren können. Wenn der Verlust größer ist als der Gewinn, wird das Kind allmählich merken, daß eine Lüge ihm positive Gefühle raubt, und es wird die Überzeugung gewinnen, daß Lügen falsch ist. Das werden ihm sein Körper und sein Geist sagen, und es wird dieser Äußerung nicht nur mit dem Kopf, sondern auch mit dem Herzen glauben. Seine Überzeugung ruht auf zwei Stützpfeilern: Wissen und Fühlen. Im Lauf der Zeit wird es noch mehr diesbezügliche Erfahrungen machen, so daß sich die Wahrheitsliebe zum Prinzip entwickelt. Es wird von vornherein den Konflikt und die Energieverschwendung vermeiden, die mit den vielen Situationen verbunden sind, in denen es entscheiden muß, ob es nun die Wahrheit sagen oder lügen soll.

Ein Prinzip funktioniert wie die Unruh einer Uhr, die dafür sorgt, daß der regelmäßige Rhythmus des Mechanismus gewahrt bleibt. Das Prinzip wahrt das Gleichgewicht von Denken und Fühlen, so daß zwischen beiden eine Harmonie besteht, die nicht ständig und bewußt kontrolliert werden muß. Prinzipien tragen zu einem geordneten Leben bei; ohne Prinzipien gäbe es, davon bin ich überzeugt, nur Unordnung und Chaos.

Mir scheint, daß ohne Prinzipien kein ausgeglichenes oder harmonisches Leben möglich ist. Man würde von einem Extrem ins andere fallen, die Mittel mit dem Zweck rechtfertigen und den Launen des Augenblicks folgen. Menschen mit Prinzipien gehen diesen Extremen aus dem Weg, weil das Prinzip die Harmonie der Gegensätze und die Integration von Denken und Fühlen verkörpert. Es ist das Gleichgewicht, das für den glatten Fluß des Lebens sorgt.

Wir müssen begreifen, daß wahre ethische Prinzipien nicht durch Moralpredigten, Drohungen oder Strafen eingebleut werden können. Mit solchen Mitteln erreicht man höchstens, daß ein Mensch nicht lügt, weil er sich vor den Folgen fürchtet. Er muß die Entscheidung dann aber in jeder Situation neu treffen. Etwas anderes ist es, wenn er ein Prinzip hat, das ihm den Konflikt erspart. Außerdem stört die Intervention einer äußeren Kraft – ob in Form einer Moralpredigt oder einer Drohung – die innere Harmonie und macht es dem Menschen schwerer, die innere Überzeugung zu gewinnen, die für das Prinzip notwendig ist. Lassen Sie es mich so ausdrücken: *Prinzipien sind keine Gebote, sondern Überzeugungen.*

Hier ein Beispiel, wie sich ein Prinzip bildet: Ich behandelte einmal einen jungen Mann, der nicht vom Rauschgift loskommen konnte. Durch die Beschäftigung mit seinem Körper und das Ausdrücken seiner Gefühle (er schlug beispielsweise aus Zorn auf das

Bett) erreichte er ein Stadium, in dem er positive Gefühle in seinem Körper empfand. Dann kam er eines Tages in die Praxis und erzählte mir, er habe am vergangenen Abend bei einem Freund Marihuana geraucht. »Ich hatte alle guten Gefühle verloren, die ich so mühsam in mir aufgebaut hatte«, sagte er. »Jetzt weiß ich, daß Marihuana für mich nicht richtig ist.« Denken und Fühlen hatten sich vereinigt, um diese Überzeugung zu schaffen. Es war das erste Prinzip, das er äußerte. Ich wußte, es würde in dem Maße erstarken, in dem seine guten Gefühle wuchsen, denn er hatte erkannt, was auf dem Spiel stand, wenn er Rauschgift nahm.

Wenn nichts auf dem Spiel steht, wenn man also nichts zu verlieren hat, kann man auch keine Prinzipien entwickeln. Ohne gute Gefühle fehlt die Motivation, die uns dazu veranlaßt, die Integrität unserer Persönlichkeit zu schützen. Von Prinzipien redet man bei der Therapie erst, wenn der Körper durch eine substantielle Verminderung seiner Muskelverspannungen und Sperren in das Stadium der Lust zurückgekehrt ist. Da der Patient dann wissen möchte, warum er diese Gefühle in der Hektik des Alltags wieder verliert, kommt das Thema Prinzipien ganz spontan zur Sprache. Der Patient entwickelt nun langsam seine eigenen Verhaltensprinzipien, weil er Richtlinien braucht, die ihm zeigen, wie er in dem Stadium der Lust oder der guten Gefühle bleiben kann, das für sein Selbst-Gespür und seine Effektivität als integriertes menschliches Wesen so unerläßlich ist.

Meiner Ansicht nach ist es kein Fehler, daß die Gesellschaft versucht, jungen Leuten ethische Prinzipien nahezubringen. Jede Generation bemüht sich, ihre Erfahrungen an die nächste weiterzugeben, um ihr den Weg durchs Leben zu erleichtern. Prinzipien wie die Zehn Gebote gingen aus dem Erfahrungsschatz eines ganzen Volkes hervor. Man kann Prinzipien aber nur dann wirksam vermitteln, wenn man aus tiefster Überzeugung oder aus tiefstem Gefühl an sie glaubt, wenn man sie also ständig selbst befolgt. Wenn die ältere Generation die von ihr gepredigten Prinzipien nicht uneingeschränkt selbst anwendet, werden die Jüngeren an ihnen zweifeln. Entsprechend hat es auch keinen Sinn, einen Körper, der Schmerzen leidet, mit Prinzipien zu trösten. Ein Prinzip dient nicht dazu, den Menschen mit seinem Leid zu versöhnen. Es soll vielmehr für die innere Harmonie sorgen, die ein ausgeglichenes und freudiges Leben ermöglicht. Prinzipien sind keine Methoden zum Überleben. Wenn es allein ums Überleben geht, braucht man keine Prinzipien. Bevor die ältere Generation von Prinzipien redet, muß sie sicher sein, daß die jungen

Leute sich in ihrer Haut – in ihrem Körper – wohl fühlen. Die Prinzipien werden es ihnen leichter machen, ihre guten Gefühle zu schützen.

Bioenergetisch gesehen ist ein Prinzip der Fluß von Erregung oder Energie, der Kopf, Herz, Geschlechtsorgan und Füße in einer ununterbrochenen Bewegung vereint. Es verschafft einem das Gefühl, alles habe seine Ordnung, weil man sich verbunden, intakt und integriert vorkommt. Man braucht niemanden mehr, der die Gültigkeit des Prinzips bestätigt: Man *fühlt* einfach, daß es gültig ist. Dieses Gefühl beruht auf innerer, persönlicher Überzeugung und läßt sich nicht von außen vermitteln.

Das größte Problem unserer Gesellschaft besteht vielleicht darin, daß so viele Menschen keine bzw. nicht genug ethische Prinzipien haben. Ich glaube jedoch nicht, daß eine aufgezwungene Ethik funktionieren kann. Wenn sie von der Mehrheit unterstützt wird, mag sie einige Leute im Zaum halten, aber sie könnte niemals die Mehrheit bändigen. Ich glaube auch nicht, daß eine aufgezwungene Ethik jemals gewirkt hat. Die ethischen Normen der Vergangenheit waren nicht aufgezwungen, obgleich manches auf das Gegenteil hindeutet. Moses brachte seinem Volk zwar die Zehn Gebote, aber wenn sie nicht die innere Überzeugung der Israeliten über Gut und Böse widergespiegelt hätten, wären sie bald fallengelassen worden.

Ethische Prinzipien sind nicht absolut, obgleich einige von ihnen einen beinahe absoluten Wert haben. Sie entwickeln sich, um den Menschen zu helfen, sich in ihrem Kulturkreis wohl zu fühlen und ein effektives, ausgeglichenes Leben zu führen. Sobald sie diese Aufgabe nicht mehr schaffen, werden sie ungültig. Man glaubt vielleicht, die Wahrheitsliebe sei ein »natürliches« ethisches Prinzip, aber es gibt Umstände, unter denen es feige oder schwach wäre, die Wahrheit zu sagen. Man sagt einem Feind nicht die Wahrheit, wenn man damit seine Freunde verraten würde. In dieser Situation gewinnt das wichtigere Prinzip der Loyalität die Oberhand. Der Mensch braucht also in jeder kulturellen Situation angepaßte ethische Prinzipien, die sein Verhalten lenken und bestimmen. Ohne sie würde sich die Gesellschaft auflösen, und es käme zur Entfremdung zwischen den einzelnen Menschen. Es würde ein Chaos entstehen. Ich bin sicher, daß man auch künftig Prinzipien braucht, denn die menschliche Natur bleibt dieselbe.

1944 schrieb ich für Reichs Sammelwerk *Sex Economy and Orgone Research* (»Sexualökonomie und Orgon-Forschung«) einen Aufsatz über die Sexualität junger Menschen. Damals war es noch gefährlich, für die sexuelle Erfüllung Heranwachsender einzutreten. Ich besprach die Angelegenheit mit Reich, und er bemerkte: »Lowen, es ist nicht immer ratsam, die Wahrheit zu sagen. Wenn Sie aber nicht die Wahrheit sagen können, sagen Sie lieber gar nichts.« Reich war ein Mann von Prinzipien. Er lebte mit ihnen und starb für sie. Man braucht mit seinen Prinzipien nicht einverstanden zu sein, die Integrität dieser Prinzipien und des Denkens, das ihnen zugrunde liegt, wird man nicht in Frage stellen können.

Das Prinzip, das der Bioenergetik als Basis dient, ist die Annahme einer gleichzeitigen Dualität und Einheit der menschlichen Persönlichkeit. Der Mensch ist ein schöpferischer Denker und ein fühlendes Lebewesen – und zugleich ist er nur ein Mann bzw. eine Frau. Er ist ein rationaler Geist und ein irrationaler Körper – und zugleich nur ein lebender Organismus. Er muß auf all diesen Ebenen gleichzeitig leben, und das ist keine leichte Aufgabe. Um ein integriertes Individuum zu sein, muß er sich mit seinem Körper und mit seinen Worten identifizieren. Man sagt, ein Mensch sei so gut wie seine Worte. Vor einem Menschen, der Wort hält, hat man Achtung. Diese Integrität können wir nur erreichen, wenn wir uns zunächst bemühen, unser Körper zu sein: *Du bist dein Körper.* Damit ist es aber nicht getan. Wir müssen auch unser Wort sein: *Du bist dein Wort.* Das Wort muß allerdings vom Herzen kommen.

Personen- und Sachregister

935/3

psychosozial

Zeitschrift für Analyse, Prävention und Therapie psychosozialer Konflikte und Krankheiten.

Herausgegeben von Dieter Beckmann, Hannes Friedrich, Hartmut von Hentig, Albrecht Köhl, Annegret Overbeck, Horst Eberhard Richter, Hans Strotzka, Ambros Uchtenhagen, Eberhard Ulich, Jürg Willi, Gisela Zenz.

psychosozial ist eine vierteljährlich erscheinende wissenschaftliche Zeitschrift im Rowohlt Taschenbuch Verlag mit Originalaufsätzen, Tagungsberichten, Trendreports, Projektberichten, Rezensionen.

psychosozial 1/78. Enthält programmatische Herausgeberbeiträge. (7201)
psychosozial 2/78. Schwerpunktthema: Keine Verständigung zwischen Ärzten und Psychotherapeuten. (7202)
psychosozial 1/79. Schwerpunktthema: Arbeit und Arbeitslosigkeit. (7203)
psychosozial 2/79. Schwerpunktthema: Professionalisierung versus Deprofessionalisierung des Helfens. (7204)
psychosozial 1/80. Schwerpunktthema: Das Verhältnis von Politik, Pädagogik und Therapie. (7205)
psychosozial 2/80. Schwerpunktthema: Psychosoziale Arbeitsgemeinschaften. (7206)
psychosozial 3/80. Schwerpunktthema: Sozialisation und Recht. (7207)
psychosozial 4/80. Schwerpunktthema: Entwicklungshilfe. (7208) (November 80).
psychosozial 1/81. Schwerpunktthema: Modell Praxis-Gemeinschaften. (7209) (Februar 81)

Auch die Zeitschrift psychosozial, wenngleich sie sich „wissenschaftlich" nennt und es auch im guten Sinne des Wortes ist, richtet sich in ihrer Taschenbuchform und in ihrem Inhalt nicht nur an Fachleute, sondern an jeden Menschen, der an sich selbst erlebt, wie sein seelischer Zustand von äußeren Lebensumständen abhängig ist, sei er nun „gestört" oder „normal".

Sender Freies Berlin

sachbuch rororo

949/4

114/11

studium rororo

Psychoanalyse

rororo studium · Herausgegeben von Ernesto Grassi

August Aichhorn
Erziehungsberatung und Erziehungshilfe [13]

Hermann Argelander (Sigmund-Freud-Institut, Frankfurt/Main)
Gruppenprozesse
Wege zur Anwendung der Psychoanalyse in Behandlung, Lehre und Forschung **[5]**

Jacob A. Arlow / Charles Brenner
Grundbegriffe der Psychoanalyse
Die Entwicklung von der topographischen zur strukturellen Theorie der psychischen Systeme **[84]**

Michael Balint
Angstlust und Regression
Beitrag zur psychologischen Typenlehre **[21]**

Therapeutische Aspekte der Regression
Die Theorie der Grundstörung **[42]**

Igor A. Caruso (Univ. Salzburg)
Soziale Aspekte der Psychoanalyse [10]

Familientherapie
Theorie und Praxis **1 + 2**
Hg. von Ivan Boszormenyi-Nagy und James L. Framo **[80 + 81]**
Mit Beiträgen von Nathan W. Ackerman, Ivan Boszormenyi-Nagy, Murray Bowen, Richard E. Felder, Raymond D. Fogelson, James L. Framo, Paul F. Franklin, Ronald D. Laing, David Rubinstein, Harold F. Searles, Anthony F. C. Wallace, John Warkentin, Carl A. Whitaker, Lyman C. Wynne, Gerald H. Zuk

Sebastian Goeppert (Universität Freiburg/Br.)
Grundkurs Psychoanalyse [101]

Sebastian und Herma C. Goeppert (Univ. Freiburg/Br.)
Redeverhalten und Neurose [65]

Heinz Henseler (Univ. Ulm / Psychosoziales Zentrum)
Narzißtische Krisen
Zur Psychodynamik des Selbstmords **[58]**

Melanie Klein
Das Seelenleben des Kleinkindes
und andere Beiträge zur Psychoanalyse **[6]**

David H. Malan (Tavistock-Klinik, London)
Psychoanalytische Kurztherapie
Eine kritische Untersuchung **[23]**

Hans G. Preuss (Hg.)
Analytische Gruppenpsychotherapie
Grundlagen und Praxis **[20]**

Hans Strotzka (Univ. Wien)
Einführung in die Sozialpsychiatrie [14]

782/6

891 / 1

Praktisches Wissen

Dr. med. H. ANEMUELLER
Iß dich gesund. Leistungsfähig und aktiv durch Essen mit Verstand [7128]

GUNTHER BISCHOFF
Speak you English? Programmierte Übung zum Verlernen typisch deutscher Englischfehler [6857]
Managing Manager English. Gekonnt verhandeln lernen durch Üben an Fallstudien [7129]

MICHAEL CANNAIN / WALTER VOIGT / B+I PROJEKTPLANUNG
Kühles Denken. Wie man mit Analogien gute Ideen findet, erfolgreich improvisiert und überzeugend argumentiert [7140]

EGMONT COLERUS
Von Pythagoras bis Hilbert. Die Epochen der Mathematik und ihre Baumeister [6696]

Computer. Technik, Anwendung, Auswirkungen [7147]

GISELA EBERLEIN
Gesund durch autogenes Training [6875]
Autogenes Training für Fortgeschrittene [6925]

BOBBY FISCHER
Bobby Fischer lehrt Schach [6870]

WERNER FRANKE / THOMAS FEILE
Selber reparieren so einfach. Handwerksmeister verraten ihre besten Tips für Reparaturen in Wohnung und Haus [7096]

Dr. med. HANNA FRESENIUS
Sauna. Der ärztliche Führer zur Entspannung und Gesundheit durch richtiges Saunabaden [6999]

SIEGFRIED GRUBITZSCH / GÜNTER REXILIUS
Testtheorie – Testpraxis. Voraussetzungen, Verfahren, Formen und Anwendungsmöglichkeiten psychologischer Tests im kritischen Überblick [7157]

CAROLA HALHUBER
Vom Raucher zum Nichtraucher. Das 7-Stufen-Programm zur Befreiung vom Rauchen [7073]

ULRICH KLEVER
Klevers Garantie-Diät. Schlank werden mit Sicherheit [7056]
Dein Hund, Dein Freund. Der praktische Ratgeber zu allen Hundefragen [7122]

MANFRED KÖHNLECHNER
Die Managerdiät. Fit ohne Fasten [6851]
Die machbaren Wunder. Heilmethoden, Heilerfolge [6960]

WALTER F. KUGEMANN
Lerntechniken für Erwachsene [7123]

NICK KUNOVSKY
Fitnesstraining. Ein Programm für körperliches Wohlbefinden [6847]

RUPERT LAY
Dialektik für Manager. Einübung in die Kunst des Überzeugens [6979]

GERHARD LECHENAUER
Filmemachen mit Super 8 [7069]

Lehrlingshandbuch
Alles über die Lehre, Berufswahl, Arbeitswelt für Lehrlinge, Eltern, Ausbilder, Lehrer [6212]

Mietrecht für Mieter. Juristische Ratschläge zur Selbsthilfe [7084]

Dr. med. WALTER NODER
Leistungsfähig über 40. Aktiv und gesund durch Herz-Kreislauf-Training [7083]

ERNST OTT
Optimales Lesen. Schneller lesen – mehr behalten. Ein 25-Tage-Programm [6783]
Optimales Denken. Trainingsprogramm [6836]

Das Konzentrationsprogramm. Konzentrationsschwäche überwinden – Denkvermögen steigern [7099]
Intelligenz macht Schule. Denkspiele zur Intelligenzförderung für 8- bis 14-jährige [7155]

GERT VON PACZENSKY
Feinschmeckers Beschwerdebuch. Brevier wider die Sünden der Gastronomie [6991]

SUSANNE VON PACZENSKY
Der Testknacker. Wie man Karriere-Tests erfolgreich besteht [6949]

Dr. L. & L. PEARSON
Psycho-Diät. Abnehmen durch Lust am Essen [7068]

LAURENCE J. PETER
Das Peter-Programm. Der 66-Punkte-Plan, mit dem man Problemen, Pannen und Pleiten Paroli bieten kann [6947]

FRIEDRICH H. QUISKE / STEFAN J. SKIRI / GERALD SPIESS
Arbeit im Team. Kreative Lösungen durch humane Arbeitsform [6926]

ALEKSANDR ROŠAL / ANATOLIJ KARPOV
Schach mit Karpov. Leben und Spiele des Weltmeisters [7149]

GÜNTHER H. RUDDIES
Psychotraining. Lebenstechnik im Alltag [6901]
Psychostudio. Von der Beobachtung zur Beurteilung des Verhaltens [6971]
Testhilfe. Testangst überwinden. Testerfolge erzielen in Schule, Hochschule, Beruf [7082]

LORE SCHULTZ-WILD
Berufe. Ratgeber zur Ausbildungs- und Berufswahl für Hauptschüler, Mittelschüler, Abiturienten, Hochschulabsolventen. Mit Begabungstest [7062]

HANS HERBERT SCHULZE
Lexikon zur Datenverarbeitung. Schwierige Begriffe einfach erklärt [6220]

RUDOLF SCHWARZ
Heilmethoden der Außenseiter. Theorie und Praxis / Erfolge und Kritik / Adressen und Kosten [7061]

HANS SELYE
Stress. Lebensregeln vom Entdecker des Stress-Syndroms [7072]

JACQUES SOUSSAN
Pouvez-vous Français? Programmierte Übung zum Verlernen typisch deutscher Französischfehler [6940]

SIEGFRIED STERNER
Die Kunst zu wandern. Wann, wie und womit Wandern zum Erlebnis wird [7089]

SIEGBERT TARRASCH
Das Schachspiel. Systematisches Lehrbuch für Anfänger und Geübte [6816]

J. N. WALKER
Juniorschach 1. Die ersten Züge. Eröffnungsspiele spielend gelernt [7144]
Juniorschach 2. Angriff auf den König. Mittelspiele spielend gelernt [7145]

W. ALLEN WALLIS / HARRY V. ROBERTS
Methoden der Statistik. Anwendungsbereiche. 400 Beispiele, Verfahrenstechniken [6091]

Dr. HEINRICH WALLNÖFER
Besser als tausend Pillen. Ratgeber der Gesundheitspflege. Mittel und Methoden zur gefahrlosen Selbstbehandlung im Krankheitsfall. Mit 100 Abb. im Text und 10 Tabellen [6152]

BERND WEIDENMANN
Diskussionstraining. Überzeugen statt überreden, Argumentieren statt attakkieren [6922]

MARTIN F. WOLTERS
Der Schlüssel zum Computer. Einführung in die elektronische Datenverarbeitung. Eine programmierte Unterweisung.
Band 1: Leitprogramm [6839]
Band 2: Textbuch [6840]

Kaufmännisches Grundwissen strukturiert.
Der Schlüssel zum Industriebetrieb
Band 1: Struktur des Unternehmens und Stellung [7110]
Band 2: Entscheidungen im Beschaffungs-, Produktions- und Absatzbereich [7111]
Band 3: Entscheidungen im Finanzbereich und großer Schlußtest mit Planungsbeispiel [7112]

Kaufmännisches Grundwissen strukturiert.
Der Schlüssel zur Bilanz [7113]

Kaufmännisches Grundwissen strukturiert.
Der Schlüssel zur Betriebswirtschaft [7135]

870/4

Michael Lukas Moeller

Selbsthilfegruppen

Selbstbehandlung und
Selbsterkenntnis
in eigenverantwortlichen
Kleingruppen

Dieses erste Grundlagenwerk über die vielen theoretischen und praktischen Aspekte der in jüngster Zeit auflebenden Selbsthilfebewegung bietet sowohl umfassende Analysen als auch konkrete Anleitungen zur therapeutischen und emanzipatorischen Arbeit in Selbsthilfegruppen.

445 Seiten. Brosch.

Rowohlt

962/1